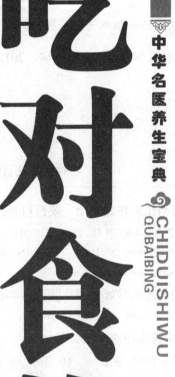

中华名医养生宝典

祛百病

吃对食物

CHIDUISHIWU
QUBAIBING

高景华 / 编著

深入探索中医养生的奥秘
轻松掌握祛病延年的智慧

陕西出版传媒集团
陕西科学技术出版社

图书在版编目（CIP）数据

吃对食物祛百病/高景华编著. —西安：陕西科学技术出版社，2012.7

ISBN 978-7-5369-5438-0

Ⅰ.①吃… Ⅱ.①高… Ⅲ.①食品营养—基本知识 ②食物疗法—基本知识 Ⅳ.①R151.3②R247.1

中国版本图书馆 CIP 数据核字（2012）第 116228 号

吃对食物祛百病

出 版 者	陕西出版传媒集团　陕西科学技术出版社
	西安北大街 131 号　邮编 710003
	电话（029）87211894　传真（029）87218236
	http：//www.snstp.com
发 行 者	陕西出版传媒集团　陕西科学技术出版社
	电话（029）87212206　87260001
印　　刷	北京建泰印刷有限公司
规　　格	710×1000 毫米　　16 开本
印　　张	20.75
字　　数	295 千字
版　　次	2013 年 5 月第 1 版
	2013 年 5 月第 1 次印刷
书　　号	ISBN 978-7-5369-5438-0
定　　价	26.80 元

版权所有　翻印必究

（如有印装质量问题，请与我社发行部联系调换）

前 言
FOREWORD

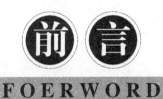

随着生活水平的不断提高,越来越多的人开始重视饮食营养。如何饮食才能营养均衡,怎么吃才能防病治病成为人们最关心的问题。

食物是为人体提供生长发育和健康生存所需的各种营养素的可食性物质。也就是说,食物最主要是营养作用。然而中医认为,食物与药物同源,很多食物同时也是药物,二者均属于天然产品,皆具有防病祛病之功效,且无绝对的分界线。《黄帝内经太素》一书中写就道:"空腹食之为食物,患者食之为药物"。人们在选用食物时,可根据自身体质、病情等情况,适量吃些对自身有益的食物,以起到防病祛病之效。通过食用相应的食物来调理身体、强壮体魄是一种行之有效的养生方法。

本书以健康、营养为原则,收集了120多种食物的保健功效及对症食疗方,还贴心的收录了食物治病的小偏方。17种五谷杂粮为您提供基础能量,34种蔬菜菌菇、36种干鲜果品为您提供维生素、矿物质及膳食纤维,22种肉禽水产为您提供优质的蛋白质及脂肪。更有您通常忽略的调料及饮品。同时开启食物祛病的另一扇门,给您展示平常食物所隐藏的防病治病的作用。让您了解日常饮食常识,远离疾病,保障全家人的健康。

编 者

目 录 CONTENTS

第一章　让食物保卫你的健康

第一节　食物健康小常识 …… 001
　　人体必需的七大营养素 …… 001
　　食物四性保健康 ………… 007
　　食物五色入五脏 ………… 008
　　食物五味养五脏 ………… 010
第二节　会吃才健康 ……… 012
　　不同的体质吃不同的食物 … 012
　　不同年龄段的健康吃法 …… 017
　　不同人群的不同吃法 ……… 021
　　最佳的饮食模式 ………… 025
　　科学的搭配原则 ………… 028
　　四季巧饮食 ……………… 029

第二章　巧用食材祛百病

第一节　谷物类 ………… 033
　　大米——补中益气 ……… 033
　　糯米——健脾养胃 ……… 035
　　黑米——补肾健脾 ……… 037
　　小米——和胃安眠 ……… 039
　　玉米——防癌健脑 ……… 041
　　薏米——补肺化湿 ……… 043
　　小麦——养神敛汗 ……… 045
　　荞麦——消积止汗 ……… 047
　　燕麦——补虚止汗 ……… 049
　　芝麻——滋补肝肾 ……… 051
第二节　蔬菜类 ………… 053
　　白菜——通利肠胃 ……… 053
　　圆白菜——消炎抗癌 …… 056
　　菠菜——润肠补铁 ……… 058
　　芹菜——平肝利水 ……… 060

　　油菜——消肿和血 ……… 062
　　生菜——利尿抗毒 ……… 064
　　韭菜——活血助阳 ……… 066
　　香菜——清热和胃 ……… 068
　　茼蒿——化痰通脉 ……… 071
　　空心菜——清热通便 …… 073
　　青椒——促进消化 ……… 075
　　黄瓜——解暑利尿 ……… 077
　　南瓜——降脂降糖 ……… 080
　　茄子——软化血管 ……… 082
　　丝瓜——凉血化痰 ……… 084
　　冬瓜——清痰利水 ……… 086
　　西红柿——生津消食 …… 089
　　苦瓜——消炎降糖 ……… 091
　　菜花——抗癌解毒 ……… 093
第三节　根茎类 ………… 095

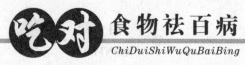

土豆——补气健脾 …… 095
胡萝卜——健脾补血 …… 098
白萝卜——化痰止咳 …… 100
山药——健脾补肺 …… 102
莲藕——散瘀养血 …… 105
红薯——补虚强肾 …… 107
百合——润肺止咳 …… 109
竹笋——降脂降糖 …… 111
芦笋——补虚抗癌 …… 113
荸荠——杀菌抗病 …… 115
洋葱——消食抗癌 …… 117

第四节 豆及豆制品 …… 120
黄豆——补血利水 …… 120
绿豆——消暑解毒 …… 122
红豆——消肿止泻 …… 124
黑豆——解毒利水 …… 126
豌豆——利水通乳 …… 129
白扁豆——益气化湿 …… 131
芸豆——利肠止呃 …… 133
豆腐——降压强身 …… 135
豆浆——调节女性内分泌 …… 136

第五节 菌类 …… 139
香菇——抗癌降脂 …… 139
银耳——滋阴润肺 …… 141
黑木耳——养胃止血 …… 143
金针菇——益气补虚 …… 145

第六节 水果类 …… 147
苹果——通便止泻 …… 147
梨——清热止咳 …… 149

桃子——生津补心 …… 152
李子——补血消食 …… 154
香蕉——通便解酒 …… 156
菠萝——清热利尿 …… 158
葡萄——益气补血 …… 161
柠檬——杀菌消食 …… 163
草莓——补血养颜 …… 165
芒果——通便止晕 …… 167
橘子——理气止咳 …… 170
荔枝——强身健脑 …… 172
桂圆——补血安神 …… 174
猕猴桃——生津清热 …… 176
橙子——止咳防癌 …… 178
柚子——降脂降压 …… 181
柿子——补碘化食 …… 183
樱桃——降压养血 …… 185
木瓜——抗癌通乳 …… 188
西瓜——除烦解暑 …… 190
枇杷——止咳化痰 …… 192
杨梅——和胃消食 …… 194
杨桃——消食利尿 …… 196
桑葚——益肾养血 …… 197
橄榄——止咳消肿 …… 199
山楂——活血消积 …… 201

第七节 干果类 …… 203
无花果——宜药宜食 …… 203
花生——补血健脑 …… 205
核桃——温肺润肠 …… 207
莲子——养心止泻 …… 210

目录 CONTENTS

白果——抗菌止咳 ……… 212
腰果——排毒抗癌 ……… 214
杏仁——降脂润肺 ……… 215
松子——健脑通便 ……… 217
红枣——补血益气 ……… 219
板栗——消肿止痛 ……… 221

第八节 肉禽类 ……… 223
猪肉——补虚润燥 ……… 223
牛肉——益肾养血 ……… 225
羊肉——益气补虚 ……… 227
鸡肉——补精填髓 ……… 229
鸭肉——滋阳利水 ……… 232
鹅肉——补虚抗癌 ……… 234
鹌鹑——滋补身体 ……… 236
鸡蛋——养心安神 ……… 237
鸭蛋——清凉降压 ……… 239
鹌鹑蛋——补益气血 ……… 241
动物肝脏——补血养肝 ……… 243

第九节 水产类 ……… 245
鲫鱼——利水通乳 ……… 245
鲤鱼——消肿通乳 ……… 247
草鱼——暖胃补虚 ……… 250

鲈鱼——安胎补中 ……… 252
鱿鱼——滋阴养血 ……… 254
鳝鱼——调节血糖 ……… 256
带鱼——补气抗癌 ……… 258
蛤蜊——化痰软坚 ……… 260
虾——壮阳通乳 ……… 262
海带——化痰软坚 ……… 264
紫菜——软坚清热 ……… 266

第十节 调料类 ……… 268
蒜——杀菌抗癌 ……… 268
葱——杀菌发汗 ……… 270
生姜——驱寒止吐 ……… 273
辣椒——驱寒降脂 ……… 275
花椒——除湿止痛 ……… 278
糖——生津润肺 ……… 280
醋——杀菌降压 ……… 282

第十一节 饮品类 ……… 284
米酒——扩张血管 ……… 284
牛奶——补钙佳品 ……… 286
蜂蜜——润燥解毒 ……… 288
茶——解毒消食 ……… 290

第三章 常见疾病的饮食调理

第一节 呼吸系统疾病 …… 293
感冒 ……… 293
慢性支气管炎 ……… 294
哮喘 ……… 296

咽炎 ……… 297

第二节 神经及心脑血管
疾病 ……… 299
高血压 ……… 299

高血脂 …………… 300
动脉硬化 …………… 302
冠心病 …………… 303
神经衰弱 …………… 305
第三节　内分泌系统疾病 … 306
便秘 …………… 306
腹泻 …………… 307
消化不良 …………… 309
胃炎 …………… 310

糖尿病 …………… 312
痔疮 …………… 313
第四节　泌尿及生殖系统疾病 …………… 315
月经不调 …………… 315
痛经 …………… 316
带下 …………… 318
阳痿 …………… 319

第一章 让食物保卫你的健康

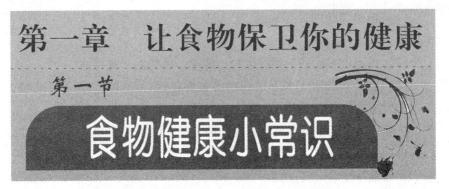

第一节 食物健康小常识

人体必需的七大营养素

水

水是人体构造的主要成分,是保持每个细胞外形及构成每一种液体所必需的物质,也是人体中含量最多的成分。

水摄入不足或丢失过多,都可引起体内失水。重度缺水可引起脱水;若水摄入量超过肾脏排出的能力,可引起体内水过多,甚至会引起水中毒。

成年人每天需要补充6~8杯水,以维持人体正常的循环和排泄功能,而且充足的水还能刺激肠胃蠕动,避免出现便秘的情况。

脂肪

脂肪是生命的物质基础,是人体内的三大组成部分(蛋白质、脂肪、碳水化合物)之一。皮下脂肪可防止体温过多向外散失,减少身体热量散失,也可阻止外界热能传导到体内,有维持正常体温的作用。内脏器官周围的脂肪有缓冲外力冲击、保护内脏的作用,还可减少内部器官之间的摩擦。

脂肪=饱和脂肪+单不饱和脂肪+多不饱和脂肪,三者的理想膳食比例是6:7:7。每天脂肪的总摄入量最好不要超过膳食总量的25%。

（1）饱和脂肪的最好来源：全脂牛奶、奶油、奶酪、猪肉、牛肉、羊肉等。

（2）单不饱和脂肪的最好来源：蔬菜、橄榄油、花生油。

（3）必需脂肪属于多不饱和脂肪主要包括：亚油酸、α-亚麻酸，是人类大脑的主要组成成分。其中亚油酸的最好来源：南瓜子、葵花子、芝麻、玉米、核桃、黄豆等植物种子及它们制成的油。而α-亚麻酸的最好来源：亚麻子、南瓜子、核桃及三文鱼、青鱼、沙丁鱼、凤尾鱼、金枪鱼等冷水肉食鱼类。

蛋白质

蛋白质是构成人体细胞的重要成分，也是保证生理作用的物质基础，是维持人体生长发育和生命的主要营养素，人体除尿和单质不含蛋白质外，其他器官和组织都含有一定比例的蛋白质。蛋白质的生理作用，在于生成和修复组织细胞，也是能量的重要来源，还能维持酸碱平衡。

蛋白质由氨基酸组成，已经发现的有20多种。蛋白质的营养价值，要看所含氨基酸的种类及比例符合人体需要而定。例如：宝宝在生长发育时期需要8种必需氨基酸，即：赖氨酸、色氨酸、氮氨酸、苯丙氨酸、亮氨酸、异亮氨酸、苏氨酸、缬氨酸。这些氨基酸在体内不能合成，需要从食物中供给，几种食物混合食用时，各种食物蛋白质的氨基酸在体内互相补足，使混合食物蛋白质的氨基酸组成比较接近人体所需的模式，这就是蛋白质的互补作用。

食物来源：牛奶、鸡蛋、鸡肉、牛肉、猪肉、羊肉、鸭肉、鱼等。其中鸡蛋、牛奶、鱼类所含的蛋白质为优质蛋白质。植物蛋白含量最多的是大豆，其次是麦、米、花生、核桃、葵花子、西瓜子等也含有较多蛋白质。

为充分发挥蛋白质的互补作用，食物种类应广泛，米、豆、畜、禽、鱼、虾、奶都属于不同种类，应互相搭配来吃，同时食用。

第一章 让食物保卫你的健康

碳水化合物

碳水化合物是人体能量的直接来源,提供人体正常活动所需要的热量。它在体内转化成的糖原可以保护肝脏,数量较多时也可以解毒。

成人每天应至少摄入200克可消化利用的碳水化合物,以占人体总能量的60%~70%为宜。碳水化合物缺乏将导致全身无力,血糖含量降低,产生头晕、心悸等,甚至昏迷。而摄入碳水化合物过量会使人过于肥胖而导致高血脂、糖尿病等疾病。

食物来源:大米、小麦、玉米、大麦、燕麦等谷物,甘蔗、甜瓜、西瓜、香蕉、葡萄等水果,胡萝卜、番薯等蔬菜。

膳食纤维

生理功能膳食纤维分为可溶性和不可溶性。可溶性膳食纤维可以帮助降低血液中的胆固醇,减少心脏疾病的发生;不可溶性膳食纤维则帮助肠胃消化,消除肠壁上的有害物质,预防便秘和结肠癌。

膳食纤维的需求量:健康成人每天膳食纤维摄入量以10~30克为宜。膳食纤维缺乏容易产生便秘。膳食纤维过量会影响蛋白质、脂肪和微量元素等的吸收,引起营养缺乏症。

食物来源:粳米、小麦、玉米等;大豆、赤豆、绿豆、蚕豆、青豆等;青菜、菠菜、油菜、土豆、萝卜、西红柿、黄瓜等;苹果、梨、杏、山楂、杨梅、柑橘、香蕉等。

矿物质

矿物质又名无机盐,是构成人体组织和维持正常生理活动的重要物质。它们主要以无机化合物形式在体内发挥作用,也有一些元素是体内有机化合物(如酶、激素、血红蛋白)的组成成分。根据它们在体内含量的多少分为常量元素和微量元素。体内含量大于体重的0.01%的称为常量元素,包括钙、磷、钠、镁、氯、氢、硫7种,它们都是人体必需的元素。含量小于体重的0.01%的称为微量元素,种类很多,目前认为必需的微量元素有14种:锌、铜、铁、铬、钴、锰、钼、锡、钒、碘、硒、氟、镍、硅。微量元素在体内含量虽小，却有很重要的生理功能。

矿物质和微量元素与其他的营养素一样，并不是"多多益善"，要正常发挥其生理功能有一定的适宜范围，小于这一范围可能出现缺乏症状，大于这一范围则可能引起中毒，因此，一定要很好地掌握它们的摄入量。

（1）钙

钙是人体必需的常量元素，是人体内含量最多的矿物质，大部分存在于骨骼和牙齿之中。钙和磷相互作用，制造健康的骨骼和牙齿。钙还和镁相互作用，维持健康的心脏和血管。

食物来源：奶和奶制品中钙含量丰富且吸收率也高。虾皮、芝麻酱、大豆及其制品是钙的良好来源，深绿色蔬菜和小萝卜缨、芹菜叶、雪里蕻等含钙量也较多。大骨汤也是良好的钙质来源，大骨应剁开，并加些醋，以利钙质流入汤中。

体育锻炼、多晒太阳均可促进钙的吸收和准备，所以应多参加户外运动并多晒太阳。

（2）铜

铜是肌体内蛋白质和酶的重要组成部分，人体内至少有20种酶含有铜，其中至少有10种需要靠铜来发挥作用。铜与锌、镁的化合物有抑制恶性肿瘤的作用。此外，铁的储存和血红蛋白释出，是以铜为催化剂。结缔组织的形成，造血和中枢神经系统发挥作用，都需要有铜参与。

食物来源：柿子、柑橘、番木瓜、苹果、栗子、芝麻、红糖、蘑菇、海鲜（特别是水生有壳类动物，如牡蛎和蟹，它们在海洋取食的过程中汲取了大量的铜）、动物肝、红色肉类、豆类、小米、玉米、绿色蔬菜等。

（3）铁

铁是人体含量最多的一种必需微量元素，70%为功能性铁，主要存在于血红蛋白中，30%储存在肝、脾、骨髓中。人体内的铁可反复利用。铁是血红蛋白、肌红蛋白、细胞色素和其他酶系统的主要成分，运

第一章
让食物保卫你的健康

输氧和二氧化碳,是参与免疫功能的细胞及因子所必需的。

食物来源:动物肝脏、蛋黄、动物血、豆类、瘦肉、绿色蔬菜、杏、桃,其中禽类肝脏和血含量达 40 毫克/100 克。蛋黄中含铁虽高,但因为含有干扰素,吸收率仅为3%。

咖啡、奶类、植物纤维素等都会抑制铁的吸收。茶中含有鞣酸,菠菜中含有草酸,两者均易与铁形成难溶性的混合物,所以通常所说的吃菠菜补铁的观念是不正确的。

(4) 镁

镁是人体骨骼和牙齿的主要组成部分,是体内酶系统的激活剂,还可以调节并抑制肌肉收缩及神经冲动。镁可帮助身体吸收维生素 B_6,缺镁的人易缺乏维生素 B_6,引起消化不良、食欲不振等。

镁占人体体重的 0.05%,其中约 60% 存在于骨骼和牙齿中,38% 存在于软组织中,2% 存在于血浆和血清中。

食物来源:新鲜的绿叶蔬菜、海产品、豆类、荞麦、全麦粉、燕麦、黄豆、乌梅、苋菜、菠菜及香蕉。

(5) 锌

人体内有 70 多种酶和锌有关系。锌通过对蛋白质和核酸的作用,而促进细胞分裂、生长和再生。对生长发育旺盛的婴幼儿有重要的营养价值。锌还和脑下垂体分泌生长激素有关,因此补锌能使小儿身高、体重明显增长。锌还能维持正常的食欲和味觉。锌能增强吞噬细胞的杀菌功能,促进创口愈合。

经口摄入的锌,约 20%~30% 被身体吸收,吸收部位主要在十二指肠和小肠近端。吸收率受多方面因素所影响,包括锌的来源。动物食品中的锌一般比植物食品中的锌易于吸收。其他如磷酸盐、铁、铜、铅、银、钙等,也能抑制锌吸收。

食物来源:锌在牡蛎中含量十分丰富,其次是鲜鱼、牛肉、羊肉、贝壳类海产品。动物性食物含锌量高于植物性食物,人体对动物性食物中的锌也有较好的吸收率。

植物性食物,如坚果和豆类中锌含量也较高,但其中常含有较多的植酸,妨碍人体对其中锌的吸收。全谷类食物中也含有较丰富的锌,但

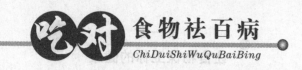

其大部分存在于胚芽和麦麸中,在粮食加工中常受损失,因此,食物不要加工太精细。经过发酵的食品含锌量增多,如面筋、麦芽都含锌。

(6) 硒

硒是维持人体正常生理功能的重要微量元素。有专家研究微量元素与宝宝智力发育的关系时发现,先天愚型患儿血浆硒浓度较正常儿偏低。母乳中硒的含量基本可以满足宝宝生长发育的需要,而牛奶中硒含量仅为母乳的5%,所以牛奶喂养的宝宝容易缺硒。

食物来源:动物性食物中硒含量普遍高于植物性食物。动物性食物中以动物内脏含量最高,如猪、牛、羊的肝、肾、心等;其次为海产品,如蟹、虾、鱼等;蛋乳类食物中硒含量也较高,一般蛋黄高于蛋清;各种动物肉次之。

植物性食物中含硒以谷类最高,蔬菜次之,水果的含量最少。

(7) 碘

碘是人体必需的微量元素之一,人体各个时期均需要。它是人体甲状腺素的组成成分,对调节人体生理功能具有重要的作用;它能够调节能量代谢,使产能物质如碳水化合物等产生能量,供给细胞利用,以完成各种生理活动。更重要的是,甲状腺素能促进幼小动物的生长发育。碘还能促进神经系统的发育,维持正常的生殖功能。

食物来源:海带、紫菜、海蜇、海虾等海产品以及含碘精盐。

碘遇热易升华,因而加碘精盐应存放在密闭容器中,且温度不宜过高,菜熟后再加盐,以减少损失;海带要注意先洗后切,以减少碘及其他营养成分的丢失。

维生素

维生素在体内的含量很少,但它却在我们生长、代谢、发育过程中发挥重要的作用,是维持和调节人体正常代谢的重要物质。

维生素根据它的溶解性,可分为脂溶性维生素和水溶性维生素,脂溶性维生素只有溶解在脂肪中才能被人体吸收,主要有维生素A、维生素D、维生素E;水溶性维生素可溶于水中,可随尿液排出体外,容易流失,主要有维生素C和B族维生素。

第一章 让食物保卫你的健康

食物四性保健康

中医将食物分成四性,就是食物的寒、凉、温、热四种不同的性质,是指人体吃完食物后的身体反应。如吃完之后能减轻或消除热证的食物属寒凉性,如吃完之后能减轻或消除寒证的食物属温热性。了解了食物的属性,再针对自己的体质食用,对身体很有好处。

寒性或凉性食物

寒凉性食物有清热、泻火、解暑、解毒的功效,能解除或减轻热症,适合体质偏热,如容易口渴、怕热、喜欢冷饮的人,或一般人在夏天食用。如西瓜适用于口渴、烦躁等症状,梨适用于咳嗽、痰多等症状。

寒性代表食物:空心菜、黄瓜、苦瓜、竹笋、西红柿、绿豆芽;西瓜、甜瓜、香蕉、柚子;绿豆、小米、海带、紫菜、田螺、猪肠等。

凉性代表食物:冬瓜、白萝卜、莴笋、芹菜、油菜、菠菜、蘑菇;荞麦、薏米;橙子、苹果、梨等。

温性或热性食物

温热性食物有抵御寒冷、温中补虚、暖胃的功效,可以消除或减轻寒症,适合体质偏寒,例如怕冷、手脚冰凉、喜欢热饮的人食用。如姜、葱、红糖适用于感冒、发热、腹痛等症状,辣椒适用于四肢发凉等怕冷的症状。

温性代表食物:葱、姜、茴香、韭菜、南瓜、芥菜;樱桃、荔枝、桃、杏、石榴、红枣、栗子;糯米;羊肉、狗肉、鸡肉、虾、鲢鱼、鳝鱼等。

热性代表食物:芥子、肉桂、辣椒、花椒、胡椒;洋葱、蒜;桂圆、椰子、榴莲等。

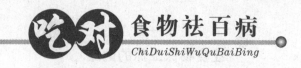

平性食物

平性食物介于寒凉和温热性食物之间，开胃健脾，强壮补虚，容易消化，各种体质的人都可以食用。

代表食物：黄花菜、胡萝卜、圆白菜、木耳、银耳、土豆；大米、黄豆、黑芝麻、花生、蚕豆；无花果、李子、莲子、桃仁；猪肉、牛肉、黄鱼、鲫鱼、鲤鱼；蜂蜜、牛奶等。

食物五色入五脏

食物的种类繁多，五彩缤纷，不同颜色的食物所含的营养价值及对健康的作用也不同。中医把食物分为绿、红、黄、白、黑五色，分别与人体的五脏相对应，可以起到滋补的作用：绿色养肝、红色养心、黄色养脾、黑色养肾、白色养肺。

绿色食物

绿色食物能帮助舒缓肝胆压力、调节肝胆功能，特别是在清热、平息肝胆之火方面有一定作用。

现代研究发现，绿色食物，包括各种新鲜蔬菜水果，主要提供维生素、矿物质、膳食纤维，能直接调节人体生理功能。绿色蔬菜含有丰富的维生素C和膳食纤维，维生素C有抗癌、抗压和养颜美容的作用；膳食纤维可以清理肠胃，防止便秘，有助于将有害物质排出体外，缩短其在体内的停留时间，常常摄取可促进肝脏排毒功能。经常吃绿色食物还可舒缓压力并能预防偏头痛等疾病。关于绿色食品最新的发现是其对视力的好处。营养学家大力提倡多多摄入绿色食物，尤其是深绿色水果蔬菜，对防止视力退化很有帮助。

代表食物：韭菜、芹菜、菠菜、芥菜、空心菜、油菜、冬瓜、黄瓜、芥蓝、茼蒿、丝瓜、苦瓜、芦笋、荷兰豆、葱、猕猴桃等。

红色食物

红色的食物能作用于心，有助于减轻疲劳，令人精神倍增。

第一章
让食物保卫你的健康

现代研究发现，红色食物，包括红米、红豆、甘薯、番茄、胡萝卜、红辣椒、红枣、红苹果等果蔬粮食，以及各种畜禽肉类、鱼虾等，红色食物大都含β-胡萝卜素，能增强组织细胞的活性，提高人体的抗病能力。鱼肉类则给人体提供优质的脂肪、蛋白质、微量元素等营养物质。而且，红色源于番茄红素、胡萝卜素、铁、部分氨基酸等。番茄红素对前列腺有益，富含番茄红素的食品因此备受关注，成为男性的健康食品。红豆、甘薯等是优质蛋白质、碳水化合物、膳食纤维、B族维生素和多种矿物质的重要来源，可弥补大米白面中的营养缺失，经常食用可提高人体对主食中营养的利用率，被称为"红色生力军"。

代表食物：西瓜、红辣椒、草莓、红苹果、番茄、苋菜、山楂、红枣、樱桃、枸杞子等。

黄色食物

黄色的食物能帮助培养开朗的心情，同时让人集中精神。现代研究发现，黄色食物，如大豆、花生等，含有植物蛋白和不饱和脂肪酸，是适合高血脂、高血压人群的高蛋白低脂食物。黄色源于胡萝卜素和维生素C，二者功效广泛而强大，在抗氧化、提高免疫力、维护皮肤健康等方面更可协同作用。黄色蔬果中含有丰富的胡萝卜素、维生素C，同时含有丰富的膳食纤维，可以有效预防感冒、动脉硬化。胡萝卜素是强力的抗氧化物质，可减少空气污染对人体造成的伤害，并有抗衰老功效。维生素C、胡萝卜素和维生素E搭配时，会发挥十分理想的抗氧化作用，是预防癌症的"铁三角"。

黄色食物如玉米和香蕉等还是很好的垃圾清理剂，因为玉米和香蕉有强化消化系统与肝脏的功能，同时还能清除血液中的毒素。

代表食物：菠萝、竹笋、玉米、香蕉、南瓜、藕、柠檬、黄花菜、橘子、橙子、木瓜、枇杷、白果等。

黑色食物

黑色的食物大多是补肾的佳品。现代研究发现，黑色食物，包括黑米、荞麦、黑豆、乌鸡、墨鱼等，富含氨基酸和矿物质，有补益肝肾、养血润肤等功效。黑色食品含有17种氨基酸、10余种微量元素、维生素和亚油酸等营养素，有通便、补肺、提高免疫力和润泽肌肤、养发美容、抗衰老等作用。

黑色食品具有三大优势：来自天然，有害成分极少；营养成分齐全，质优量多；能在一定程度上降低动脉粥样硬化、冠心病、脑中风等严重疾病的发生率。

代表食物：葡萄、紫菜、黑芝麻、海带、黑木耳、香菇、牛蒡、桑葚等。

白色食物

现代研究发现，白色食物，包括大米、面粉、杂粮等，含有碳水化合物、蛋白质、维生素等营养成分，是人体热能的主要供应者，可维持生命和运动，但却缺少某些人体所必需的氨基酸。白色食品含有丰富的蛋白质等营养素，消化吸收后可维持生命和运动，所含纤维素及一些抗氧化物质具有提高免疫功能、预防溃疡病和胃癌、保护心脏的作用。如白色的大蒜是烹饪时不可缺少的调味品，其含有的蒜氨酸、大蒜辣素、大蒜新素等成分，可以降低血脂，防止冠心病，杀灭多种球菌、杆菌、霉菌、原虫、滴虫，还可以阻止胃内亚硝酸盐与二级胺生成致癌的亚硝胺，降低胃癌的发生率。

代表食物：花生、山药、糯米、豆腐、白菜、大蒜、土豆、莲子、杏仁、洋葱、茭白、金针菇、口蘑、银耳、椰子、柚子、白萝卜等。

食物五味养五脏

食物的甘、酸、苦、辛、咸，实际就是食物的五种味道，此外还有淡味、涩味，习惯上把淡附于甘味，把涩附于咸味。

五味入口，各有所归，食物由于五味不同而各归其经。《黄帝内经》云："五味所入：酸入肝，辛入肺，苦入心，咸入肾，甘入脾，是谓五入。"

第一章 让食物保卫你的健康

甘味（甜味）——养脾

甘味食物有补益、和中、缓急的作用，可以补充气血、缓解肌肉紧张和疲劳，也能中和毒性的东西，有解毒的作用，多用于滋补强壮，适用于虚症、痛症。甘味对应脾，可以增强脾的功能。但食用过多会引起血糖升高，胆固醇增加，导致糖尿病等。

代表食物：桃、薏米、丝瓜、黄瓜、白菜、芹菜、山药、甘蔗、苹果、西瓜、冰糖、蜂蜜、红枣。

苦味——养心

苦味食物有清热、泻火、除燥湿和利尿的作用，与心对应，可增强心脏的功能，多用于治疗热症、湿症等病证，但食用过量，也会导致消化不良。

代表食物：百合、香椿、苦瓜、蒲公英、杏仁、金银花、茶叶。

咸味——养肾

咸味食物有润肠通便、补肾强身、软化体内酸性肿块的作用，常用于治疗热结、便秘等症。当发生呕吐、腹泻不止时，适当补充些淡盐水可有效防止虚脱。但有心脏病、肾脏病、高血压的患者不能多吃。

代表食物：苋菜、紫菜、海参、海带、海蜇、蟹肉、蛤蜊、螺蛳、鸭肉、猪肉。

酸味——养肝

酸味有生津养阴、收敛止汗、开胃助消化的功效，能增进食欲、健脾开胃、增强肝脏的功能，可以提高钙、磷的吸收率，但是如果过多食用会伤及筋骨。

代表食物：橙子、柠檬、橄榄、山楂、荔枝、芒果、葡萄、柚子、橘子、醋、乌梅、杏。

辛味——养肺

辛味有舒筋活血、发散风寒的功效，能促进胃肠蠕动，增强消化液分泌，提高淀粉酶的活性；促进血液循环和新陈代谢，但过多食用容易伤及津液、导致上火。

代表食物：白萝卜、葱、生姜、辣椒、胡椒、砂仁、桂皮、白酒、药酒。

第二节 会吃才健康

不同的体质吃不同的食物

常人的体质分类，因其依据不同而有多种分法。比如，有酸性、碱性体质的分类；有将体质分为热性、寒性、平性三大类的；从常人食养的观点出发，体质还可分为正常质、气虚体质、阳虚质、血虚质、阴虚质、气郁质、瘀血质、痰湿质和阳盛质九类。了解自己的体质后，根据自身的体质选择合适的食物，才能使身体得到更好的滋养，并祛除疾病。

气虚体质

气虚体质具有元气不足、脏腑功能衰弱、抗病力不强的生理特征。气虚体质的人多由于先天禀赋薄弱，或后天调养不当，或久病不复所致。

①精神容易疲乏，胳膊、腿感觉没劲，感觉没精神。

②吃饭没食欲,吃完饭肚子感觉发胀。
③稍微做一些体力活就感觉很累,而且很容易出汗。
④容易感冒。
⑤平常没有明显的怕冷感。
⑥脸色发白,没有血色。
⑦很容易气短,不爱说话。
气虚体质的人平时要多吃益气健脾的食物,如小米、山药、胡萝卜、香菇、豆腐、牛肉、黄鱼等。

血虚体质

血虚体质具有营血不足、濡养功能减弱的生理特征。血虚体质的人多由化源不足,或失血过多或久病暗耗所致。血虚质的人以女性为多。
①腿脚经常麻木,没有感觉。
②眼睛容易干涩,看东西模糊。
③指甲没有光泽、血色,口唇淡白。
④头发干枯,容易掉头发。
⑤身体消瘦,面色苍白、没有血色。
⑥睡眠不好,容易醒。
⑦大便容易干燥,不容易排出。

气郁体质

气郁体质的人多由情志内郁或脏腑功能失调所致。气郁体质的人以女性为多。
①平常心情压抑,很消沉。
②不爱吃饭,没有食欲。
③容易唉声叹气,怨天尤人。
④两侧胁肋部发胀,憋闷。
⑤女性月经不调。
⑥爱发脾气、任性、人际关系不好,与他人不易相处。

气郁体质的人要多吃行气、消食、醒神的食物,例如佛手、蘑菇、洋葱、苦瓜、茴香、柑橘、荞麦等,可少量饮酒,以活动血脉提高情绪。

阳虚体质

阳虚体质具有阳气偏衰、功能减退、热量不足、抗寒力弱的生理特征。阳虚体质的人多由于先天禀赋不足,或后天调养不当所致,多见于形体肥胖者。

①寒性体质,非常怕冷。

②血压低,经常头晕。

③贫血,面色苍白、四肢无力、冰冷。

④舌质淡红,鼻尖无血色。

⑤不易口渴,不爱喝水。

⑥不喜冷饮,喜喝热饮。

⑦精神萎靡。

⑧经常腹泻。

⑨尿多而色淡。

⑩妇女月经常延迟。

⑪经常感冒,抵抗力差,病后痊愈较慢。

阳虚体质的人应该多吃些温和补阳的食物,例如羊肉、狗肉、带鱼、虾、核桃、栗子等,少吃西瓜、梨等寒凉的食物。

阴虚体质

阴虚体质具有阴精偏衰、功能虚亢的生理特征。阴虚体质的人多由于先天禀赋不足、后天调养不当或久病不愈所致。阴虚则热,阴虚体质多见于瘦人。

①身体很消瘦。

②手脚很热,尤其是手心、足心处。

③睡眠中容易出汗,身体烘热。

第一章 让食物保卫你的健康

④下午的时候,脸颊部红红的。
⑤喜欢喝冷水,容易口渴。
⑥小便很热,有烧灼感。
⑦大便容易干燥。
⑧舌头平常红红的,舌苔很少。
⑨胃口很好。
⑩很容易着急上火,性子很急。

阴虚体质的人适合吃滋阴清热、甘凉润燥的清淡食物,如芝麻、绿豆、银耳、荸荠、海蜇、螃蟹、鸭肉、猪皮、牛奶等,少吃葱、姜、蒜、辣椒等辛辣刺激食物。

痰湿体质

痰湿体质具有水液代谢功能减退、痰湿停滞体内的生理特征,多由于脏腑功能失调所致。痰湿体质多见于形体肥胖丰满者。

①形体比较肥胖,皮肤白。
②平常头脑昏沉,发晕,而且身体也发沉、没劲。
③口中常有甜甜的感觉。
④喉咙中常有痰,平常吐痰比较多,而且痰很黏稠。
⑤睡眠质量不好,但睡不醒,醒后仍然感觉昏昏沉沉。
⑥舌头水滑,不干燥。
⑦平常肚子里常可听到震水声,咣当咣当响。
⑧平常胸部容易有憋闷的感觉。

痰湿体质的人饮食要以清淡为原则,多吃能化痰、除湿的食物,如白萝卜、香菇、洋葱、扁豆、白果、红豆、薏米、鲈鱼、紫菜等,少吃甜的、油腻的食物。

湿热体质

湿热体质是以湿热内蕴为主要特征的体质状态。中医认为脾有"运化水湿"的功能,若体虚消化不良或暴饮暴食,吃过多油腻、甜食,则脾就不能正常运化而使"水湿内停";且脾虚的人也易招来外湿的入侵,外湿也常因阻脾胃使湿从内生,所以两者是既独立又关联的。湿热体质的人适合吃甘寒、甘平的食物,如绿豆、芹菜、黄瓜、莲子、蚕豆、鲫鱼、藕、空心菜等,少吃辣椒、牛羊肉等辛辣、油腻的食物。

平和体质

肤色润泽,精力充沛,睡眠好,对疾病抵抗力强,是健康体质。

平和体质的人在饮食上要有节制,合理搭配饮食结构,不偏食、不暴饮暴食,避免过冷过热或不干净的食物,少吃油腻、辛辣的食物。

瘀血体质

瘀血体质肯有血行不畅的生理特征。瘀血体质的人多由情志抑郁,或久居寒冷地区,或脏腑功能失调所致。瘀血体质多见于瘦人。

①肌肤没有光泽,发暗,指甲黯紫。

②眼圈发黑。

③舌头、口唇发紫、发青。

④皮肤容易出现丝状红缕,或者有皮下紫斑。

⑤妇女月经有瘀血块,月经来时疼痛。

⑥体表的包块颜色青紫,体内的包块坚硬,推之不容易移动。

⑦大便颜色黑。

⑧妇女崩漏时,出血不止,而且夹杂有血块。

⑨舌下的静脉肿胀、曲张。

瘀血体质的人要多吃有活血祛瘀作用的食物,如山楂、金橘、桃、油菜、香菇、萝卜、黑豆等,少吃肥肉等油腻食物。

特禀体质

常见有遗传性疾病、胎传性疾病以及过敏体质等特殊情形,如容易对花粉等过敏,容易患哮喘,皮肤一抓就红等。

特禀体质的人饮食应清淡,粗细、荤素搭配合理,少吃荞麦、蚕

第一章
让食物保卫你的健康

豆、牛肉、鹅肉、鲤鱼、虾、蟹、茄子、酒、辣椒、浓茶、咖啡等辛辣、腥膻发物和含致敏物质的食物。

不同年龄段的健康吃法

不同的年龄，生长发育特点不同，需要的营养也不一样，让我们来一起看看我们目前需要哪些饮食来帮自己补充足够能量、保证健康。

婴幼儿

婴幼儿阶段需要吸收比成人更多的营养来维持人生中的第一个生长发育高峰期，但是，婴幼儿的消化能力非常不成熟，因此对营养饮食的需求也就更严格。

膳食营养：0~4个月的初生儿应以母乳喂养为主。母乳营养丰富，可提高婴幼儿的免疫力。不能以母乳喂养时可以配方奶代替，但不要饮用酸奶。

4个月以上的婴幼儿可酌情添加水果、蔬菜、蛋黄、米粥、面片、肉末等，这些食物可提供婴儿需要的各种营养。

婴幼儿最适宜喝温开水，不宜喝糖和饮料。

健康锦囊

婴幼儿膳食应做到荤素平衡，干稀交替，米面和粗粮搭配，所有食物均应切碎、煮烂，以利于婴幼儿咀嚼、吞咽、消化。

儿童与青少年

营养学家建议，儿童和青少年应根据不同年龄的膳食摄入标准，要做到粗细搭配，荤素搭配，才能保证生长发育正常。

最佳营养：谷类、豆类、乳类、肉类可提供丰富蛋白质，满足儿童的蛋白质需求。绿叶蔬菜及水果是维生素C的主要来源；鱼类是维生素D的最佳来源；动物肝脏、鱼肝油、乳类和蛋类是维生素A的最佳来源；胡萝卜、青椒、红薯、橘子等富含胡萝卜素；豆类、乳类、虾皮、动物骨头是补钙的上佳食物。

> **健康锦囊**
>
> 儿童如长期偏食、挑食精米、精面、鱼肉等酸性食物，会影响身体和智力发育，应多吃各种蔬菜、水果等碱性食物，两者适量配合食用。

中青年男性

肥胖、"三高"、"亚健康"成为越来越多男性的困扰，通过调节膳食来改善健康也越来越受到重视。

膳食营养：黑木耳、萝卜、香菇、蜂蜜也都是理想的防早衰保健食品，吸烟的人更应该多食用。牛奶、虾、骨头汤及豆腐等富含钙质，鱼、肝脏、蛋黄富含维生素D，可帮助预防骨质疏松症。

多食用富含膳食纤维的食物，如麦麸、全麦面包、圆白菜、土豆、胡萝卜、苹果、莴苣、花菜、芹菜等。食用这些食物会有饱腹感，又不用担心积存过剩热量，有减肥的效用。

> **健康锦囊**
>
> 中青年男性不宜过多吃糖，以免增加胰腺负担。也要少吃盐，每天不得超过6克，以免引起高血压和脑血管疾病。

中青年女性

女性自身的免疫力低和生理特点及当今社会压力较大等状况，常常导致她们身体"透支"。因此，中青年女性尤应注意做好日常膳食调理工作。

膳食营养：女性要注意补铁，以预防缺铁性贫血。铁元素可从肉类和动物肝脏、蛋黄中获得，也可从营养品或铁制炊具中获取。在月经期和月经后，女性应多摄入一些含钙、镁、锌和铁的食物，可多饮牛奶、豆奶或豆浆等。

第一章
让食物保卫你的健康

此外，专家认为缺碘还会诱发甲状腺癌、乳腺癌、卵巢癌、子宫颈癌、子宫肌瘤等，因此建议女性要适时补碘，多吃些海藻。

> **健康锦囊**
>
> 忌食生冷食物。女性体质大多偏寒，特别是在月经期间，更要禁食生冷食物。女性过量食用生冷食品易引起月经异常甚至不孕。

孕妇

妊娠期间孕妇要担负自身及胎儿迅速生长的营养需要，这就必须选择适应胎儿发育需要和孕妇体质的食物，加大营养物质的摄入。

膳食营养：专家建议准妈妈们每天必须合理进食、粗细搭配，肉、蛋类、奶以及蔬菜，每天不能少。

芦笋、青椒、胡萝卜、韭菜等蔬菜富含孕妇所需的叶酸、β-胡萝卜素以及维生素C等；苹果可以减轻妊娠反应；冬瓜可消除孕妇水肿。

鱼肝油、动物肝脏、蛋类、乳制品含维生素A、维生素D、DHA和锌较多，孕妇应常食。动物肝脏、瘦肉、红糖、黄豆、干果等都是补铁的好食物。钙的来源以奶制品为最佳。

> **健康锦囊**
>
> 孕中期和孕晚期胎儿生长很快，孕妇需要摄入高热量、高蛋白营养及多种维生素、微量元素全面均衡的食物，来提供自身的需要及胎儿的生长发育。

哺乳期女性

哺乳期女性的饮食不仅要满足自身的营养需要，还要通过哺乳给予婴儿生长发育所必需的一切营养成分。所以，饮食必须做到营养均衡而且充足。

最佳营养：哺乳期女性的饮食要多样化，每天可吃5~6餐，每餐应尽量做到干稀搭配，荤素搭配。鱼肝油、蛋类、肝、乳都含有较多的维生素A和维生素D；菠菜、胡萝卜、韭菜、莴笋叶中含胡萝卜素较

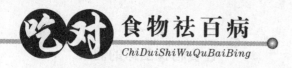

多；小米、糙米、豆类、蛋类、蔬菜、水果中都含有大量的 B 族维生素；油菜、藻类、芹菜、莴笋和小白菜中含有铁和钙较多；排骨、猪蹄、鲫鱼等有通乳作用。

健康锦囊

红糖含有"益母草"成分,可促进子宫收缩,排出产后子宫宫腔内瘀血,使子宫早日复原。但产后食用时间也不要太久,一般连食 7~10 天为宜。

更年期女性

女性在更年期由于卵巢功能退化,女性激素逐渐减少,身体和精神上都会出现多种症状,最佳的营养、均衡的饮食可以帮助女性安全顺利地度过更年期。

膳食营养:膳食要清淡低脂,选择植物油代替动物油脂;多吃蔬菜、水果、鱼类等含胆固醇较少的食物;多吃豆制品、萝卜、海藻、叶菜类、土豆、黄瓜、苹果、橘子等;多吃富含钙、铁的食物,以减缓常见的骨质疏松,预防贫血;鲜枣、酸枣、猕猴桃、山楂等富含维生素 C,对缓解高胆固醇血症,促进铁的吸收有一定作用;一天一杯牛奶不可少;常喝豆浆。

健康锦囊

更年期饮食宜清淡,每天盐的摄取量控制在 3~5 克。因为更年期女性容易发生高血压和动脉硬化,而盐中含有大量钠离子,可增加心脏负担,增加血液黏稠度,从而使血压升高。

老年人

老年人抵抗力低,胃肠蠕动弱,易产生消化、吸收不良及消化道不适。因此,老年人的饮食更要营养全面均衡,还要注意食物质量和饮食卫生习惯。

膳食营养:专家建议老年人少吃高脂肪,尤其是动物性脂肪(鱼、

第一章
让食物保卫你的健康

禽除外）含量高的食物，限制盐的摄入量，供给足量的蛋白质，适当补充一些维生素及矿物质，尤其是钙质。乳及乳制品是老年人钙质的最佳来源，蔬菜和豆类特别是大豆含钙也很丰富。适当选用小米、玉米、燕麦、红薯等粗粮，以增加膳食纤维的摄入。

> **健康锦囊**
>
> 应注意粗细搭配，适量摄取膳食纤维，增加肠蠕动，预防老年性便秘，改善血糖、血脂的代谢。

不同人群的不同吃法

我们的饮食习惯在工作、生活的规律和不规律中也随之形成，可是你可知道在我们的日常饮食中，哪些习惯能保证我们的营养健康？现在让我们来看看到底怎么吃才最健康。

❀ 上班族

一天之中午餐较为重要，但对于绝大多数上班族来说，外卖、超市速冻饭、连锁快餐和路边摊是打发午餐的"主流"选择。这就尤其要注意营养的均衡。

最佳营养：现在的快餐只重口感、肉食偏多、过于油腻，其热量基本上是够了，但是营养结构却十分不合理。在别无选择的情况下一定要注意每天更换盒饭的品种，并且为自己准备一份水果或可以生吃的蔬菜加餐。

久坐办公桌前的上班族，要注意补充维生素，多吃粗粮、水果及富含维生素E的坚果，如燕麦、糙米、黄豆、芒果、木瓜、核桃、榛子等，起到增强免疫力、防止疲劳的作用。

> **健康锦囊**
>
> 不宜长期单纯吃盒饭。最好每天不要超过一顿，这样，在家烹调的其他两餐可弥补盒饭营养成分的不均衡。

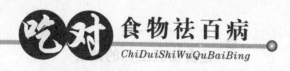

餐厅派

生活越来越丰富多彩，越来越多的人成了餐厅的常客。这种生活固然显得潇洒自在，却也容易带来营养不均衡的问题。

最佳营养： 餐厅食物往往脂肪和糖的含量过高，而维生素和矿物质不足。餐厅派应经常食用猕猴桃、樱桃、柑橘、草莓、葡萄、西红柿、青椒、芥菜、菠菜及全谷类食物，以补充维生素。也要吃豆类及豆制品、坚果、乳制品、海带、紫菜等，补充多种矿物质。

健康锦囊

尽量避开煎炸烧烤油腻食品和高脂肪菜肴，不吃过辣、过咸，过酸的食品。

"夜猫子"

从健康的角度讲，熬夜会对身体造成多种损害：疲劳、免疫力下降、皮肤粗糙等。为了健康着想，饮食调理就成了重头戏。

最佳营养： 长期熬夜会造成大脑神经营养不良，所以应经常进食瘦肉、鸡蛋、豆腐等动植物蛋白；鱼类、豆类产品有补脑健脑功能，也应纳入夜宵食谱；熬夜过程中要注意补水；熬夜工作时可以吃一些花生米、杏仁、腰果等干果类食物，对恢复体能有特殊的功效。

健康锦囊

忌咖啡提神。夜晚空腹喝含咖啡因的饮料，会对胃肠黏膜造成刺激，引起腹痛。

饮酒者

少量饮低度酒并不一定有害，但过量饮酒甚至酗酒肯定是有百害而无一益。长期饮酒可以导致体内维生素、矿物质等缺乏。

最佳营养： 经常饮酒的人应经常食用绿色蔬菜和水果等富含维生素的食物，同时应多吃南瓜、丝瓜、菠菜、鸡肉等富含叶酸的食物。注意

第一章
让食物保卫你的健康

补充维生素 B_1,多食用麦片、芹菜、紫菜、鳝鱼、炒熟的黄豆粉等。全麦制品中富含维生素 E 和硒,是常饮酒者理想的保健食品;常饮酒者还应经常食用胡萝卜、菠菜、红薯、南瓜等富含胡萝卜素的食物,以及谷类、蛋类、乳品、芝麻等富含锌的食物。另外,在醉酒之后应及时服用解酒的汤药或食物,严重时应及时就医。

> **健康锦囊**
>
> 　　高血压、心脑血管病患者、肝功能不佳或有肝病者禁饮。心情不佳或悲伤时慎饮。
>
> 　　孕妇、哺乳期女性不可饮酒,以免对胎(婴)儿不利。有生育计划的夫妇,至少半年内应绝对戒酒。
>
> 　　饮白酒前后不能服用各类镇静药、降糖药、抗生素和抗结核药,否则会引起头痛、呕吐、腹泻、低血糖反应,甚至导致死亡。
>
> 　　忌饮浓茶解酒。喝浓茶对酒后损伤胃黏膜起着推波助澜的作用。

吸烟者

香烟中所含的有害成分会大幅度提高罹患心脏病、肺癌及其他癌症的危险。因吸烟导致的癌症死亡比例可占所有癌症死亡总数的30%。

最佳营养:吸烟者和被动吸烟者应多食用富含抗氧化剂的水果和蔬菜,这些成分可以促进细胞的修复,消灭体内致癌自由基。

菠菜、豌豆、红薯、胡萝卜、青椒、南瓜等富含维生素 A,杏仁、葵花子、全麦全谷类食物富含维生素 E,而海藻及虾类等含硒丰富,都是吸烟者防病抗病的极佳食物。吸烟者宜多喝茶。

> **健康锦囊**
>
> 　　女性在怀孕前必须戒烟。孕妇吸烟会加大流产的概率,而且更容易产下早产儿或体质衰弱的婴儿。
>
> 　　青少年在生长发育时期,香烟烟雾中的有害物质更易进入细支气管和肺泡,使人体组织受损。

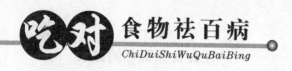

常伴电脑人士

电脑辐射已经成为办公室人员身体健康的一大"杀手"。据不完全统计,常用电脑的人中有83%感到眼睛疲劳,64%经常感到肩酸腰痛。

最佳营养:电脑族应多食用胡萝卜、鱼虾、肝脏、鸡蛋、牛奶、圆白菜、红薯等含有丰富的维生素 A 或 β-胡萝卜素的食物,以起到保护视力的作用。含维生素、膳食纤维、水分丰富的水果更是电脑族不可或缺的营养来源。

每天喝 2~3 杯绿茶或菊花茶不但能消除电脑辐射的危害,还能保护和提高视力。

健康锦囊

避免长时间连续操作电脑,注意中间休息。眼睛与屏幕的距离应在 40~50 厘米,双眼平视或轻度向下注视荧光屏。

考生们

在考试期间考生要消耗大量的能量,如果饮食不慎,不仅会造成身体的不适和病痛发生,还会影响考生的正常发挥。

最佳营养:夏季正是学生升学考试的日子,在此期间应多吃水果和蔬菜,多喝白开水,多摄取富含卵磷脂和 DHA 的食物,如大豆及豆制品、鱼类、蛋类。肝脏、瘦肉、奶制品、坚果等也是很重要的健脑食物。

饮食整体要清淡,注意防止胃肠道传染病。注重搭配,深绿色蔬菜和水果必不可少。

健康锦囊

不要盲目大补,以免"虚不受补",出现不良反应,例如过敏、腹泻、呕吐等,影响考试。

夏季切记不要过食冷饮,最好的解暑办法是吃西瓜,可在午餐后适量吃块西瓜或其他水果,还可以喝绿豆汤、山楂水或银耳莲子羹等,勿暴饮暴食,少喝或不喝饮料,少吃油腻食物。

第一章
让食物保卫你的健康

🚗 驾车族

堵车、疲劳驾驶让很多驾车族行驶中心烦意乱、视力减退、精神不振，而良好的饮食则可以帮助驾车族调节这些问题。

最佳营养：动物内脏、蘑菇、蛋类、牛奶、大豆、豌豆、蚕豆、花生、紫菜、酵母等食物中含有丰富的B族维生素，常开车的人经常食用大有益处。常开车的人应多吃蔬菜和水果，以摄取足够的维生素C。此外水果和蔬菜中含有较多的碱性物质，可中和体内过多的乳酸，降低血液和肌肉的酸度，增强身体的耐力，从而达到抗疲劳的目的。

肝脏、蛋类、胡萝卜等食物富含维生素A或胡萝卜素，应经常食用以保护视力。牛奶、奶酪等乳品以及小鱼干等都含有丰富的钙，不妨多吃些。适量食用巧克力、糖果、水果等富含糖分的食物，可补充能量，振奋精神。

> **健康锦囊**
>
> 忌酒后开车、行驶途中吸烟。不要借助咖啡或浓茶提神，困倦时必须休息，注意饮食调剂。
>
> 夏天开车时，空调不宜开得过冷，否则容易患风湿性关节炎。
>
> 女性驾车应尽量减少皮肤被日光直接照射的时间，可使用防晒霜并及时补充皮肤水分，多使用保湿的化妆品。

最佳的饮食模式

饮食模式是指人们日常饮食生活习惯及各种食物摄入量的比例搭配。最佳的营养饮食模式是指膳食中所含的营养素种类齐全、数量充足、比例恰当，与人体的生理需要相一致。最佳的营养饮食模式能满足人体的各种生理需要，使人体机能处于最佳状态，故能较好地预防多种疾病的发生，是人体最合理的膳食模式。

多吃蔬菜、水果

蔬菜与水果含有丰富的维生素、矿物质和膳食纤维。蔬菜的种类繁多，包括植物的根、茎、叶、花、果等，不同种类所含营养成分各不相同。一般情况下，红、黄、绿等深颜色蔬菜中维生素含量超过浅色蔬菜和一般水果。有些水果维生素及某些微量元素的含量不如新鲜蔬菜，但水果含有葡萄糖、果糖、柠檬酸、苹果酸、果胶等物质又比蔬菜丰富。红、黄色水果如鲜枣、柑橘、柿子和杏等是维生素C和胡萝卜素的良好来源。

常吃鱼、禽、蛋、瘦肉

鱼、禽、蛋、瘦肉等动物性食物是优质蛋白质、脂溶性维生素和矿物质的良好来源。动物性蛋白质的氨基酸组成更适合人体需要，且赖氨酸含量较高，有利于补充植物性蛋白质中赖氨酸的不足。肉类中铁的利用率较好，鱼类特别是海鱼所含不饱和脂肪酸有降低血脂和防止血栓形成的作用。动物肝脏维生素A含量极为丰富，还富含维生素B_{12}、叶酸等。肥肉和荤油为高能量和高脂肪食物，摄入过多往往会引起肥胖，并是某些慢性病的危险因素，应当少吃。

常吃奶类、豆类和豆制品

奶类除含丰富的优质蛋白质和维生素外，还含有较多的钙，且利用率也很高，是天然钙质的极好来源。豆类是我国的传统食品，含丰富的优质蛋白质、不饱和脂肪酸、钙及维生素B_1、维生素B_2、烟酸等。

饮酒应限量

在节假日、喜庆和交际的场合，人们往往饮酒。高度酒含能量高，不含其他营养素。无节制地饮酒，会使食欲下降，食物摄入减少，以致引起多种营养素缺乏，严重时还会造成酒精性肝硬化。过量饮酒会增加患高血压、中风等危险，并可导致事故及暴力的增加，对个人健康和社会安定都是有害的。

第一章
让食物保卫你的健康

食量与运动量平衡

食物提供能量，运动消耗能量，两者之间应保持平衡。当机体摄入的能量超过消耗的能量时，多余的能量就会变成皮下脂肪贮存于体内，长期如此，会引起超重或肥胖；当机体摄入能量小于消耗的能量时，则会动用皮下脂肪作为人体能量来源，结果出现体重减轻或消瘦乏力等。因此，每人每日的食物摄入量应根据个人年龄、性别、身高、体重、劳动强度、季节等情况适当调整。青壮年、劳动强度大的人需要能量高，应适当增加进食量；年老、活动少的人，则应减少进食量，以保持能量摄入与消耗之间的平衡，维持理想体重。

运动也是保持身体健康的重要因素。一般来说，脑力劳动者，因体力活动少，应有意识地增加一些活动或运动锻炼，如走路、慢跑、游泳、上下楼梯、打球等。而对于消瘦者，则要注意适当增加能量和全面平衡营养，以促进正常的生长发育及达到适宜体重。中老年人经常进行强度适宜的运动有利于增强心血管和呼吸系统的功能，延缓衰老过程。

清淡少盐

长期食用油腻的食物会增加高血脂、动脉粥样硬化等发病率，高血压的发病与长期摄入高盐分的食物（如咸鱼、咸肉以及各种酱腌菜等）有关。因此，日常膳食应清淡少盐，不要太油腻、太咸，或食过多的熏制、泡制和油炸食物，而且还要注意荤素搭配，不要食用过多的动物性食物。世界卫生组织建议，每人每日精盐以不超过 6 克为宜。许多国家都告诫居民"吃少盐膳食"，并提出限制精盐摄入量应从儿童期开始，除做菜要少加盐外，还要知道酱油、味精、咸菜以及香肠、熏鸡等加工食品都是高盐分食品，不宜多吃。

吃清洁卫生未变质的食物

在选购食物时，应注意产品的外观、色泽、生产日期及保质期等。日常生活中要重视饮食卫生，加强自我保护，避免食源性疾病的危害。

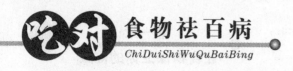

进餐前要注意洗手，餐具和供餐者的健康卫生状况要符合卫生要求，集体用餐要提倡分餐制，减少疾病传染的机会。

此外，在食物的烹调制作过程中应注意烹调方法，不仅要制作出色、香、味俱佳的食品，而且要最大限度地保留食品中的营养成分。制作食品时要避免交叉污染，以减少食物中毒和肠道传染病的发生。

科学的搭配原则

人类自有饮食以来，就伴随着食物的搭配，食物搭配是人们日常生活中不可回避的问题。食物搭配是合理利用食物、提高膳食营养价值和饮食质量、增进人体健康的重要措施。

粗细搭配

据调查，我国约40%的居民不吃杂粮，16%的居民不吃薯类。专家们一致呼吁，鉴于当前饮食日趋精细化的发展趋势，膳食应特别强调"粗细搭配"，建议每人每天最好能吃50克以上的粗粮。

荤素搭配

很多人认为，想健康长寿就必须做个"素食主义者"。其实不然。营养学家认为：人体每天都需要补充大量的优质蛋白质和必需的氨基酸。而素食中除豆类含有较丰富的蛋白质外，其他食物中的蛋白质含量都较少，因此"吃素"难以满足身体对营养的需求。只有在日常饮食中将素食和荤食搭配食用，才能保证身体吸收到全面的营养，从而拥有健康和长寿。

多品种搭配

人体对营养的需求是多种多样的，单靠某一类或某几种食物来满足

第一章
让食物保卫你的健康

人体需要是不可能的,而且至今还没有一种食物能够全面地满足人体对营养的需要,因此,需要从多种食物中摄取营养。有营养学家提出一个人每天应吃 40 多种食物,至少要吃 14 种,不仅要有多类食物,而且同一类食物也要选择不同品种搭配。

生熟搭配

营养学家认为,在以熟食为主的情况下,搭配生食,这样既有利于充分利用营养素,又有利于防止疾病。所以,我们日常生活中能生吃的食物尽可能生吃,但生食也要讲科学,食材要新鲜,并认真冲洗干净,现做现吃。

四季巧饮食

春夏秋冬,一年四季,气候的变化,对我们人体会产生不同程度的影响,我们的身体内部也会进行适应性的改变,这就需要我们随之调整饮食结构来充分补充人体所需要的营养,以应对季节的变化。

春季

春天,来点绿的,吃点酸的。

春天来了,气温回升,万物复苏,我们体内的各项机能也会随之活跃起来,但春天又气候多变,身体的抵抗力会直接受到影响,这时候就需要在饮食上适当进补来调节由气候所带来的不适了。

春季饮食要点:中医认为,春天是阳气上升的季节,需要养阳气,要多吃温性食物,如葱、大蒜、韭菜、羊肉等。同时,春天还是养肝护肝的好季节,应多吃些绿色蔬菜等富含叶绿素、叶酸、多种维生素和细菌抑制因子的食物,可以补阳杀菌,提高免疫力,有效帮助身体排毒,增强肝脏的解毒能力。

春困是春天的一个普遍现象,主要是由于天气变暖,人体毛孔开发、皮肤血流量增加,大脑血液供应相对减少,以致表现出精神不振和困倦。多吃些黄绿色蔬菜可以缓解此类现象。

春天正是儿童生长发育的高峰季节,要注意多吃些含钙量高的食物。另外,中老年人也要注意补钙,以维持人体的正常生理需要。

春季宜食的食物:葱、蒜、韭菜、萝卜、竹笋、菠菜、油菜、莴笋、春笋、香椿、荠菜、冬瓜、蘑菇、茄子、羊肉、猪肉、鸭肉、鲤鱼、鳗鱼、紫菜、海带、芝麻、松子等。

夏季

夏季烈日炎炎,雨水充沛,万物竞长。夏季养生要顺应夏季阳盛于外的特点,注意养护阳气,着眼于一个"长"字。

夏季饮食要点:五行学说认为夏时心火当令,心火过旺则克肺金,故《金匮要略》有"夏不食心"之说。味苦之物能助心气而制肺气。故孙思邈主张:"夏七十二日,省苦增辛,以养肺气。"夏季出汗多,则盐分损失也多,若心肌缺盐,搏动就会失常,所以宜多食酸味以固表,多食咸味以补心。可以用西瓜、绿豆汤、乌梅小豆汤解渴消暑,但不宜冰镇。夏季气候炎热,人的消化功能较弱,饮食宜清淡不宜肥甘厚味。

夏季宜食的食物:黄瓜、苦瓜、苋菜、冬瓜、西瓜、马兰头、鲜藕、绿豆芽、丝瓜、香瓜、番茄、芹菜、生菜、芦笋等。

秋季

秋季是从立秋至立冬三个月,秋季的特点是由热转寒,阳消阴长。所以秋季养生保健必须遵循"养收"的原则,其中饮食保健当以润燥益气为中心,以健脾补肝清肺为主要内容,以清润甘酸为大法,寒凉调配为要。

秋季饮食要点:秋季的饮食要随时而变化,以适应秋季养生之需。秋季饮食的原则是以"甘平为主",即多吃有清肝作用的食物,少食酸性食物。

第一章
让食物保卫你的健康

既要营养滋补，又要易于消化吸收。同时，换季时是人们抵抗力最弱的时候，如果体质不佳就非常容易得病，这时多吃一些能够增强人体免疫力和抵抗力的食品，对于身体健康大有好处。

少辛增酸。所谓少辛，是指要少吃一些辛味的食物，这是因为肺属金，通气于秋，肺气盛于秋；少吃辛味，是要防肺气太盛。秋天要"增酸"，以增加肝脏的功能，抵御过剩肺气之侵入。

甘淡滋润。秋季天气干燥，应当多进食些如蜂蜜、芝麻、杏仁等性滋润味甘淡的食品，既补脾胃又能养肺润肠，可防止秋燥引起的干咳、咽干口燥、肠燥便秘、肌肤失去光泽、毛发枯槁等症状。

早上喝粥。营养学家提倡在秋季每天早晨吃粥，尤其是初秋时节，不少地方仍然是湿热交蒸，以致脾胃内虚，抵抗力下降，这时若能吃些温食，特别是喝些药粥对身体很有好处，其原理是作为药膳重要成分的粳米或糯米，均有极好的健脾胃、补中气的功能。

平衡营养。营养学家指出，只有食物的多样化才能提供给人体全面的营养。秋季更应注意饮食中食物的多样性，只有做到营养平衡，才能补充夏季因气候炎热、食欲下降而导致的营养不足。

应忌苦燥。秋季燥邪当令，肺为娇脏，与秋季燥气相通，容易感受秋燥之邪。许多慢性呼吸系统疾病往往从秋季开始复发或逐渐加重。所以，秋令饮食养生应忌苦燥。

秋季宜食的食物：如：豆芽菜、菠菜、胡萝卜、芹菜、小白菜、菜花、莴笋、柿子、山药等。

冬季

冬天气温较低，血液循环较慢，不注意保暖，身体机能会受到损害，进而影响到身体健康。在了解冬季气候特点的同时，人们还应及时调整个人饮食结构，在保暖的前提下，做好补充机体所需营养的工作。

冬季饮食要点：在寒冷的冬季，人们往往会因气温低而产生不适，此时，要适当食用些具有御寒功效的食物进行温补和调养，以

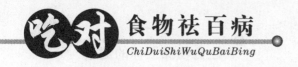

达到补充热能、增强体质、促进新陈代谢、提高防寒能力、维持机体正常活动的目的。

同时,寒冷的气候容易使人体氧化产热加强,机体中维生素代谢也出现了明显改变。此时,要及时补充维生素,避免因缺乏维生素给人体造成伤害。相关实验表明,维生素A能增强人体的耐寒能力,维生素C能提高人体对寒冷的适应能力,并且还能有效地保护血管。而这些维生素的食物来源为动物肝脏、胡萝卜、深绿色蔬菜、新鲜水果、蔬菜等食物。

冬季宜食的食物: 羊肉、狗肉、龟肉、甲鱼、鹌鹑、枸杞子、糯米等。

第二章　巧用食材祛百病

第一节　谷物类

大米
——补中益气

【别名】稻米、粳米。

【性味归经】味甘、性平，入脾、胃经。

【医著溯源】《本草纲目》记载"粳米，为五谷之长，人相赖以为命者也"。

【主要营养成分】碳水化合物、蛋白质、脂肪、B族维生素、钙、铁、磷等。

 功效

消除溃疡、防治脚气　大米是B族维生素的主要来源，B族维生素可以有效预防脚气，并能消除口腔炎症。

有助消化　大米做成粥可以补脾、养胃、清肺，米汤则能刺激胃液分泌，有助于消化，还能促进脂肪的吸收。

健康贴士

用大米煮粥时，不要放碱。因为米是人体维生素B_1的重要来源，碱能破坏米中的维生素B_1，会导致维生素B_1缺乏，出现"脚气病"。

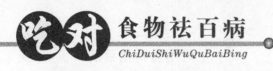

❀ 月经不调、痛经 ❀

配方：大米150克，干姜、良姜各30克。

做法：将大米淘洗后放入锅内，加入适量的水；武火煮沸后，调文火，加入姜片，将米煮成黏粥即成。

食法：早餐食。

功效：活血养血，益气补中。

❀ 关节炎 ❀

配方：黑豆50克、赤豆50克、鲤鱼1条、大米100克。葱、生姜末、黄酒、胡椒粉、食用油、精盐、味精各适量。

做法：将黑豆、赤豆、大米淘洗后备用；鲤鱼处理干净，清水洗净，放入锅中，加水适量，放入葱花、生姜末、黄酒、胡椒粉，武火烧沸后转用文火，除去鱼刺；锅中放入食用油，放入大米、黑豆、赤豆，加适量清水，熬煮至豆烂，加入精盐、味精即成。

食法：佐餐食用。

功效：利水消炎，补益中气，同时还适用于营养不良性水肿。

❀ 肺热津伤 ❀

配方：鲜芦根100克，大米120克。

做法：芦根洗净，切段去节，入沙锅内，加水300毫升，煎至200毫升，去渣，入大米，再加水200毫升，如常法煮粥即可。

食法：早晚温热服。

功效：本方主治感冒引起的肺热津伤、咳嗽、气促、口咽干燥。

■ 黄金搭配 ●

粳米与菟丝子搭配食用有补虚损、益脾胃、安胎的作用。

粳米与松子仁搭配可以健脾养胃、益肝肾、降血压，提高人体免疫力。

粳米与桑葚做成粥能够补肝益肾、养血润燥，还可消除脑疲劳，常吃可改善记忆力减退、注意力不集中、多梦、失眠等症状。

■ 相克搭配 ●

粳米不可同马肉同食，同食易

第二章 巧用食材祛百病

发瘤疾。

粳米不可和苍耳同食，同食令人卒心痛。

健康。

老人：每日起床后，吃一碗米粥，可健脾和胃，增强胃肠动力。

适宜人群

婴儿：米汤能促使奶粉中的酪蛋白形成酥松柔软的小凝块，使之容易吸收，有益于婴儿的发育和

不宜人群

糖尿病患者：大米粥的血糖生成指数较高，糖尿病患者忌大量食用。

实用偏方

风寒咳嗽：大米50克，姜、葱白各10克。大米加水煮粥，粥熟后加入姜和葱白，略煮即可。

视力下降：大米100克，榛子仁50克，枸杞子35克。将榛子仁捣碎，与枸杞子同煎取汁，后入大米煮为粥。空腹食。

糯米 ——健脾养胃

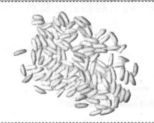

【别名】江米。

【性味归经】味甘、性温，入脾、胃、肺经。

【医著溯源】《本草纲目》记载糯米"脾肺虚寒者宜之"。

【主要营养成分】蛋白质、脂肪、碳水化合物、钙、磷、铁、B族维生素及淀粉等。

保健功效

暖胃、御寒　糯米性温，吃了能补气血，滋养胃，起御寒的作用；也有益于缓解胃虚寒所导致的反胃、食欲不佳、神经衰弱等症状。

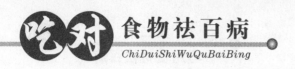

防治盗汗 糯米有收涩的作用，可以有效防治尿频、盗汗等症状，对产后、病后、痔疮、多汗都有调养作用。

对症食疗

❀ 慢性气管炎 ❀

配方：糯米100克，冬虫夏草粉10克、白及粉30克，冰糖适量。

做法：将糯米、冰糖放入沙锅内，加清水适量，煮成稀粥，然后均匀地调入冬虫夏草粉、白及粉，稍煮片刻，至粥黏稠即停火，再闷3~5分钟即可。

食法：每日早、晚分食。

功效：补益肝肾，敛肺止血。适用于自汗盗汗、慢性气管炎、支气管哮喘、支气管扩张、肺结核、淋巴结核、腰腿痛、阳痿、遗精等病证。

❀ 气滞血瘀 ❀

配方：糯米150克，山药100克，鸡内金15克。

做法：鸡内金先以小火煮约1小时，然后加糯米及山药，继续煮约1小时即可。

食法：代早餐食。

功效：活血通经。适用于气滞血瘀所致的闭经以及食积不化、脘腹胀满和小儿疳积等症的辅助食疗。

饮食宜忌

黄金搭配

糯米和红枣做成的粥可以治疗由阳虚导致的胃部隐痛。

糯米和黑芝麻同食可以补脾胃，益肝肾。

相克搭配

鸡肉与糯米相克，同食会引起身体不适。

适宜人群

慢性肠炎患者宜食糯米。糯米的主要功能是温补脾胃，所以脾胃虚寒、经常腹泻者吃糯米，可起到很好的辅助治疗效果。

孕妇食用糯米可缓解妊娠期腰腹坠胀、气短之力的症状。

不宜人群

老人、小孩不宜过多食用。糯米黏性大，不易消化，一次不要食用过多。

第二章
巧用食材祛百病

少食呕吐：糯米 30 克，研为细末，或磨成浆，加蜂蜜 30 克，加水适量煮粥。

补养脾胃：糯米 40 克，莲子 20 克，一起煮粥食。

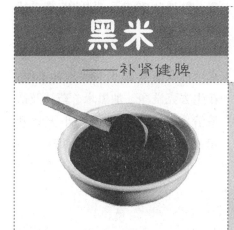

黑米
——补肾健脾

【别名】贡米、药米、长寿米。

【性味归经】性平，味甘，入脾、胃经。

【医著溯源】《本草纲目》记载黑米有"滋阴补肾、健脾暖胃、明目活血"等功效。

【主要营养成分】蛋白质、碳水化合物、膳食纤维、维生素、锌、铜等。

补肾养虚 黑米所含锰、锌、铜等矿物质大都比大米高 1～3 倍；更含有大米所缺乏的维生素 C、叶绿素、花青素、胡萝卜素及强心苷等特殊成分，因而黑米比普通大米更具营养。多食黑米具有开胃益中，健脾暖肝、明目活血、补肾益精的功效。

控制血糖，预防心脑血管疾病 黑米中含膳食纤维较多，淀粉消化速度比较慢，血糖指数仅有 55（白米饭为 87），因此，吃黑米不会像吃白米那样造成血糖的剧烈波动。此外，黑米中的钾、镁等矿物质还有利于控制血压、减少患心脑血管疾病的风险。所以，糖尿病患者和心血管疾病患者可以把食用黑米作为膳食调养的一部分。

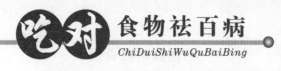

对症食疗

高血脂

配方：红枣8个，桂圆干16颗，黑米30克，大米70克。

做法：黑米、大米淘洗干净，用清水浸泡半小时。红枣和桂圆干用水冲洗干净；将黑米、大米加入到陶瓷煲中，加入适量清水，中火煮开，将红枣和桂圆干加入，转小火熬制45分钟左右即可。

食法：每日早、晚分食。

功效：此粥有补气养血、清热利水、补血安神的作用。适用于高脂血症、单纯性肥胖症等病证。尤其适宜于女性经期食用。

贫血、体寒

配方：黑米100克，当归10克，熟地黄20克，花生45克，冰糖少许。

做法：当归、熟地黄洗净，加水煎汁，煎煮30分钟后取汁备用；花生去壳洗净，加黑米、药汁及适量清水，大火煮沸后转小火熬煮40分钟，加冰糖煮至融化即可。

功效：和胃止吐，发表散寒。

饮食宜忌

黄金搭配

黑米和生姜一起吃可以降胃火。

黑米搭配上补血的红枣和提高人体自身免疫能力的芸豆，可以健康暖胃、美容补血。

适宜人群

女性常食黑米，可使头发乌黑发亮，养颜美容，青春常驻。

失眠患者常饮黑米酒，可改善睡眠质量。

不宜人群

脾胃虚弱的小儿或老年人不宜食用。

实用偏方

支气管哮喘：黑米150克，鲜生姜9克，红枣2个，加水煮粥。

贫血：黑米100克，红枣5颗，红豆50克。同煮粥，小火煮烂，每周食用2~3次。

第二章 巧用食材祛百病

中风：黑米50克，鲜竹沥50克（或竹沥油、竹沥膏均可）。黑米加水如常法煮粥，待粥熟后，加入竹沥。调匀后，少量多次温热食用。

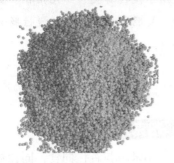

小米
——和胃安眠

【别名】谷子、粟米。

【性味归经】味甘、咸，性凉，入脾、胃、肾经。

【医著溯源】《本草纲目》记载小米"煮粥食益丹田、补虚损、开肠胃"，其功用在于"健脾、和胃、安眠"。

【主要营养成分】蛋白质、碳水化合物、维生素B_1、维生素B_2、类胡萝卜素、钙、铁等。

保健功效

调养、补血 小米有滋阴补血的作用，可使产妇得到调养，帮助恢复体力，素来是被用于产后滋补的佳品；小米含有易于消化吸收的淀粉，可帮助人体吸收营养素，也具有防止反胃、呕吐的作用，可以开胃。

防止口舌生疮 小米中富含维生素B_1和维生素B_2等，可以防止口舌溃疡等炎症。

安眠、养颜 小米中富含的色氨酸可转变成血清素，会促使人产生睡意，是很好的安眠食品；小米还有减轻皱纹、色斑及色素沉淀的作用。

对症食疗

❋ **睡眠不实、脾胃不和** ❋

配方：小米100克，大米100克，芹菜适量。

做法：芹菜去根、洗净，切碎

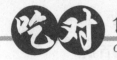

末；小米洗净，浸泡20分钟，捞出；大米洗净，浸泡30分钟，与小米同放入锅中，加入适量水，大火煮成粥。粥至八分熟时放入芹菜，待粥熟时调味即可。

食法：每日食用1次。

功效：可有效调理肠胃，改善睡眠。

❀ 慢性胃、肠炎 ❀

配方：小米100克，红小豆50克，鸡内金15克。

做法：将鸡内金研为细末。红小豆、小米洗净入锅，加水适量，按常法煮粥，熬粥时加入鸡内金末，调匀即可。

食法：每日早、晚分食。

功效：健脾养血、消食开胃。适用于慢性胃炎、小儿疳积、胃下垂、胃肠神经官能症、慢性肠炎等病证。

▌黄金搭配 ●

小米与龙眼煮粥食用，有益丹田、补虚损、开肠胃之功效。

小米与鸡蛋一起食用有补脾胃、益气血、活血脉的功效。

小米与红糖搭配可以健脾胃、补虚损、排除瘀血、补充失血。

▌相克搭配 ●

小米忌与杏仁同食，同食易使人呕吐、泄泻。

▌适宜人群 ●

小米适宜于失眠、体虚、低热者食用，还适宜脾胃虚弱、食不消化、反胃呕吐、泄泻者食用。

▌不宜人群 ●

胃部虚寒者忌食。

治胃热消渴：以陈小米煮粥，食用，有良效。

治汤火灼伤：将小米炒焦后，加上水澄清，滤出汁后煎熬，直至熬到跟糖稀一样稠。熬好晾凉后，频频敷患处。

失眠：小米100克，入锅中，加水煮粥；粥熟后加入枣仁末15克，加蜂蜜调匀即可，一日2次服用。

第二章 巧用食材祛百病

玉米 ——防癌健脑

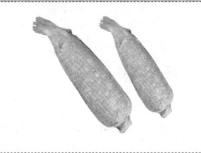

【别名】包谷、包米、棒子等。

【性味归经】性平，味甘，入胃、肾经。

【医著溯源】《本草推陈》说它"为健胃剂，煎服亦有利尿之功"。

【主要营养成分】蛋白质、碳水化合物、膳食纤维、类胡萝卜素、磷、钾、钠等。

防治便秘、肠炎、肠癌 玉米中的膳食纤维含量很高，具有刺激胃肠蠕动、加速粪便排泄的特性，可防治便秘、肠炎、肠癌等。

长寿、美容 玉米胚尖所含的营养物质增强人体新陈代谢、调整神经系统功能，使皮肤细嫩光滑，抑制、延缓皱纹的产生。

❀ 咳嗽 ❀

配方：玉米须30克，陈皮10克。

做法：玉米须与陈皮放入锅中，然后加入适量的水共煎。

食法：直接饮用，每日2～3次。

功效：此方有助缓解咳嗽所带来的不适。

❀ 水肿、高血压 ❀

配方：玉米须30克，白糖适量。

做法：玉米须洗净，加水500毫升，小火煮30分钟，静置片刻，滤取汁液，加白糖即可。

食法：茶饮用，每日2～3次。

功效：可利尿消肿、退黄、降压。

尿血

配方：玉米须50克，白茅根18克。

做法：两食材洗净，加水煎30分钟，取汁饮用。

食法：每日1剂，分早、晚2次服用，5天为1个疗程。

功效：滋阴清热，消炎止血。

饮食宜忌

黄金搭配

玉米和青豆中的氨基酸种类不同，二者搭配，提高食物的营养价值。

玉米和木瓜同时食用，可以预防冠心病和糖尿病。

玉米与鸡肉同食具有益肺宁心、健脾开胃、防癌、降胆固醇、健脑之功效。

相克搭配

玉米尽量避免与牡蛎同食，否则会阻碍锌的吸收。

适宜人群

对于高脂血症、动脉硬化、高血压、冠心病、脂肪肝、肥胖症、习惯性便秘等有较好的疗效。

不宜人群

由于玉米制品质地较硬而难以消化，故消化功能欠佳者要慎用。

爆米花对糖尿病、女性更年期、干燥综合征或有阴虚火旺者不利，应忌食用。

实用偏方

尿频、尿急、尿痛：玉米须、玉米棒心各100克，水煎当茶饮。

疮癣：玉米250克，水熬取汁，再浓缩成膏，涂抹患处。

少白头：玉米磨成细粉，煮成粥食用。

第二章 巧用食材祛百病

薏米
—— 补肺化湿

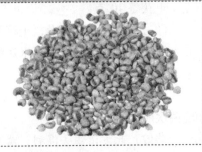

【别名】薏仁、薏苡仁、六谷米。

【性味归经】性微寒,味甘,归脾、胃、大肠经。

【医著溯源】《本草纲目》谓薏米"健脾益胃,补肺清热、祛风胜湿"。

【主要营养成分】碳水化合物、蛋白质、维生素A、B族维生素、钙、磷、钾等。

保健功效

促进新陈代谢 薏米因含有多种维生素和矿物质,有促进新陈代谢和减少胃肠负担的作用。

抑制癌细胞 薏米有防癌的作用,其抗癌的有效成分中包括硒元素,能有效抑制癌细胞的繁殖。

防治脚气 薏米中含有一定的维生素,丰富的维生素B_1,对防治脚气病十分有益。

健康贴士

薏仁较难煮熟,在煮之前需以温水浸泡2~3小时,让它充分吸收水分,在吸收了水分后再与其他米类一起煮就很容易熟了。

对症食疗

❀ 消化不良、腹泻 ❀

配方:薏苡仁、大麦芽各12克。

做法:两味炒焦后水煎取汁。

食法:此为1日量,分早、晚两次服用。

功效:促进新陈代谢,加速肠胃蠕动。

❀ 治急性肾炎 ❀

配方:生薏苡仁18克,小白菜500克。

做法:先将薏苡仁煮成稀粥,再加入切好洗净的小白菜,煮2~

3沸,待白菜煮熟即成,食用时不加精盐。

食法:每日1剂,分早、晚两次服食,10日为1疗程。

功效:清温去湿,加速代谢。

寒湿型痛经

配方:炒薏苡仁18克,艾叶、干姜各6克。

做法:先将干姜、艾叶煎水取汁,然后加入洗净的薏苡仁煮粥。

食法:每日1剂,分早、晚两次服。一般于月经前两日服,连服8日。

功效:驱寒止痛,温清去湿。

妇女带下

配方:薏苡仁18克,大米60克,土茯苓10克。

做法:以上淘洗干净,土茯苓装入纱布袋,扎口,水煮至米烂粥浓,去药袋,食粥。

食法:此为1日剂量,分早、晚两次服用。

功效:此方清温去湿利,消炎抗菌。

饮食宜忌

黄金搭配

薏苡仁和龙眼同食,可缓解皮肤干燥,改善皮肤粗糙的问题。

香菇与薏苡仁搭配为抗癌佳品。

薏苡仁和红豆同食还可预防贫血。

相克搭配

薏苡仁忌与杏仁同食,同食易使人呕吐、泄泻。

适宜人群

一般人均可食用,尤适宜癌症患者、水肿、皮肤粗糙者。

不宜人群

因为薏苡仁会使身体冷虚,虚寒体质不适宜长期服用,所以怀孕女性及正值经期的女性应该避免食用。

汗少、便秘者及婴幼儿避免食用。

实用偏方

粉刺:薏苡仁50克,白砂糖15克。将薏苡仁加水煮粥加白砂糖服食。每日1次。

月经不调、痛经:把5克左右熟薏苡仁粉用温开水冲服。饭后服用。

第二章
巧用食材祛百病

小麦
——养神敛汗

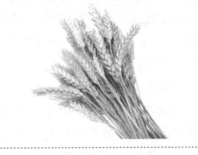

【别名】浮小麦。

【性味归经】性热，味辛，归心、脾、肾经。

【医著溯源】《本草纲目》："新麦性热，陈麦性平，可以除热，止烦渴，利小便，补养肝气"。

【主要营养成分】淀粉、蛋白质、脂肪、矿物质、钙、铁、维生素B_1、维生素B_2、烟酸等。

 保健功效

调理胃肠 小麦具有很高的药用价值，不仅可以补充人体所需营养，还具有调理胃肠的作用，从而可有效改善因各种因素引起的胃肠不适。

安定神经 小麦麦麸（即麦皮）含有大量的维生素B_1和蛋白质，有缓和神经的功效。更年期女性食用未精制的小麦能缓解更年期综合征的症状。

健康贴士

存放时间适当长些的面粉比新磨的面粉的品质好，民间有"麦吃陈，米吃新"的说法。

预防心血管疾病 小麦中所含维生素E有抗氧化作用，加上可降低血液中胆固醇的亚油酸，能有效预防动脉硬化等心血管疾病。

提高智力 小麦中含有胆碱，有增加记忆力、提高智力的作用。

 对症食疗

❋ **烦燥失眠** ❋

配方：甘草10克，红枣10颗，小麦30克。

做法：小麦淘净；甘草、红枣分别洗净；锅中倒入适量清水，放入小麦、甘草、红枣，小火煎汁，去渣即可。

食法：睡前1次服完。

功效：养血、镇静、安神，适用于失眠等症。

❀ 骨质疏松 ❀

配方：小麦面粉1000克，淫羊藿10克，菟丝子10克，金樱子10克，狗鞭10克，女贞子20克，苏打粉10克，鸡蛋350克，白砂糖500克。

做法：将淫羊藿、菟丝子、金樱子、狗鞭、女贞子去净灰渣加工烘干研成细末；将老发面放入盆中，加入白糖搅合均匀；鸡蛋磕入盆中，搅打起泡，倒入发面盆内，加入中药末，再用力搅匀；蒸时加入苏打，再搅均匀；在蒸笼内铺一张干净的湿纱布，放入方形木架，倒入面浆糊，盖上笼盖用旺沸水蒸30分钟至熟；再翻扣于案板上，晾凉即可。

食法：代零食吃。

功效：具有补肾强身的功效，同时还适用肾虚所致的腰酸足软、头晕、耳鸣、眼花等症。

黄金搭配

小麦和黄豆搭配可互补。小麦类食品中蛋白质的赖氨酸含量不足，蛋氨酸含量高；而黄豆中的蛋白质蛋氨酸低，赖氨酸高，因此，小麦最宜与黄豆搭配。

小麦、红枣、黄芪三者同食对于自汗盗汗者，有调理效果。

相克搭配

小麦和小米均为性凉食物，不可同食。

枇杷与小麦也不可同食，同食易生痰。

不宜人群

糖尿病患者、慢性肝病患者不宜食用含有天然镇静剂物质的小麦。

坐骨神经痛：小麦60克，茅根、甘草各30克。用水煎服。每日1剂。

腹泻：小麦粉30克炒黑，用红糖水冲服。

第二章 巧用食材祛百病

荞麦
——消积止汗

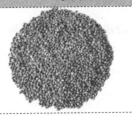

【别名】三角麦、乌麦、花荞。
【性味归经】性平,味甘,归脾、胃、大肠经。
【医著溯源】《本草纲目》说荞麦"气盛有湿热者宜之"。
【主要营养成分】蛋白质、淀粉、膳食纤维、B族维生素、维生素C、镁等。

 保健功效

改善人体新陈代谢 荞麦含有的烟酸成分能促进机体的新陈代谢,增强解毒能力,还具有扩张小血管和降低血液胆固醇的作用。

降低血脂和软化血管 荞麦含有丰富的维生素E和可溶性膳食纤维,同时还含有烟酸和类黄酮(芸香苷),类黄酮有降低人体血脂和胆固醇、软化血管、保护视力和预防脑血管出血的作用。

健康贴士
将黑皮一起研磨的荞麦粉比精制的白色荞麦粉所含芦丁更丰富,用这种100%荞麦粉做成的荞麦面营养更丰富,功效更理想。

消炎,降低血糖 荞麦中的某些黄酮成分具有抗菌、消炎、止咳、平喘、祛痰的作用。因此,荞麦还有"消炎粮食"的美称。这些成分还具有降低血糖的功效。

抗血栓 荞麦含有丰富的镁,其能促进人体纤维蛋白溶解,使血管扩张,抑制凝血块的形成,具有抗血栓的作用,也有利于降低血清胆固醇。

 对症食疗

❋ **腹胀腹痛** ❋

配方:荞麦15克,隔山撬30克,莱菔子10克。
做法:把3种食材同研为细末。

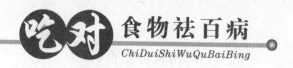

食法：每次服10克，温开水送服。

功效：隔山撬为健脾消食药，莱菔子为消食降气之品，与荞麦同配伍，则健脾消食、降气的作用大为增强。用于饮食积滞，脾胃运化无力，腹胀腹痛。

带下

配方：荞麦、水、荠菜适量。

做法：荞麦炒至微焦，研成细末，放入少量水搅拌，将荞麦粉制成丸子备用；荠菜煎汤取汁。

食法：每次6克，以荠菜煎汤送服。

功效：健脾、除湿热。同时还适用于脾虚而湿热下注、小便浑浊色白和轻度的腹泻。

黄金搭配

荞麦宜与牛奶搭配。荞麦的蛋白质中缺少精氨酸、酪氨酸，与牛奶搭配食用为好。

相克搭配

荞麦不宜与黄鱼、猪肝、羊肉同食。荞麦性寒，黄鱼多脂，都是不易消化的食物，所以不可同食；荞麦与猪肝同食会影响消化；荞麦性寒，羊肉大热，二者功效相反，不宜相配。

适宜人群

老弱妇孺皆宜，糖尿病患者更宜常吃。

不宜人群

脾胃虚寒者、肿瘤患者及消化功能不佳、经常腹泻者忌食。

久泻不愈：荞麦适量。将荞麦炒后研成末，用温水冲服，每次6克，每日2次。

原发性痛经：金荞麦根干品50克。于月经来潮前3～5天，煎服2剂，每天1剂，每剂煎取药液约500毫升，分2次服。

肾虚哮喘：茶叶6克，荞麦面120克，蜂蜜60克。茶叶研细末，和入荞麦面、蜂蜜拌匀，每次取20克，沸水冲泡，代茶饮之。

第二章
巧用食材祛百病

燕麦
——补虚止汗

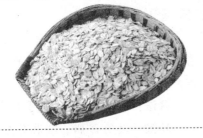

【别名】雀麦、野麦。

【性味归经】性平，味甘，入肝、脾、胃经。

【医著溯源】《四川中药志》："能补虚损，治吐血、出虚汗及妇女红崩。"

【主要营养成分】蛋白质、脂肪、钙、磷、铁及B族维生素等。

 保健功效

防止便秘　燕麦粥有通大便的作用，很多老年人大便干，容易导致脑血管意外，常食燕麦粥能解便秘之忧。

预防心脑血管病　燕麦可以有效地降低人体中的胆固醇，因为燕麦中所富含的亚油酸和皂素、生育酚、可

健康贴士

食用燕麦片的一个关键是避免长时间的高温烹煮，以防止维生素被破坏。燕麦片煮的时间越长，其营养流失就越多。

溶性纤维素这4种物质进入人体参与人体的代谢进程，促进胆固醇变成胆盐，阻止胆固醇在动脉壁上沉积，防止了动脉硬化，有效地避免了冠心病的发生，且无损伤肝肾的毒副作用。经常食用，可对中老年人的主要威胁——心脑血管疾病起到一定的预防作用。

预防骨质疏松　燕麦含有大量的钙、磷、铁、锌等矿物质，可以改善血液循环，缓解生活、工作带来的压力，具有预防骨质疏松、促进伤口愈合、防止贫血的功效，是补钙佳品。

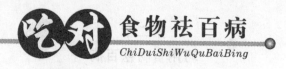

对症食疗

慢性气管炎

配方：燕麦片 100 克，百合 20 克，水适量。

做法：把百合用水煮熟，撒上快熟燕麦片搅匀，煮沸 5 分钟即可。

食法：每天 1~2 次。

功效：润肺止咳、补虚敛汗。同时对自汗盗汗、肺结核、支气管哮喘有食疗作用。

冠心病

配方：燕麦片 50 克，牛奶 250 毫升。

做法：将燕麦片放入锅内，加清水，待水开时，搅拌、煮至熟软，加入牛奶即可。

食法：每日 1 次，早餐服用。

功效：具有降脂、减肥作用。适用于肥胖，高血脂，冠心病患者及健康者日常保健食用。

饮食宜忌

黄金搭配

燕麦可以和牛奶一起冲服，还可与红枣一起煮粥，有降脂的功效。

燕麦可以作为沙拉和酸奶的搭配食物，不仅营养丰富，口感也好。

相克搭配

甘薯与燕麦同食，易导致胃痉挛、胀气。

适宜人群

一般人皆可食用，尤其适合糖尿病患者。

不宜人群

燕麦补虚，诸无禁忌。

实用偏方

自汗、盗汗：燕麦 30 克，米糠 15 克，饴糖适量。将燕麦和米糠加水煎，去渣取汁，分 2 次饮服，饮时可加饴糖。

皮癣：将燕麦和鲜牛奶混合成糊状，涂在脸上 10~15 分钟后，先用温水清洗，再用冷水清洗。每日 1 次。

第二章
巧用食材祛百病

芝麻
—— 滋补肝肾

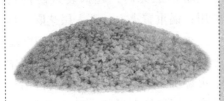

【别名】胡麻、油麻、巨胜、脂麻。

【性味归经】性平，味甘，入肝、肾经。

【医著溯源】《神农本草经》说芝麻"补五内、益气力、长肌肉、填精益髓。"

【主要营养成分】蛋白质、糖类、脂肪、钙、磷、铁、维生素A、维生素B_1、维生素B_2等。

保健功效

滋润皮肤 常吃芝麻，可使皮肤保持柔嫩、细致和光滑。有习惯性便秘的人，肠内存留的毒素会伤害人的肝脏，也会造成皮肤的粗糙。芝麻能滑肠、治疗便秘，并具有滋润皮肤的作用。

养血、补肝肾 黑芝麻有养血、补肝肾作用，若能常吃一些炒熟的黑芝麻就可推迟和改善眼睛昏花。

健康贴士

购买黑芝麻时，可用一点水放在手心，轻轻地搓揉，手上留下异样的颜色就可能是染过色的。真正的黑芝麻，颜色呈深灰色，不会黑得发亮，更不会掉颜色。

防止头发过早变白和脱落 芝麻中所含丰富的卵磷脂可以防止头发过早变白和脱落，保持发乌秀美。

预防动脉硬化，提高视力 芝麻营养价值很高。中老年人如能经常吃芝麻及其制品芝麻油、芝麻酱、芝麻糊等，可以预防动脉硬化，延缓机体衰老，还能提高视力。

预防高血压，润肠通便 芝麻营养丰富，常食黑芝麻对预防或缓解高血压有益；芝麻是高膳食纤维的食物，这显然是芝麻润肠通便的一个重要原因。

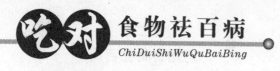

对症食疗

头发早白或脱落

配方：黑芝麻200克，何首乌200克，枸杞子200克，蜂蜜适量。

做法：将黑芝麻、何首乌、枸杞子磨成粉，以蜂蜜调和。装瓶即可。

食法：每次空腹服20~30毫升，用温开水送下，每日2~3次。

功效：黑芝麻是滋养强壮食品，有补益肝肾、填补精髓、养血益气之功效。何首乌含有丰富的卵磷脂，能促进毛发生长；因而有乌发美发作用。常食，可保持容颜、延缓衰老，使人体保持和恢复青春活力。

便血

配方：黑木耳60克、黑芝麻15克。

做法：炒锅洗干净，置中火上烧热，将黑木耳30克下入锅中，不断翻炒，待黑木耳的颜色由灰转黑略带焦味时，起锅装入碗内待用；锅重置火上，下入黑芝麻略炒出香味，然后掺入清水约1500毫升，同时下入生、熟黑木耳，用中火烧沸30分钟，即可起锅，用洁净双层细纱布过滤，得滤液装在器皿内即可。

食法：每次饮用100~120毫升，可加白糖适量调味。亦可将炒焦后的木耳、炒香后的黑芝麻同生木耳一起和匀收藏，每次用5~6克加沸水120毫升，泡茶饮服。

功效：凉血止血，润肠通便。适用于血热便血、痔疮便血、肠风下血、痢疾下血等症。老年人常用本方，能收到强身益寿之功效。

饮食宜忌

黄金搭配

山药搭配芝麻能够补钙。

菠菜与芝麻搭配可防止胆固醇沉淀。

芝麻与海带同食可美容，抗衰老。

相克搭配

芝麻忌与巧克力同食，因巧克力所含草酸与芝麻中所含钙易形成草酸钙，影响营养的消化与吸收。

适宜人群

适宜身体虚弱、贫血、高脂血症、高血压病，以及荨麻疹、习惯性便秘者食用。

第二章
巧用食材祛百病

忌食。

不宜人群

患有慢性肠炎、便溏腹泻者

实用偏方

感冒：黑芝麻30克，茶叶5克，姜5克。黑芝麻嚼食，姜、茶叶煎汤冲服，盖被发汗。

咳嗽：黑芝麻50克，姜30克，瓜蒌1个。上三味共捣为糊，水煎服去汗。

便秘：黑芝麻25克，人参5~10克，白砂糖适量。人参煎汁，加入捣烂的黑芝麻及白砂糖，煮沸后食用。

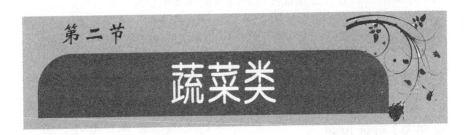

第二节 蔬菜类

白菜
—— 通利肠胃

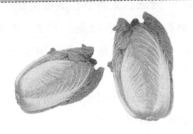

【别名】胶菜、绍菜。

【性味归经】性平，味甘，归肠、胃经。

【医著溯源】《本草纲目》记载："通利肠胃，除胸中烦，解酒渴。消食下气，治瘴气。止热气咳。冬汁尤佳，中和，利大小便"。

【主要营养成分】碳水化合物、蛋白质、维生素A、钙、磷。

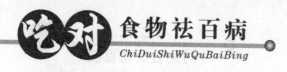

预防肠癌 大白菜含有丰富的粗纤维,不但能起到润肠、促进排毒的作用,还能刺激肠胃蠕动,促进大便排泄,帮助消化,对预防肠癌有良好作用。

降低女性乳腺癌发生率 大白菜中有一些微量元素,它们能帮助分解同乳腺癌相联系的雌激素。因此,常吃大白菜能降低女性乳腺癌发生率。

预防和缓解坏血病 大白菜含丰富的维生素,其维生素C、核黄素的含量比苹果、梨分别高4～5倍;微量元素锌高于肉类,并含有能抑制亚硝酸胺吸收的钼。维生素C可增加机体对感染的抵抗力,用于坏血病、牙龈出血、各种急慢性传染病的预防和缓解。

❀ 肺燥咳嗽、大便干结 ❀

配方：大白菜1000克,豆腐皮50克,红枣10颗。

做法：将以上三味加水适量,炖汤食用即可。

食法：佐餐食。

功效：清热润肠。对肺热咳嗽、大便干结等症有缓解和改善的作用。

❀ 外感风寒 ❀

配方：大白菜根300克,生姜3片,红糖60克。

做法：将大白菜根洗净,与生姜、红糖同煮。

食法：趁热饮服。

功效：解毒、散风寒,可缓解和改善外感风寒之邪引起的恶寒、发热、头痛、无汗、恶心等症。

❀ 脾虚湿热 ❀

配方：小白菜500克,薏仁100克。

做法：先将薏仁煮成稀粥,再加入切好的小白菜,煮2～3沸,待小白菜煮熟即成,切记不可久煮。

食法：食用时不加精盐或少加精盐,每日2次。

功效：对脾虚湿热等症有辅助疗效。

第二章 巧用食材祛百病

烦热便秘

配方：白菜500克，干红辣椒丝、姜丝、精盐、醋、白砂糖、香油、花椒粒各适量。

做法：白菜洗净，切成小段；白菜放入盆，加入精盐拌匀，腌渍1小时，备用；锅内倒入醋，加白砂糖，用小火熬至汁浓，放冷备用；炒锅放香油烧热，倒入花椒粒炸香，制成花椒油，装碗，放冷备用；原炒锅加入香油烧热，放入干红辣椒丝，小火炸至干红辣椒丝脆时捞出，辣椒油倒入碗中，放冷备用；取一盆，放入白菜段，加干红辣椒丝、姜丝、花椒油、辣椒油，拌匀即可。

食法：佐餐食。

功效：通利胃肠、解热除烦。

饮食宜忌

黄金搭配

白菜与鲤鱼同食对妊娠水肿有辅助治疗功效。

相克搭配

蛋清和白菜相克，因蛋清中的锌会加快白菜所含维生素C的氧化速度，从而降低其营养价值。

适宜人群

白菜味甘，老少皆宜。白菜可以通利胃肠，腹胀者尤其宜食。

不宜人群

大白菜性偏寒凉，胃寒腹痛、大便溏泻及寒痢者不可多食。

实用偏方

感冒：用白菜干根加红糖、姜片煮水，趁热喝，盖被出汗，对治疗感冒很有效。

冻疮：大白菜洗净切碎煎浓汤，每晚睡前洗冻疮患处，连洗数日即可见效。

胃溃疡：新鲜大白菜适量。将大白菜捣烂绞汁200毫升，饭前加热，温服，每天2次。

圆白菜
——消炎抗癌

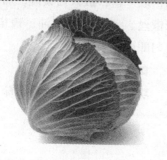

【别名】卷心菜、洋白菜、球甘蓝。

【性味归经】性平，味甘，归胃、大肠经。

【医著溯源】《本草拾遗》认为圆白菜"补骨髓，利五脏六腑，利关节，通经络结气……益心力，壮筋骨"。

【主要营养成分】碳水化合物、维生素C、维生素A、膳食纤维及各种矿物质。

保健功效

防治溃疡 圆白菜含有溃疡愈合因子，对溃疡有很好的治疗作用，能加速溃疡的愈合，还能预防胃溃疡恶变。

抗癌 圆白菜含有萝卜硫素，能刺激人体细胞产生有益的酶，形成一层对抗致癌物的保护膜，有很强的抗癌作用。

杀菌消炎 新鲜的圆白菜含有植物杀菌素，有杀菌、消炎的作用。咽喉疼痛、外伤肿痛、胃痛、蚊叮虫咬、牙痛时，可以将卷心菜榨汁后饮下或涂于患处。

健康贴士

圆白菜中的维生素C及促进溃疡愈合的成分都不耐高温，为了保证营养成分的利用率，最好生吃。

对症食疗

脘腹痞满、口中黏膜

配方：圆白菜500克，蒜泥、葱花、胡椒、精盐、辣椒油各适量。

做法：将洗净的圆白菜切成3～4厘米的细长条，放入滚开水中

第二章 巧用食材祛百病

焯一下取出，配上蒜泥、葱花、胡椒、精盐、辣椒油，然后把熬开的熟油倒入拌和即成。

食法：每天1～2次，佐餐食。

功效：具有滋养脾胃，去腻解毒的作用。

❀ 胃及十二指肠溃疡 ❀

配方：卷心菜叶250克，柠檬1个，蜂蜜适量。

做法：卷心菜叶加水煮，刚熟捞起；柠檬榨汁加适量蜂蜜拌匀，再和煮熟的卷心菜叶调和。

食法：一天分数次吃，连吃15～20天。

功效：具有促进溃疡愈合的作用，适用于胃及十二指肠溃疡患者食之。

黄金搭配

海米和圆白菜搭配可预防便秘。海米富含蛋白质和钙，与蛋白质含量较少而富含膳食纤维的圆白菜搭配，既补充蛋白质，又可减少便秘。

相克搭配

蜂蜜与圆白菜相克。圆白菜中的维生素C遇上蜂蜜中的铜，容易因为氧化作用而降低营养价值。

适宜人群

老少皆宜。尤其适宜动脉硬化、结石、便秘者，以及糖尿病和肥胖患者。

不宜人群

圆白菜性平养胃，诸无禁忌。

蚊虫叮咬红肿疼痛：新鲜圆白菜捣烂，外敷。

雀斑：圆白菜绞汁，每天外敷15分钟，再用清水洗净，坚持长期用，可淡化雀斑。

菠菜
——润肠补铁

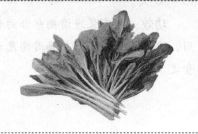

【别名】菠棱、赤根菜、波斯草。

【性味归经】性凉,味甘,入肠、胃经。

【医著溯源】《陆川本草》:"入血分。生血、活血、止血、去瘀。治鼻出血、肠出血、坏血症。"

【主要营养成分】维生素C、胡萝卜素、蛋白质、铁、钙、磷等。

保健功效

预防缺铁性贫血 菠菜中富含人体造血原料——铁,常食可预防缺铁性贫血,令人面色红润。

通肠利便,防治痔疮 菠菜中含有大量植物粗纤维,具有促进肠道蠕动的作用,利于排便,且能促进胰腺分泌,帮助消化,对于痔疮、慢性胰腺炎、便秘、肛裂等病证有较好的辅助治疗作用。

维护视力,促进生长发育 菠菜中所含的胡萝卜素在人体内能转变成维生素A,能维护正常视力和上皮细胞的健康,增加预防传染病的能力,促进儿童生长发育。

健康贴士

做菠菜时,先将菠菜用开水烫一下,可除去80%的草酸,然后再炒、拌或做汤就好。

对症食疗

❈ 糖尿病 ❈

配方:鲜菠菜250克,鸡内金10克,大米50克。

做法:将菠菜洗净,切碎,加水同鸡内金共煎煮30~40分钟,然后下米煮成烂粥。

食法:每日2次。

第二章 巧用食材祛百病

功效：可降低血糖，适宜于糖尿病的辅助治疗。

心脏病，夜盲症

配方：麦冬20克，菠菜300克，料酒、姜片、葱段、精盐、味精、植物油各适量。

做法：麦冬用清水浸泡一夜，捶扁，去梗，洗净；菠菜择洗干净，焯水；炒锅放植物油烧至六成热，下入姜片、葱段爆香，放入菠菜、麦冬、料酒、精盐、味精，炒熟即成。

食法：佐餐食用。

功效：滋阴、利尿、减肥、通便。

饮食宜忌

黄金搭配

菠菜和猪肝同时食用有预防和治疗缺铁性贫血的功效。

菠菜同鸡血一起食用可以补充人体多种维生素和微量元素。

相克搭配

菠菜与豆腐相克，豆腐中的无机盐容易与菠菜中的草酸结合产生沉淀，常期共食会使人缺钙。

菠菜不要与鳝鱼搭配，两者性味功效皆不协调，同时食用容易导致腹泻。

菠菜与黄瓜相克，黄瓜含有维生素E分解酶，若与菠菜同时食用，菠菜中的维生素E会被分解破坏。

适宜人群

尤其适宜老年人及便秘者。

不宜人群

肾结石患者、脾胃虚寒、腹泻者不宜食用。

实用偏方

痔疮：菠菜500克，猪血250克。将菠菜洗净切段，猪血切块，加清水适量，煮汤，调味后服食，亦可佐餐。每日或隔日1次，连服2~3次。

夜盲症：菠菜500克。洗净，捣烂，挤汁，1日内分3次服完。

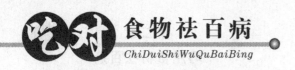

芹菜
——平肝利水

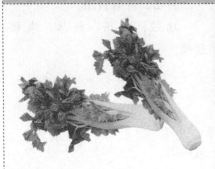

【别名】药芹、水芹、旱芹。

【性味归经】性凉，味甘，入肺、胃、肝经。

【医著溯源】《本草推陈》："治肝阳头痛，面红目赤，头重脚轻，步行飘摇等症。"《生草药性备要》："补血，祛风，去湿。"

【主要营养成分】蛋白质、碳水化合物、B族维生素、维生素C、维生素E、类胡萝卜素、钙、铁、钾、有机酸、挥发油等。

  功效

平肝降压、利尿消肿 芹菜中含有酸性的降压成分芹菜素，对原发性、妊娠性、更年期高血压均有一定效果。芹菜含有利尿有效成分，可消除体内钠潴留，利尿消肿。

预防癌症 芹菜含大量膳食纤维，它经肠内消化可以产生一种抗氧化剂，可抑制致癌物质生成，减少致癌物与结肠黏膜接触，预防结肠癌。

健康贴士

芹菜叶中的胡萝卜素、维生素C、钙等含量比茎柄还要丰富，因此不要扔掉。另外，烹调时芹菜不要炒得熟烂，以免多种无机盐和维生素流失。

  食疗

❋ 肥胖症 ❋

配方：芹菜1根，当归2片，香油3大匙，枸杞子、酱油各1大匙，精盐适量。

做法：当归加水熬煮5分钟，滤渣取汁备用；芹菜剥开洗净，去

第二章 巧用食材祛百病

掉茎;枸杞子用冷开水泡洗;芹菜用精盐腌渍10分钟后,再加入香油、酱油和当归水,腌至入味即可盛盘,然后撒上枸杞子装饰即可。

食法:佐餐食。

功效:用于瘦身减肥。

失眠健忘

配方:芹菜根90克,酸枣仁9克。

做法:将芹菜根及酸枣仁用水煎。

食法:每日服用2次。

功效:有平肝清热,养心安神的功效,同时还适用于虚烦不眠、血压高时头晕目眩等症。

小便刺痛、出血

配方:车前草20克,芹菜250克,冰糖末适量。

做法:将车前草、芹菜分别洗净。沙锅内放入芹菜、车前草,加适量水,小火煮沸片刻后关火,放冷,去渣取汁,加入冰糖末,拌匀即可。

食法:每日2~3次,连饮数日。

功效:清内热及血中伏热。

高血压

配方:鲜芹菜250克,苹果1~2个。

做法:将鲜芹菜放入沸水中烫2分钟,切碎与青苹果榨汁。

食法:每次1杯,每日2次。

功效:能降血压、平肝、镇静、解痉、和胃止吐、利尿。同时还适用于眩晕头痛、颜面潮红、精神易兴奋的高血压患者。

黄金搭配

百合宜与芹菜同食。芹菜性味甘寒,富含膳食纤维,可清胃、涤热、祛风;百合味甘性平,可润肺止咳、清心安神,二者搭配食用,效果更佳。

相克搭配

芹菜与蛤蜊一起吃容易引起腹泻,腹痛等不良症状。

螃蟹与芹菜相克,螃蟹含有维生素B_1分解酶,与芹菜一起吃会破坏芹菜的营养价值,还会影响人体对蛋白质的吸收。

适宜人群

适宜便秘者、高血压患者食用。

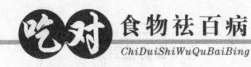

 患者应慎食。

脾胃虚寒、肠滑不固、低血压

实用偏方

高血压：鲜芹菜 500 克，蜂蜜 50 毫升。芹菜洗净捣烂绞汁，拌蜂蜜微温服，每日分 3 次服完。

肝炎：鲜芹菜 100～150 克，胡萝卜 100 克，鲜车前草 30 克，蜂蜜适量。将芹菜、胡萝卜、车前草洗净捣烂取汁，加蜂蜜炖沸后温服。每日 1 次，疗程不限。

糖尿病：芹菜 500 克绞汁，煮沸后，调白糖服。

小便不利：芹菜 100 克，水煎服。

油菜
——消肿和血

【别名】芸苔、寒菜、胡菜。

【性味归经】性温，味辛，入肝、肺、脾经。

【医著溯源】《息居饮食谱》："散血消肿，破结通肠。子可榨油，故一名油菜。"

【主要营养成分】蛋白质、膳食纤维、钙、钾、铁、维生素A、B族维生素、维生素C等。

保健功效

降低血脂 油菜为低脂肪蔬菜，且含有膳食纤维，能与胆酸盐和食物中的胆固醇及甘油三酯结合，并从粪便中排出，从而减少脂类的吸收，故可用来降血脂。

防癌 油菜中所含的植物激素能够增加酶的形成，对进入人体内的致癌物质有吸附排斥作用，故有防癌功能。

第二章 巧用食材祛百病

宽肠通便 油菜中含有大量的植物纤维素，能促进肠道蠕动，增加粪便的体积，缩短粪便在肠腔停留的时间，从而起到缓解和改善便秘、预防肠道肿瘤的作用。

对症食疗

❋ 习惯性便秘 ❋

配方：油菜500克，鲜蘑菇100克。

做法：将油菜去老叶，切成6厘米长后，洗净；锅烧热，放鸡油100克，待油烧至五成热时，将油菜倒入煸炒。再加黄油、鲜汤，至八成热时，放精盐、糖、味精、蘑菇；再烧1分钟后，用水淀粉勾芡，浇上鸡油，装盆即成。

食法：佐餐食。

功效：此菜具有宽肠通便，解毒消肿的作用。适宜于习惯性便秘，痔疮大便干结等病证，亦可作为感染性疾病患者的食疗蔬菜。

❋ 高血压、高血脂 ❋

配方：油菜500克，菜油、精盐适量。

做法：油菜洗净，切成3厘米长的段。锅烧热，下菜油，旺火烧至七成热时，下油菜旺火煸炒，酌加精盐，菜熟后起锅装盘。

食法：佐餐食。

功效：活血化瘀，降低血脂。

饮食宜忌

黄金搭配

油菜与豆腐同时食用有止咳平喘作用，常吃还能增强人体免疫力。

油菜与虾、虾仁同吃，可促进钙吸收。

相克搭配

油菜不宜与生黄瓜同吃，生黄瓜含维生素C分解酶，会降低油菜的营养价值。

适宜人群

一般人均可食用，特别适宜患口腔溃疡、牙龈出血、牙齿松动者。

不宜人群

孕早期妇女、小儿麻疹后期、慢性病患者应少吃。

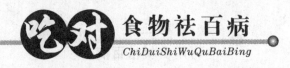

 偏方

心肌炎：油菜、胡萝卜、野菊花各30克，用水煎服。

痢疾：油菜叶捣烂，取汁1杯，用蜂蜜和水调服。

生菜
——利尿抗毒

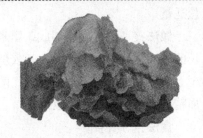

【别名】叶用莴笋。

【性味归经】性凉，味甘，入肠、胃经。

【医著溯源】《千金方·食治》："益筋力。"《日用本草》："解热毒，消酒毒，止渴，利大小肠。"

【主要营养成分】蛋白质、碳水化合物、膳食纤维、维生素C及矿物质等。

 功效

催眠，利尿 生菜中含有莴苣素，有催眠、降低胆固醇、辅助治疗神经衰弱的作用；生菜含有的甘露醇等有效成分，有利尿及促进血液循环的作用；生菜还有清热爽神、清肝利胆、养胃的功效。

健康贴士

生菜中的维生素C在高温下易流失，所以在烹饪时要尽量减少生菜在火上加工的时间，以维持营养成分。

抑制病毒 生菜中含有干扰素诱生剂，可以刺激人体细胞产生干扰素，从而产生抗病毒蛋白抑制病毒。

防癌抗癌 生菜的提取物对癌细胞的抑制率达90%，是极佳的防癌抗癌食品。

预防缺铁性贫血 生菜含有多种维生素和矿物质，具有调节神经系统功能的作用，其所含的有机化合物中富有人体可吸收的铁元素，适合

第二章 巧用食材祛百病

缺铁性贫血病患者食用。

降脂减肥 生菜中膳食纤维和维生素C含量丰富，有消除多余脂肪的作用，故又叫减肥生菜。

❈ 高血压 ❈

配方：生菜250克，银杏30克，料酒、姜片、葱段、精盐、味精、植物油各适量。

做法：银杏去壳，用清水浸泡一夜，去心，煮熟；生菜洗净，切片；炒锅放植物油烧至六成热，下入姜片、葱段爆香，放入生菜、银杏、料酒、精盐、味精，炒熟即成。

食法：佐餐食用。

功效：敛肺气、止烦热、减肥。

❈ 妊娠呕吐 ❈

配方：生菜50克，韭菜50克，姜20克。

做法：将生菜洗净，切碎；韭菜洗净，切碎；姜洗净，拍破。将三料放在盆中捣烂，取汁饮。

食法：每日2剂，7日为1个疗程。

功效：温脾和胃，促进肠胃蠕动，增加食欲。

黄金搭配

生菜与豆腐同食可美白皮肤，减肥。

生菜与蒜同食具有消炎去火的功效。

生菜与蚝油相宜，二者同食，促进智力发育、抗衰老、降血糖、降血脂、降血压。

相克搭配

生菜不宜与獐肉同食，否则会使人产生不适。

适宜人群

一般人群均可食用。

不宜人群

尿频、胃寒的人应少吃。

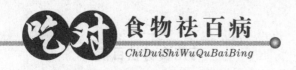

失眠：生菜200克。将生菜洗净，切片，加入适量精盐等调料。每日1次。

粉刺：生菜150克。将生菜洗净，捣烂绞汁，将汁液涂在脸上。每日2次。

韭菜
—— 活血助阳

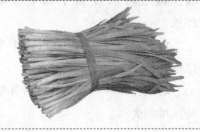

【别名】起阳草。
【性味归经】性温，味甘，入心、肝、胃经。
【医著溯源】《名医别录》："安五脏，除胃中热，病人可久食。"
【主要营养成分】蛋白质、膳食纤维、维生素A、B族维生素、维生素C、钙、磷、钾、挥发油、硫化物等。

功效

舒调肝气，治疗便秘 韭菜含有挥发性精油及硫化物等特殊成分，散发出一种独特的辛香气味，有助于疏调肝气，增进食欲，增强消化功能；韭菜含有大量维生素和膳食纤维，能增进胃肠蠕动，治疗便秘，预防肠癌。

美容，瘦身 韭菜中挥发油含硫化合物，能降低血脂、扩张血脉，可以改变黑色素细胞系统功能，起到消除皮肤白斑和乌发的功效；韭菜还含有丰富的膳食纤维，有减肥的作用。

补肾壮阳 韭菜性温，味辛，具有补肾壮阳作用，故可用于缓解和

健康贴士

初春的韭菜品质最佳，晚秋的次之，夏季的最差。夏季的韭菜大多质地老化粗糙，不容易被人体消化，而且夏季人的肠胃功能一般会降低，食用过多韭菜，可能会引起腹胀。

第二章
巧用食材祛百病

改善阳痿、遗精、早泄等病证。

行气理血 韭菜的辛辣气味有散瘀活血，行气导滞作用，适用于跌打损伤、反胃、肠炎、吐血、胸痛等症。

延缓衰老 韭菜中的硫化物具有软化血管、疏通微循环、增强免疫力等功效，可抗衰老。

❀ 小儿遗尿及虚寒久痢 ❀

配方：鲜韭菜根20克，大米100克，白糖适量。

做法：将鲜韭菜根洗净后，放入干净纱布中绞取汁液。先煮大米为粥。待粥沸后，加入韭菜根汁再煮，加白糖调味即可。

食法：温热食，每日2次。

功效：补肾温中，壮阳止遗。适用于小儿遗尿及虚寒久痢。

❀ 鼻出血 ❀

配方：韭菜根120克，白糖30克，鸡蛋1个。

做法：将以上3味加水适量同煮至蛋熟，去渣去壳。

食法：吃蛋喝汤，每日1次。

功效：可以凉血止血。适用于鼻出血。

❀ 糖尿病 ❀

配方：枸杞子、黄精各25克，韭菜300克，猪瘦肉150克，料酒、姜丝、葱丝、精盐、干淀粉、蛋清、鸡精、鸡油、植物油各适量。

做法：韭菜洗净，切段；枸杞子洗净；黄精洗净，切薄片；猪瘦肉洗净，切片；取一碗，加入干淀粉、蛋清搅匀，放入猪瘦肉片抓匀，备用；炒锅内倒入植物油、鸡油，烧至六成热，下入姜丝、葱丝爆香，放入猪瘦肉片、料酒，炒至变色，下入韭菜、枸杞子、黄精炒熟，加入精盐、鸡精，炒匀即成。

食法：佐餐食用。

功效：温中散寒、调理血糖。

黄金搭配

韭菜与虾同食可健胃补虚、益精壮阳。

韭菜与瘦肉同食可消除疲劳、养颜美容。

韭菜与豆芽同食可有减肥的作用。

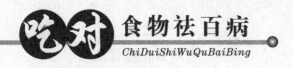

相克搭配

韭菜与菠菜相克,同食可导致腹泻。

适宜人群

一般人群均可食用,更适合便秘、产后乳汁不足的女性。

不宜人群

阴虚火旺、胃肠虚弱者不宜多食。

实用编方

急性胃肠炎: 韭菜连根250克。将其洗净,捣汁,以温开水冲服。1次服下,每日3次。

足踝扭伤: 韭菜250克,精盐3克,白酒30克。韭菜切碎,放精盐拌匀,捣成菜泥,敷于足踝处,包上纱布,将白酒倒于纱布上,湿润为度。敷3~4小时,第2日再敷1次。

呃逆: 甘蔗汁、藕汁、荸荠汁、韭菜汁各50毫升,白砂糖15克。上述诸汁和匀,加白砂糖煮热服。

香菜
——清热和胃

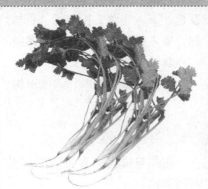

【别名】芫荽、胡荽、香荽。

【性味归经】性温,味辛,入肺、脾经。

【医著溯源】《本草纲目》:"胡荽,辛温香窜,内通心脾,外达四肢,能辟一切不正之气。"《医林纂要》:"香菜,补肝,泻肺,升散,无所不达,发表如葱,但专行气分。"

【主要营养成分】蛋白质、胡萝卜素、钙、磷、铁等。

第二章
巧用食材祛百病

保健功效

清热透疹 香菜的特殊香味能刺激汗腺分泌，促使机体发汗，透疹，适用于麻疹初期、透出不畅以及风寒感冒。

提高视力 香菜含有多种维生素，能清除内热，对提高视力，减少眼疾具有明显的作用。

健康贴士

香菜中含有许多挥发油，能挥发出特殊的香气。在一些菜肴中加些香菜，即能起到去腥膻、增味道的独特功效。

对症食疗

❀ **小儿受凉感冒** ❀

配方：香菜10克，饴糖5克，粳米50克。

做法：将香菜洗净，沥水，切成小段或切碎，与饴糖放在一个碗内；粳米淘洗干净，加水2碗熬成粥，滤出米汤，再把米汤倒入芫荽、饴糖碗内，加盖，隔水蒸至饴糖溶化即可。

食法：每天1~2次。

功效：散风寒、解邪毒。

❀ **脾胃不和** ❀

配方：鲜香菜100克，鲜猪肝250克，生姜适量。

做法：将香菜洗净，猪肝洗净切片，生姜切碎；精油烧热，加水500毫升，烧开后加入猪肝、生姜，猪肝将熟时入香菜、精盐即可。

食法：每天1~2次。

功效：此汤具有补肝和胃，促进食欲的功效，适用于脾胃不和所致的嗳气泛酸，不欲饮食，眩晕等病证。

❀ **便血** ❀

配方：熟猪肚200克，香菜150克，清油200克，料酒、精盐、味精、米醋、葱姜丝、蒜片、香油各少许。

做法：将熟猪肚洗净，切成4厘米长的细丝，放入沸水锅里焯一下，捞出沥水待用。将香菜择洗干净，去叶切成寸段，待用。锅置旺火上，放油烧至六成热时，将肚丝滑油，然后捞出沥油，原锅中留些许底油，烧至七成热时，将肚丝、香菜段及调味料加入，快速颠锅拌匀，然后勾芡，淋油，出锅装盘即成。

食法：每日 1 次，佐餐食。
功效：益气补虚，养血止血。

黄金搭配

香菜与羊肉相宜，同食可补益气血，固肾壮阳。

香菜宜与鳝鱼、蛇肉相配，可除去鳝鱼的腥味、蛇肉的异味。

香菜与牛肉相宜，可去牛肉之腥膻味，增加鲜味，且能化解油腻。

相克搭配

香菜不宜配黄瓜、南瓜，同食可破坏香菜中的维生素 C，失去原有的营养价值。

香菜也不宜与动物肝脏搭配。

适宜人群

患风寒外感者、脱肛及食欲不振者，小儿出麻疹者尤其适合。

不宜人群

患口臭、狐臭、严重龋齿、胃溃疡、生疮者应少吃香菜；另外香菜性温，麻疹已透或虽未透出而热毒壅滞者不宜食用。

脾胃虚寒型胃痛：香菜 1000 克，葡萄酒 500 毫升。将香菜浸入酒中，3 日后，去叶，饮酒，痛时服 15 毫升。

痔核：香菜、香菜子、醋各适量。用香菜煮汤熏洗，同时用醋煮香菜子，用布蘸湿后趁温热覆盖患部。

热性荨麻疹：香菜 120 克，白酒 100 毫升。将香菜细切；白酒煮 1~2 沸，入香菜再煎数沸，候温，收瓶备用。每次口含一大口，从项至足微喷之，勿喷头面。

第二章
巧用食材祛百病

茼蒿
——化痰通脉

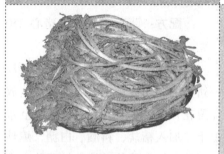

【别名】蓬蒿、蒿菜、春菊、蒿子杆。

【性味归经】性平，味甘、辛，入脾、胃经。

【医著溯源】《千金方》："安心气，养脾胃，消痰饮。"《滇南本草》："行肝气，治偏坠气疼，利小便"。

【主要营养成分】蛋白质、碳水化合物、膳食纤维、维生素C、维生素A、钙、钾、铁等。

 功效

消肿，利尿，降血压 茼蒿含有多种氨基酸、脂肪、蛋白质及较多的钠、钾等矿物质，能调节体液代谢，可通利小便，消除水肿。茼蒿含有一种挥发性的精油，以及胆碱等物质，具有降血压的作用。

健康贴士
茼蒿在烹调时应注意用旺火快炒，因其中的芳香精油遇热易挥发，会减弱茼蒿的保健功效。

预防便秘 茼蒿中丰富的膳食纤维有助于促进肠道蠕动，帮助人体及时排除有害毒素，达到通腑利肠、预防便秘的目的。

消食开胃 茼蒿中含有多种挥发性物质，它们所散发的特殊香味有助于增加唾液的分泌，能够促进食欲，宽中理气，消食开胃。

安神健脑 茼蒿气味芳香，含有丰富的维生素、胡萝卜素及多种氨基酸，具有养心安神、稳定情绪、降压补脑、防止记忆力减退等功效。它的气味对大脑有清宁的作用。

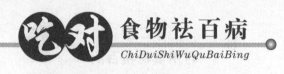

对症食疗

❀ 心烦不安、便秘口臭 ❀

配方：茼蒿250克，火腿肉、竹笋、香菇各50克，干淀粉、猪油、精盐各适量。

做法：茼蒿洗净，剁碎，加水捣烂，去渣取汁；火腿肉切丁；竹笋、香菇分别洗净，切丁。取一碗，放入茼蒿汁、干淀粉拌匀，即成茼蒿芡汁，待用。锅内放入适量清水，大火烧沸，下入火腿肉、竹笋、香菇，改用小火煮10分钟，加精盐，倒入茼蒿芡汁勾薄芡，加入猪油，炒匀即成。

食法：每日1次，连服数日。

功效：安心神、养脾胃。心烦不安，便秘口臭者可常食。

❀ 神经衰弱 ❀

配方：茼蒿350克，猪心250克，葱花适量。

做法：将茼蒿去梗洗净切段；猪心洗净切片；锅中放油烧热，放葱花煸香，投入猪心片煸炒至水干，加入精盐、料酒、白糖，煸炒至熟，加入茼蒿继续煸炒至猪心片熟，茼蒿入味，调入味精即可。

食法：每日1次。

功效：开胃健脾，降压补脑，适用于心悸，烦躁不安，头昏失眠，神经衰弱等病证。

▎黄金搭配 ●

茼蒿菜宜与肉、蛋等同炒，同炒可提高其胡萝卜素和维生素A的利用率。

茼蒿菜宜与鲫鱼、豆腐相配同食，同食可增加鲜香味和营养价值。

▎相克搭配 ●

茼蒿与胡萝卜相克。胡萝卜含有维生素C分解酶，与茼蒿同食会破坏其中的维生素C。

茼蒿富含胡萝卜素，而醋酸会破坏胡萝卜素，因此茼蒿与醋不能同食。

▎适宜人群 ●

一般人群均可食用，更适宜便秘、口臭、高血压者。

▎不宜人群 ●

脾胃虚寒、腹泻者不宜食。

第二章
巧用食材祛百病

 实用偏方

咳嗽浓痰：鲜茼蒿 100 克，水煎去渣，加入冰糖适量，溶化后饮服。

头昏脑胀：鲜茼蒿一把，洗净切碎，捣烂取汁，每次 1 酒杯，温开水冲服，一日 2 次。

烦热头晕，睡眠不安：鲜茼蒿，菊花脑（嫩苗）各 100～150 克，水煎服。一日分 2 次分服。

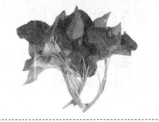

空心菜
——清热通便

【别名】蕹菜、无心菜、通心菜。
【性味归经】性寒，味甘、平，归肠、胃经。
【医著溯源】《陆川本草》载其"治肠胃热，大便结"。
【主要营养成分】膳食纤维、叶酸、胡萝卜素、维生素 C、钙、钾、钠等。

 保健功效

防癌 空心菜是碱性食物，并含有钾、氯等调节体液（或水盐）平衡的元素，食后可降低肠道的酸度，预防肠道内的菌群失调，对防癌有益。

杀菌消炎 空心菜富含膳食纤维、木质素、果胶等，果胶能使体内毒素加速排泄；木质素能提高巨噬细胞吞食细菌的活力，杀菌消炎，可以用于治疗疮疡等。

降脂减肥 空心菜所含的烟酸、维生素 C 等能降低胆固醇、甘油三

健康贴士

空心菜生熟皆宜，荤素俱佳，宜旺火快炒，避免营养流失。

空心菜以嫩茎、嫩叶供食用，适用于炒、拌等方法。

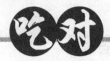

酯，具有降脂减肥的功效。含有的钾、氯等元素，有调节体液平衡的作用。

防龋除口臭，预防血管硬化 空心菜中的叶绿素可洁齿防龋、除口臭、健美皮肤，堪称美容佳品。另外，它富含粗纤维，具有促进肠蠕动、降低胆固醇、预防血管硬化的作用。

❁ 尿道炎、肾盂肾炎 ❁

配方：鲜空心菜500克，猪腰200克，车前草（鲜）60克。

做法：将车前草去根须，洗净，放入锅内，加清水适量，武火煮10分钟，去渣留汁。空心菜、猪腰洗净，切片，放入车前草汁内煮沸片刻即可。调味服用。

食法：每日1次。

功效：利水消炎，清温解毒。同时还适用于治中暑、泌尿系结石、前列腺炎、肾结核等病证。

❁ 白带异常 ❁

配方：空心菜根300克，鲜白槿花150克（干品60克），猪肉250克。

做法：空心菜根和鲜白槿花洗净，与猪肉一同放入沙锅，先用武火烧开，再改用文火慢炖，猪肉烂料熟即成。

食法：每日1次。

功效：清温消炎。

❁ 小儿夏季热、口渴、尿黄 ❁

配方：鲜空心菜120克，荸荠7个。

做法：空心菜洗净、切段，荸荠洗净切块。两食材一同放入锅内煮汤。

食法：吃菜喝汤，一日分2~3次服，连服7天。

功效：清温利尿。

黄金搭配 ●

大蒜宜与空心菜同食。空心菜性寒，吃空心菜时加蒜可佐治寒凉，而且大蒜具有杀菌功效，二者同食可预防流感。

相克搭配 ●

空心菜和枸杞子都是含钾很高的食物，一起大量食用，容易出现

第二章 巧用食材祛百病

腹胀、腹泻等症状。

适宜人群

老少皆宜。特别适合便秘、"三高"者食用。

不宜人群

脾胃虚寒、腹泻者不宜多食，习惯性流产者禁食。

实用偏方

糖尿病：鲜空心菜梗60克，玉米须30克，水煎服，每日2~3次。
痢疾：空心菜根100克，水煎服，每日2次。
鼻血不止：空心菜数根，和糖捣烂，冲入沸水服。
皮肤湿痒：鲜空心菜，水煎数沸，待微温洗患处，日洗1次。
疮疡肿毒：外用适量，鲜品捣烂敷患处。

青椒——促进消化

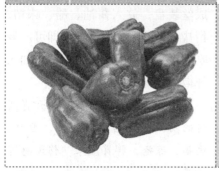

【别名】青柿子椒、菜椒、甜椒。
【性味归经】性温，味辛，归心、肺经。
【医著溯源】《食物宜忌》："温中下气，散寒除湿，开郁去痰，杀虫解毒。治呕逆，疗噎膈，止泻痢，祛脚气。"
【主要营养成分】淀粉、膳食纤维、蛋白质、B族维生素、维生素C、钙、铁、钾、锌等。

保健功效

缓解疲劳 青椒中含抗氧化的维生素和微量元素，能增强人的体力，缓解疲劳。

帮助消化 青椒特有的味道能刺激口腔黏膜，引起胃的蠕动，促进唾液分泌，增强食欲，促进消化。

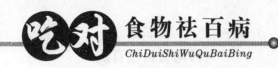

预防贫血 青椒含丰富的维生素C和维生素K，可以防止坏血病，对牙龈出血、贫血有辅助治疗效果。

解热、镇痛 青椒性温、味辛，能够通过发汗而降低体温，并缓解肌肉疼痛，因此具有较强的解热镇痛作用。

预防癌症 青椒的有效成分辣椒素是一种抗氧化物质，它可以阻止有关细胞的新陈代谢，从而终止细胞组织的癌变过程，降低癌症细胞的发生率。

❋ 盗汗 ❋

配方：枸杞嫩叶50克，青椒350克，植物油、干淀粉、酱油、白砂糖、味精、醋、葱丁、蒜片各适量。

做法：枸杞嫩叶洗净，略焯；青椒洗净，去蒂、子，切块；取一碗，加入酱油、白砂糖、味精、醋、干淀粉和少许水，拌匀成卤汁；锅内放入植物油烧热，下入葱丁、蒜片、青椒块、枸杞嫩叶，煸炒至青椒变为深绿色，倒入卤汁，炒匀即成。

食法：佐餐食用。

功效：养阴清热，用于改善盗汗等症。

❋ 呕吐、泻痢 ❋

配方：青辣椒250克，酱油、醋各25克，精盐5克，味精、香油少许。

做法：将青辣椒洗净去掉蒂和籽，用开水烫一下，沥去水分，切成丝装盘，放入酱油、醋、味精、精盐、再淋上香油，拌匀即可。爱吃麻辣和蒜味的，可根据口味加入辣椒油、蒜末少许。

功效：具有温中散寒，开胃消食的功效；主治寒滞腹痛、呕吐、泻痢、冻疮、脾胃虚寒、伤风感冒等症。

黄金搭配

青椒与鸡蛋相宜。鸡蛋中的蛋黄富含补脑益智的卵磷脂，与青椒同食，温补脾肾、益智纳气。

相克搭配

香菜与青椒相克。青椒中所含

第二章
巧用食材祛百病

的维生素 C 分解酶，会使香菜中的维生素 C 氧化，从而降低营养价值。

肥胖者食用。

不宜人群

口腔溃疡者不宜食用，患者口腔对咸、辣、酸、苦等味道敏感，吃辣椒会加重疼痛。

适宜人群

尤其适宜心脑血管疾病患者及

 实用偏方

感冒：青椒烧汤喝。
冻疮：红辣椒、白萝卜、老生姜适量，煎汤内服。
口腔溃疡：青椒洗净，切丝凉拌。每天吃 1 个，连续吃 3 天以上。
脱发：青椒切碎，在烧酒中浸泡 10 天，涂擦脱发部位。

黄瓜
——解暑利尿

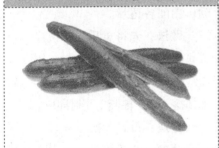

【别名】胡瓜、刺瓜、王瓜。
【性味归经】味甘、苦，性凉，入脾、胃、大肠经。
【医著溯源】《陆川本草》："治热病身热，口渴。"《日用本草》："除胸中热，解烦渴，利水道。"
【主要营养成分】蛋白质、脂肪、胡萝卜素、葡萄糖、半乳糖、葫芦素、维生素 B_1、维生素 E、铬等。

 保健功效

抗肿瘤　黄瓜中含有的葫芦素 C 具有提高人体免疫功能的作用，达到抗肿瘤的目的。

清热解毒　黄瓜性凉，水分多，含有一定的维生素，有清热解毒之功，可食用也可切片外敷，有效防治咽喉肿痛、唇炎、口角炎。

077

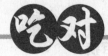

降血糖 黄瓜含有铬等微量元素，有降血糖的作用。黄瓜中所含的葡萄糖苷、果糖等不参与通常的糖代谢，故糖尿病人以黄瓜代替淀粉类食物充饥，血糖非但不会升高，甚至会降低。对糖尿病人来说，黄瓜是最好的亦蔬亦果的食物。

降血脂，减肥 黄瓜中所含的丙醇二酸可抑制糖类物质转变为脂肪。此外，黄瓜中的纤维素对促进人体肠道内腐败物质的排除、降低胆固醇有一定作用，是肥胖和高血脂患者充饥的绝佳选择。

健康贴士

黄瓜皮中含有丰富的β-胡萝卜素，黄瓜子中含有大量的维生素E，这两种物质既是抗氧化剂，也是解毒剂，可以帮助肺部免受空气污染，也能预防孕妇流产，增加男性精力，所以吃黄瓜时最好不要削皮去子。

对症食疗

❋ 四肢浮肿、小便不畅 ❋

配方：党参25克，薏米30克，黄瓜300克，料酒、姜片、葱段、精盐、鸡精、鸡油各适量。

做法：薏米淘净；党参洗净，润透，切段；黄瓜洗净，去瓤，切片。炖锅内放入薏米、党参、黄瓜、料酒、姜片、葱段，加1200毫升水，大火烧沸，改用小火煮35分钟，加入精盐、鸡精、鸡油，搅匀即成。

食法：每日1次，佐餐食用。

功效：清热解湿、滋补气血、调节血糖、降低血压。

❋ 烦渴、口腻、脘痞 ❋

配方：黄瓜500克，精盐、白糖、白醋各适量。

做法：先将黄瓜去子洗净，切成薄片，精盐腌渍30分钟；用冷开水洗去黄瓜的部分咸味，水控干后，加精盐、糖、醋腌1小时即成。

食法：每日1次。

功效：此菜酸甜可口，具有清热开胃、生津止渴的功效。

❋ 高血压 ❋

配方：嫩黄瓜5条，山楂30克，白糖50克。

做法：先将黄瓜去皮及两头，洗净切成条状；山楂洗净，入锅中

第二章 巧用食材祛百病

加水200毫升，煮约15分钟，取汁液100毫升；黄瓜条入锅中加水煮熟，捞出；山楂汁中放入白糖，用文火慢熬，待糖融化，投入已控干水的黄瓜条拌匀即成。

食法：每日1次，佐餐食。

功效：清热降脂、减肥消积，还适用于肥胖症和咽喉肿痛者食用。

咽喉肿痛、风热眼疾

配方：黄瓜、大米各50克，新鲜蒲公英30克。

做法：先将黄瓜洗净切片，蒲公英洗净切碎；大米淘洗先入锅中，加水1000毫升，如常法煮粥，待粥熟时，加入黄瓜、蒲公英，再煮片刻，即可食之。

食法：每日1~2次。

功效：清热解暑、利尿消肿。适用于热毒炽盛、咽喉肿痛、风热眼病、小便短赤等病证。

饮食宜忌

黄金搭配

木耳与黄瓜相宜。黄瓜有减肥的功效，木耳有滋补强壮、补血的作用，二者同食还可以平衡营养。

相克搭配

红枣与黄瓜相克。黄瓜中的维生素C分解酶会破坏红枣中的维生素C，导致营养流失，所以二者不宜同食。

花生与黄瓜相克。黄瓜性味甘凉，常生食，而花生多油脂。性凉食物与油脂相遇，会增加其滑利之性，导致腹泻。

适宜人群

尤其适宜爱美人士及肝脏病患者食用。

不宜人群

黄瓜性凉，胃寒者应慎食，最好不要生食。

实用偏方

高脂血症：黄瓜切片，大蒜捣烂，凉拌食用。

去痱子：黄瓜去皮切片，外擦患处。

肥胖病：黄瓜皮20克，茶叶6克，大蒜2头，一起放入锅中加水煎煮，饮汤。

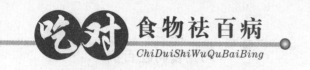

南瓜
——降脂降糖

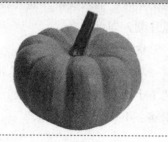

【别名】倭瓜、番瓜、麦瓜、饭瓜。

【性味归经】性温，味甘，入脾、胃、大肠经。

【医著溯源】《滇南本草》："横行经络，利小便"。

【主要营养成分】蛋白质、脂肪、葡萄糖、多种氨基酸、B族维生素、烟酸、果胶、甘露醇、叶黄素、磷、钾、钙等。

 保健功效

解毒 南瓜内含有维生素和果胶，有很好的吸附性，能粘结和消除体内的细菌毒素和其他有害物质，如重金属中的铅、汞和放射性元素，起到解毒作用。

防治糖尿病，降低血糖 南瓜含有丰富的钴，能活跃人体的新陈代谢，促进造血功能，是人体胰岛细胞所必需的微量元素，对防治糖尿病，降低血糖有特殊的疗效。

助消化，通便 南瓜中富含纤维素，可刺激胃肠蠕动，帮助食物消化，其所含的甘露醇有通大便的作用，可减少粪便中毒素对人体的危害，对便秘、结肠癌等都有很好的防治作用。

防癌抗癌 南瓜含有维生素A的衍生物，可以降低机体内对致癌物质的敏感程度，稳定上皮细胞，防止其癌变。还含有一种能分解亚硝胺的尿素酶，对预防癌症具有重要的意义。

 对症食疗

❋ **愤怒忧郁、虚烦不安** ❋

配方： 合欢花（干品）30克（鲜品50克），大米50克，南瓜块40克，红糖适量。

做法： 将合欢花、大米、红

糖、南瓜块同放入锅内,加清水500毫升,用小火烧至粥稠即可。

食法:于每晚睡前约1小时空腹温热顿服。

功效:具有安神解郁,活血,消痈肿的保健功效。适用于愤怒忧郁、虚烦不安、健忘失眠等症。

中暑烦渴、身热尿赤

配方:绿豆50克,老南瓜500克,精盐适量。

做法:将南瓜去皮、去瓤,洗净后切块备用;先取绿豆煮至开花,下南瓜,煮至烂熟后精盐调味服食。

食法:每日1~2次。

功效:可清热解暑、利尿通淋,适用于夏日中暑烦渴、身热尿赤、心悸、胸闷等。

糖尿病、高脂血

配方:南瓜、仙人掌各250克,精盐、味精适量。

做法:将南瓜洗净切丁,仙人掌去皮后切丁。用旺火将清水适量烧沸后,放入仙人掌和南瓜煮汤,待熟后用适量精盐和味精调味,饮汤食南瓜和仙人掌。

食法:早晚各1次,连食1个月。

功效:降糖降脂。

肝肾功能不全

配方:老南瓜100克,紫菜10克,虾皮20克,鸡蛋1枚,酱油、猪油、黄酒、醋、味精、香油各适量。

做法:先将紫菜用水泡,洗净,鸡蛋打入碗内搅匀,虾皮用黄酒浸泡,南瓜去皮、瓤,洗净切块;再将锅放火上,倒入猪油,烧热后,放入酱油炝锅,加适量的清水,投入虾皮、南瓜块,煮约30分钟,再把紫菜投入,10分钟后,将搅好的蛋液倒入锅中,加入作料调匀即成。

食法:每天1次。

功效:可护肝、补肾强体。

黄金搭配

南瓜与猪肝同食可健脾、养肝、明目。

南瓜与糙米同食可防治贫血。

南瓜与山药同食可补益脾胃。

相克搭配

南瓜与羊肉相克。二者同食会导致胸闷腹胀。

不宜人群

黄疸者不宜食。

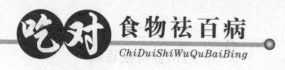

糖尿病：南瓜 250 克。煮汤服食，每日早晚餐各用 1 次，连服 1 个月。病情稳定后，可间歇食用。

慢性支气管炎：秋季南瓜败蓬（即不再生南瓜时），离根 2 尺剪断，将其插入玻璃瓶中，任茎中汁液流入瓶内，从傍晚到第二天早晨可收取汁 1 大瓶。隔水蒸过，每次服 30~50 毫升，1 日 2 次。

胎动不安：南瓜蒂 3~5 个。用水煎汁，每日 2 次分服。

茄子
—— 软化血管

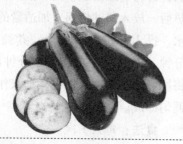

【别名】矮瓜、昆仑瓜、紫茄。

【性味归经】性寒，味苦，入脾、胃、大肠经。

【医著溯源】《滇南本草》："散血，止乳疼，消肿宽肠，烧灰米汤饮，治肠风下血不止及血痔。"

【主要营养成分】蛋白质、脂肪、维生素 B_1、维生素 E、维生素 P、胡萝卜素、钙、磷等。

降血脂，降胆固醇 茄子皮内含有丰富的维生素 P，维生素 P 是生物类黄酮，有显著的降低血脂和胆固醇的功能；还能改善微循环，具有明显的活血、通脉功能。茄子中还含有大量的皂草苷，也能降低血液中的胆固醇。

健康贴士

做茄子时要降低烹调温度，减少吸油量，就可以有效地保持茄子的营养保健价值。另外，加入醋和西红柿有利于保持其中的维生素 C 和多酚类。

第二章
巧用食材祛百病

抗癌 茄子含有抗癌物质龙葵碱,对消化系统癌症有很好的抑制和防治作用。茄子中富含的维生素E,具有抗衰老的作用。

❈ 肠风下血、高血压 ❈

配方:牛膝20克,茄子300克,料酒、姜丝、葱段、精盐、鸡精、植物油各适量。

做法:牛膝洗净,润透,切段;茄子去蒂,洗净,切丝;炒锅放植物油烧至六成热,下入姜丝、葱段爆香,下入茄丝、料酒、牛膝炒熟,加入精盐、鸡精,炒匀即成。

食法:佐餐食用。

功效:活血散瘀、降低血压。

❈ 热毒疮痈 ❈

配方:茄子250克。

做法:茄子洗净,切大条状,放入碗中,入蒸笼蒸20分钟左右;将蒸熟的茄子取出,趁热放精盐、淋上麻油即成。

食法:佐餐食。

功效:清热消痈,适用于热毒疮痈所致皮肤溃烂。

❈ 高血压、坏血病 ❈

配方:茄子750克,虾仁50克,猪肉150克,鸡蛋2个,冬菇、净笋各25克,葱、姜末各适量。

做法:先将茄子削成1厘米厚的圆片,每片挖成象眼花刀;猪肉切成4厘米长丝;笋、冬菇切成丝;用开水把冬笋、冬菇丝烫一下,控干待用;坐炒锅,将油烧温,先把虾仁炒一下,捞出,再下茄片炸至金黄色时捞出;鸡蛋炒成碎块备用;坐炒锅,将肉丝、面酱放入,加葱、姜炒熟,锅内入虾仁、鸡蛋、冬菇丝、笋丝,烹入料酒、酱油,加味精和少许汤拌匀,装盆中作馅,最后取一只碗,碗底铺一片茄子,贴靠碗边围上茄片,把馅装入碗内,上面盖上茄片,上蒸笼蒸熟,蒸熟后的原汤倒勺内,将茄子罐合入平盘,锅坐火上勾芡,加花椒油,最后把汁浇在茄子罐上即成。

食法:佐餐食。

功效:有健脾宁心,降压止血。适用于动脉硬化、高血压、脑血栓形成及坏血病患者食之。

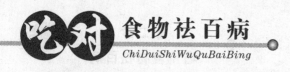

饮食宜忌

黄金搭配

草鱼与茄子一起吃不但温中补虚,还有利湿、暖胃和平肝、祛风等功效。

相克搭配

螃蟹与茄子相克。螃蟹性味咸寒,茄子甘寒滑利,两者同为寒性,同食有损肠胃,常食会导致腹泻。

适宜人群

一般人均可食用,尤其适合出血性疾病患者。

不宜人群

孕妇、胃寒、眼疾患者不宜食。

实用偏方

慢性支气管炎: 茄子茎根(干)10~20克,绿茶1克。9~10月间茎叶枯萎时,连根拔出,取根及粗茎,晒干,切碎,与绿茶冲泡饮用。

急性胃肠炎: 茄子叶10片。将其洗净,加水煎20分钟,去渣饮汤,每日3次。

便血: 茄子500克,黄酒10毫升。选细长、色深紫、子少的经霜茄子连蒂烧存性,研细末。每晨空腹取9克,用黄酒送服,连服1周。

丝瓜
——凉血化痰

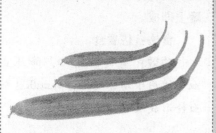

【别名】绵瓜、布瓜、天络瓜。

【性味归经】性平,味甘,入肺、肝经。

【医著溯源】《本草纲目》:"熟食除热利肠。"《陆川本草》:"生津止渴,解暑除烦。"

【主要营养成分】蛋白质、脂肪、碳水化合物、维生素B_1、维生素C、钙、磷、铁、皂甙、植物黏液、木糖胶等。

第二章 巧用食材祛百病

美容 丝瓜中含防止皮肤老化的B族维生素，增白皮肤的维生素C等成分，能保护皮肤、消除斑块，使皮肤洁白、细嫩，是不可多得的美容佳品；女士多吃丝瓜还对调理月经不调有帮助。

抗病毒，抗过敏 丝瓜提取物对乙型脑炎病毒有明显的预防作用，在丝瓜组织培养液中还提取到一种具抗过敏性的物质泻根醇酸，其有很强的抗过敏作用。

❀ 暑热烦渴、内痔便血 ❀

配方：丝瓜250克，猪瘦肉200克，精盐适量。

做法：丝瓜洗净，去皮，切块；猪瘦肉洗净，切片；锅内放入丝瓜、猪瘦肉，加适量水，大火烧沸，改用小火炖煮至汤沸肉香，加精盐调味即可。

食法：中餐或晚餐食用，每2～3日食1次。

功效：清热利肠、解暑除烦。

❀ 产后乳汁不下 ❀

配方：丝瓜800克，水发香菇50克，姜汁适量。

做法：先将水发香菇去蒂洗净，丝瓜去皮洗净切片；锅烧热，加入生油，用姜汁烹，再加丝瓜片、香菇、料酒、精盐、味精，煮沸至香菇、丝瓜入味，用湿淀粉勾芡，淋入麻油，调匀即成。

食法：佐餐食。

功效：此菜有具有益气血，通经络的功效。主要适用于妇女产后乳汁不下、乳房胀痛等病证。

❀ 小儿百日咳 ❀

配方：生丝瓜1000克，蜂蜜适量。

做法：先将生丝瓜洗净，切丝绞榨取汁，加入蜂蜜（一般10∶1比例调制），搅匀即可。

食法：每日1～3次。

功效：此汁具有清热止咳化痰之功效。

黄金搭配

丝瓜与鸡蛋搭配同食,具有清热解毒、滋阴润燥、养血通乳的功效。

丝瓜与虾米搭配具有滋肺阴、补肾阳的功效。

适宜人群

一般人均可食用,尤其适合月经不调、痰多咳嗽者。

不宜人群

由于丝瓜性寒,因此,体虚内寒、患有腹泻的人不要多吃丝瓜。

预防麻疹:生丝瓜 100 克,煎汤服食,每日 2 次,连服 3 日。

咽喉炎:经霜丝瓜 1 条,切碎,水煎服。或嫩丝瓜捣汁,每次服 1 汤匙,每日 3 次。

冬瓜
——清痰利水

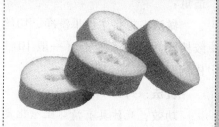

【别名】枕瓜、白瓜。

【性味归经】味甘、淡,性凉,入肺、大肠、膀胱经。

【医著溯源】《本草纲目》:"清心火,泻脾火,利湿去风,消肿止渴,解暑化热。"

【主要营养成分】蛋白质、钙、磷、铁、胡萝卜素、维生素 B_1、维生素 B_2、烟酸、维生素 C 等。

利尿消肿 冬瓜含维生素 C 较多,且钾盐含量高,钠盐含量较

第二章 巧用食材祛百病

低,高血压、肾脏病、水肿病等患者食之,可达到消肿而不伤正气的作用。

减肥 冬瓜中所含的丙醇二酸,能有效地抑制糖类转化为脂肪,加之冬瓜本身不含脂肪,热量不高,对于防止人体发胖具有重要意义,还可以有助于体型健美。

祛痰平喘 冬瓜尤其是冬瓜仁,含尿酶、腺碱、葫芦巴碱等,可清肺热、排脓、化痰、利湿,又可以利尿平喘,是治疗痰热咳喘的食疗佳品,适用于治疗慢性气管炎、肺脓肿等。

清热解暑 冬瓜清热生津,中暑烦渴时,食用冬瓜能收到显著疗效。

❀ 急性肾炎、尿路结石 ❀

配方:冬瓜300克,红小豆100克。

做法:将冬瓜、红小豆加适量水煮汤。不加精盐或少加精盐。

食法:食瓜喝汤,每日2次。

功效:此方具有利小便、消水肿、解热毒、止消渴的作用,适用于急性肾炎水肿尿少、尿路结石等病证。

❀ 小儿发热不退 ❀

配方:荷叶2张,冬瓜25克,大米50克,白糖适量。

做法:新鲜的荷叶,在清水中洗净后煎汤500毫升左右,滤后取汁备用。冬瓜去皮,切成小块状,加入荷叶汁及大米,煮成稀粥,加入适量白糖调味,搅拌均匀即可。

食法:早、晚餐食用。

功效:此方具有清热生津、利水止渴的作用,适用于发热不退、口渴、尿少的病儿。

❀ 脚气浮肿 ❀

配方:排骨500克,冬瓜500克,姜片1块,精盐、清水适量。

做法:排骨洗净,以滚水煮过,去浮沫,洗净备用;冬瓜去子(亦可不去子,子有补肝明目之效),切块状;姜切片,或小块姜拍松;排骨、姜同时下锅,加清水,先武火烧开,再转文火炖约1小时,加入冬瓜块,继续炖至冬瓜块变透明,加精盐调味。

功效：消热解毒、利尿消肿、止渴除烦。同时还对痰积、痘疮肿痛、口渴不止、烦躁、痔疮便血、脚气浮肿、小便不利、暑热难消等症状有效。

饮食宜忌

黄金搭配

冬瓜与鸡肉同食可清热利尿，消肿轻身。

冬瓜与口蘑同食可利小便、降血压。

冬瓜与大蒜同食可治肾炎。

冬瓜与莲子同食可治疗湿疹。

冬瓜与甲鱼同食可滋阴凉血、清热。

相克搭配

冬瓜与鲫鱼相克，二者同食可导致身体脱水。

冬瓜与猪肝同食会导致维生素C氧化，降低营养价值。

适宜人群

肥胖者、高血脂、高血压患者尤其适宜。

不宜人群

冬瓜性寒，肠胃不适、腹泻者不宜食用。外病不愈者与阴虚火旺、脾胃虚寒、易泄泻者也需慎食。

实用偏方

消水肿：冬瓜500克、赤豆40克，加水2碗煮沸再小火煨20分钟，不加或少加精盐，日服2次。

糖尿病：冬瓜皮、西瓜皮各15克，天花粉10克。三料同入沙锅，加水适量，用小火煎煮。去渣，取汁，饮服，每日2~3次。

夏季感冒：冬瓜500克（去皮、子），鲜藿香、鲜佩兰各5克。先将藿香、佩兰煎煮，取药汁约1000毫升，再加入冬瓜及精盐适量，一起煮汤食用。

第二章 巧用食材祛百病

西红柿
—— 生津消食

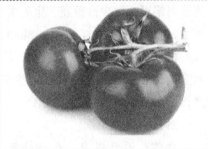

【别名】番茄。

【性味归经】味甘、酸,性微寒。

【医著溯源】《陆川本草》说西红柿"生津止渴,健胃消食。治口渴,食欲不振"。

【主要营养成分】柠檬酸、苹果酸、糖类、番茄红素、维生素C、烟酸、胡萝卜素、矿物质等。

保健功效

美容护肤 西红柿有祛雀斑、美容、抗衰老、护肤等功效,治真菌、感染性皮肤病。尼克酸能维持胃液的正常分泌,促进红血球的形成,有利于保持血管壁的弹性和保护皮肤。

预防白内障 西红柿所含维生素A、维生素C,可预防白内障,还对夜盲症有一定防治效果;番茄红素能抑制视网膜黄斑变性,维护视力。

健康贴士

不宜空腹吃西红柿,因空腹时胃酸分泌量增多,其所含的某种化学物质易与胃酸结合形成不溶于水的块状物,食之往往引起胃胀痛。

防癌抗癌 西红柿中所含番茄红素具有独特的抗氧化作用,可清除体内的自由基,预防心血管疾病,有效地减少胰腺癌、直肠癌、口腔癌、乳腺癌的发生。

防治心血管疾病 西红柿含有对心血管具有保护作用的维生素和矿物质,能维持胃液的正常分泌,促进红细胞的形成,有利于保持血管壁的弹性和保护皮肤。

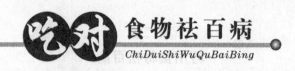

对症食疗

❋ 高血压 ❋

配方：西红柿、大米各100克，山药20克，山楂10克。

做法：山药去皮，润透，洗净，切片；西红柿洗净，切块；山楂洗净，去核，切片；大米淘净，锅内放入大米、山药、山楂，加800毫升水，大火烧沸，改用小火煮30分钟，加入西红柿，再煮10分钟即成。

食法：2～3日1次。

功效：对高血压有一定的辅助疗效。

❋ 慢性胃炎 ❋

配方：西红柿1000克，猪肉馅、鸡胸脯肉、海参（水浸）、干贝各25克，香菇（鲜）、豌豆各50克，鸡汤100克，味精1克，黄酒、生姜末、精盐各2克，花椒1克，葱花少许。

做法：将猪肉馅添加鸡汤、黄酒、味精、精盐、花椒，用水拌匀。把海参、香菇去杂洗净，海参、香菇、鸡肉、干贝切成丁，搀进猪肉馅里，加少许葱花、生姜末、豌豆，拌匀；把西红柿逐一洗净，在蒂根处开一方口，取出内瓤，将八宝肉馅填入，再把西红柿蒂根盖严，摆在碗中，上笼蒸熟取出即可。

食法：每日1次。

功效：滋补强身、养血补气，对贫血、慢性气管炎、慢性胃炎骨关节病有不错的食疗效果。

❋ 肝炎 ❋

配方：西红柿丁1匙，芹菜末、胡萝卜末、猪肉各半匙，粳米100克，精盐、味精各适量。

做法：粳米洗净，除去杂质，放入锅内，加适量清水，大火烧沸后，将西红柿丁、芹菜末、胡萝卜末、猪肉拌入煮沸的粳米粥内煲熟，加入精盐、味精调味即可食用。

食法：佐餐食。

功效：可有效改善肝炎症状。

饮食宜忌

西红柿与苹果榨汁饮用，可以整理肠胃，增进体力，还可以预防贫血。

西红柿与菜花同食可增强抗病

第二章 巧用食材祛百病

毒能力。

相克搭配

西红柿与鱼肉会抑制营养素发挥作用。

西红柿与猪肝会破坏营养功效。

适宜人群

尤其适宜爱美人士及高血压患者食用。

不宜人群

脾胃虚寒及月经期的妇女不宜生吃。

 实用编方

贫血：取西红柿2个洗净，鸡蛋1个煮熟，同时吃下，每日1~2次。

高温中暑：西红柿200克洗净切片，煎汤代茶，冷热均可。

苦瓜——消炎降糖

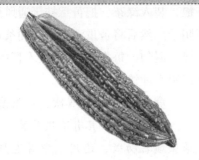

【别名】凉瓜、癞葡萄、癞瓜。

【性味归经】性寒，味苦，入脾、胃经。

【医著溯源】《本草纲目》："除邪热，解劳乏，清心明目，益气壮阳。"《随息居饮食谱》："青则苦寒，涤热明目，清心。"

【主要营养成分】膳食纤维、苦瓜碱、维生素C、B族维生素、钙、磷等。

 保健功效

健脾开胃 苦瓜中的苦瓜苷和苦味素能增进食欲，健脾开胃。

利尿消炎 所含的生物碱类物质奎宁，有利尿活血、消炎退热、清心明目的功效。

降胆固醇 苦瓜中含有丰富的膳食纤维和果胶，可加速胆固醇在肠道内的代谢，降低胆固醇含量，对中老年人胆固醇过高和便秘均有良好的疗效。

降低血糖 苦瓜的新鲜汁液，含有苦瓜甙和类似胰岛素的物质，具有良好的降血糖作用，对糖尿病有一定疗效，是糖尿病患者的理想食品。

口干烦渴

配方：苦瓜300克，猪瘦肉150克，料酒、精盐、葱末、植物油各适量。

做法：苦瓜洗净，去瓤，切成条；猪瘦肉洗净，焯水后捞出，切丝。取一盆，放入苦瓜，加精盐拌匀，腌制片刻，放入沸水中略焯，捞出备用。锅内倒入植物油烧热，放入葱末爆香，加入猪肉丝煸炒至水干，捞起备用。沙锅内放入猪肉丝，加入水、精盐，烹入料酒，大火烧至汤滚，加入苦瓜条煮熟即可。

食法：佐餐食用。

功效：益气止渴、祛暑解乏。

高血压

配方：苦瓜250克，芹菜200克。

做法：先将苦瓜去瓤，切成细丝，用开水烫一下，再用凉开水过一遍，沥干水分。然后将芹菜、苦瓜同拌，加入各调料调匀即可。

食法：佐餐食。

功效：凉肝降压，适用于高血压患者食用。

中暑发热

配方：苦瓜1个，绿茶适量。

做法：苦瓜上端切开，挖去瓤，装入绿茶，把苦瓜挂于通风处阴干。然后将苦瓜洗净，连同茶切碎、混匀，每次取10克放入杯中，以沸水冲饮。

食法：每日2~3次，代茶饮。

功效：此茶具有清热解暑、利尿除烦之功效，适用于中暑发热、口渴烦躁等病证。

黄金搭配

苦瓜与鸡蛋同食能保护骨骼、牙齿及血管，使铁质吸收得更好。

苦瓜与辣椒做成菜，富含维生素C、铁、辣椒素，女性常食能润

第二章 巧用食材祛百病

肤容颜、明目，延年益寿。

苦瓜与猪肝搭配有利于防治癌症。

相克搭配

苦瓜不宜与韭菜同食，同食会削弱韭菜的营养。

适宜人群

尤其适宜癌症患者及糖尿病患者。

不宜人群

由于苦瓜中含有奎宁，可能会导致流产，故孕妇应慎食苦瓜。

实用偏方

腮腺炎：鲜苦瓜1条，茶叶适量。苦瓜截断去瓤，纳入茶叶，再接合，阴干。每次6克，沸水冲泡，当茶饮。

小儿腹泻：鲜苦瓜根30克。将其切为粗末，水煎取汁，代茶饮。亦可加冰糖调饮。

菜花
—— 抗癌解毒

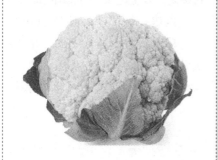

【别名】花菜、花椰菜。

【性味归经】性平，味甘，入肾、脾、胃经。

【医著溯源】《本草纲目》："久食，益肾填髓，五脏六腑、关节，通经络，心下结伏气，明耳目，健人，少睡。益心力，壮筋骨。"

【主要营养成分】蛋白质、碳水化合物、膳食纤维、维生素A、B族维生素、维生素C、维生素K、钙、磷、铁、钾、锌、锰等。

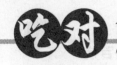

 功效

解毒 菜花含有丰富的维生素C，可加强血管壁弹性，能增强肝脏的解毒能力，提高机体免疫力，可防止感冒和坏血病的发生，同时也有助于消除疲劳。

抗癌 菜花中的萝卜子素，可激活分解致癌物质的酶，能阻止癌前病变细胞形成，抑制癌细胞生长。

美白 菜花中的二硫酚硫酮，可以降低形成黑色素的酶，阻止皮肤色素斑的形成，有很好的美白效果。

健康贴士

菜花虽然营养丰富，但常有残留的农药，还容易生菜虫，所以在吃之前，可将菜花放在精盐水里浸泡几分钟，驱赶菜虫，去除残留农药。

 食疗

❋ 呼吸道感染、咳嗽 ❋

配方：菜花500克，蜂蜜适量。

做法：将菜花捣烂绞汁，煮沸后加入蜂蜜搅匀。

食法：每次服50～100毫升，每日3次。

功效：对上呼吸道感染、咳嗽有良效，尤其适合小儿服用。

❋ 咳嗽气短、腰酸腿软 ❋

配方：菜花200克，百合100克，杏仁50克，冬虫夏草10克，鸡蛋2个，精盐、鸡精、水淀粉各适量。

做法：起锅前打入鸡蛋，再将所有材料放入锅内，加适量水、水淀粉煲汤，煮至烧开，酌加调料即可。

食法：每日分2～3次食用。

功效：用于肺气不足、肾不纳气引起的咳嗽气短。痰喘乏力、干咳少痰，腰酸腿软、消瘦乏力等症。

 宜忌

黄金搭配 ●

蚝油加菜花，可健脾开胃，益气壮阳、抗衰防癌。

相克搭配 ●

菜花与牛奶相克。牛奶含钙丰富，而菜花所含的某些化学成分会

第二章
巧用食材祛百病

影响人体对钙的消化吸收，降低其营养价值。

适宜人群

老少皆宜。特别适合口臭患者食用。

不宜人群

碘缺乏者不宜多食。

肝肾虚损：菜花1/2个，胡萝卜1根，苹果1个，柠檬1/2个，凉开水50毫升。将上述蔬果放入榨汁机中搅打成汁，加入凉开水搅匀即可饮用。每日1剂。

乳腺癌：菜花450克，洗净，切成小块，开水烫后过凉水，沥干水分，加入适量调料即可。

第三节 根茎类

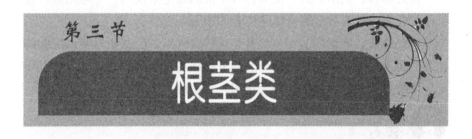

土豆 ——补气健脾

【别名】马铃薯、洋芋、洋番薯。

【性味归经】性平，味甘，归胃、大肠经。

【医著溯源】《本草拾遗》认为土豆"其性平甘无毒，能健脾和胃，益气调中"。

【主要营养成分】淀粉、膳食纤维、蛋白质、B族维生素、维生素C、钙、铁、钾、锌等。

 功效

排毒养颜 土豆含有大量膳食纤维，能宽肠通便，帮助机体及时排泄毒素，防止便秘，预防肠道疾病的发生；土豆作为碱性蔬菜，也有利于中和体内代谢后产生的酸性物质，保持体内酸碱平衡，有一定的美容和抗衰老作用。

健康贴士

切好的土豆可以暂时放清水中，防止褐变，但土豆中的许多营养素易溶于水，所以去皮后要注意不要泡得太久，以免水溶性维生素等营养大量流失。

和中养胃、健脾利湿 土豆含有大量淀粉以及蛋白质、B族维生素、维生素C等，能促进脾胃的消化功能。

补充营养，利水消肿 土豆含有丰富的维生素及钙、钾等元素，且易于消化吸收，有利于肾炎水肿患者的康复。

宽肠通便，降血压 土豆含有大量膳食纤维，能宽肠通便，帮助机体及时排泄代谢毒素，预防便秘及肠道疾病的发生；另外，土豆还有减肥、保持血管弹性、排钠保钾等作用，对高血压患者有利。

 食疗

❋ 血虚体弱、月经稀少 ❋

配方：土豆、猪肉各200克，当归15克，大米适量，洋葱、土豆、胡萝卜、精盐、酱油、胡椒粉各适量。

做法：将大米做成干饭；将当归加水煎取药汁约50毫升，连渣保留备用；将猪肉炒熟，放入洋葱片、土豆丝、胡萝卜片及调味品，翻炒数下后连渣倒入当归汁，放入精盐、酱油、胡椒粉等调味，煮熟后即可与米饭一同食用。

食法：当主食吃。

功效：本品具有促进血液循环及新陈代谢的功效。适宜于血虚体弱，贫血，面色苍白、月经稀少等症。

❋ 十二指肠溃疡 ❋

配方：鲜土豆100克，蜂蜜适量。

第二章 巧用食材祛百病

做法：取鲜土豆100克洗净，切成细丝，捣烂，以洁净纱布绞汁。将土豆汁放在锅中先以大火，后以小火煎熬至黏稠时，加入等量蜂蜜，再煎至黏稠如蜜时停火，待凉装瓶备用。

食法：每次食1匙，每日2次，空腹食用。

功效：适用于十二指肠溃疡及习惯性便秘等症。

呕吐反胃

配方：土豆100克，生姜8克，橘子肉15克。

做法：将土豆洗净去皮、生姜洗净，与橘子肉共榨汁，去渣饮用即可。

食法：每日2~3次。

疗效：对于胃神经官能症之食欲不振、呕吐反胃者有良好的辅助治疗效果。

 饮食宜忌

黄金搭配

土豆与芹菜搭配可以降脾除湿，降压。

相克搭配

土豆与香蕉相克，同食面部会生斑。

土豆与西红柿相克，同食会导致食欲不佳，消化不良。

石榴与土豆相克，同食会引起中毒，可以用韭菜水解毒。

适宜人群

消化不良、胃病、糖尿病、心脏病以及营养不良患者宜多食。

不宜人群

孕妇慎食，以免增加妊娠风险。

 实用偏方

胃痛：土豆、生姜榨汁，加入鲜橘汁，内服。

腮腺炎：土豆1个。以醋磨汁，搽患处，干了再搽，不间断。

湿疹：鲜土豆1000克。将鲜土豆洗净榨汁，饭前服10毫升。

皮肤开裂：土豆1个。土豆煮熟，剥皮捣烂，加少许凡士林调匀，放入瓶内。取少量土豆泥涂裂处，每日3次。

胡萝卜
——健脾补血

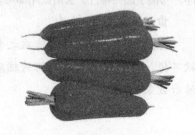

【别名】红萝卜、番萝卜、丁香萝卜。

【性味归经】性平，味甘，归肺、脾经。

【医著溯源】《本草纲目》认为胡萝卜"下气补中，利胸膈肠胃，安五脏，令人健食，有益无损"。

【主要营养成分】膳食纤维、碳水化合物、类胡萝卜素、维生素A、B族维生素、钙、磷、钾等。

保健功效

保护视力 胡萝卜中有大量胡萝卜素，有补肝明目的作用，可治疗夜盲症。

降糖降脂 胡萝卜含有降糖物质，还含有一些能增加冠状动脉血流量，降低血脂，促进肾上腺素合成的成分；胡萝卜中的"琥珀酸钾盐"成分，对治疗高血压有一定的效果。

健胃消食 胡萝卜含有丰富的膳食纤维，可刺激肠胃蠕动，改善消化不良、便秘等症；另外，其香气味还能杀菌祛病。

健康贴士

胡萝卜久藏而不会失其风味。在贮藏胡萝卜时，应先把残留的绿茎、叶除净，然后用纸巾包裹，再放进冰箱冷藏，可保存约1个月。另外，冷藏胡萝卜时忌与苹果同放，因为苹果散发的乙烯容易使胡萝卜变味。

对症食疗

咳嗽痰多

配方：萝卜子16克，大米50克，生姜2克。

做法：先用萝卜子煎汤，然后加入大米、生姜小火煮成稀粥即可。

第二章 巧用食材祛百病

食法：每日服1次，连服3日。

功效：具有润肺止咳、祛痰的作用。

久痢、夜盲

配方：胡萝卜400克，枸杞叶100克，酱油、精盐、味精、姜片、葱段、植物油各适量。

做法：枸杞叶洗净，去黄叶；胡萝卜洗净，去皮，切成细丝；炒锅放植物油烧至六成热，下入姜片、葱段爆香，放入枸杞叶、胡萝卜丝，调入精盐、酱油、味精，炒熟即成。

食法：每日1次，连食数日。

功效：明目、健脾、化滞，适用于视物不清、目暗、消化不良、久痢、夜盲等症。

饮食宜忌

黄金搭配

菠菜相宜胡萝卜。因为菠菜能促进胡萝卜素转化为维生素A，防止胆固醇在血管壁上沉着，保持心血管的畅通。

胡萝卜与肉类同食可以促进人体吸收胡萝卜素。

相克搭配

胡萝卜与醋相克，故烹调胡萝卜时，不要加醋，以免胡萝卜素损失。

红、白萝卜一起煮食，会破坏白萝卜中的维生素C。

胡萝卜与菜花相克，因胡萝卜会破坏菜花中的维生素C。

适宜人群

老少皆宜。特别适合腹泻、发烧、白内障、夜盲症患者食用。

不宜人群

脾胃虚寒者不宜生食。

实用偏方

麻疹：胡萝卜250克，荸荠250克，芫荽100克，加水适量煎汤代茶饮。每日分3次服完。

高血压：新鲜胡萝卜适量，切丁，同粳米一起煮粥。每日早晚服用。

白萝卜
——化痰止咳

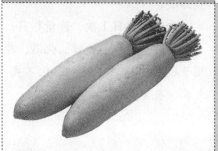

【别名】莱菔、罗服。

【性味归经】性平,味甘,归肺、脾、肾经。

【医著溯源】《本草纲目》记载,白萝卜主治"反胃、肺痿咳血、久嗽痰喘、遍体浮肿、便秘"等症。

【主要营养成分】膳食纤维、维生素C、芥子油、淀粉酶、钙、钾、钠等。

 保健功效

提高抗病能力 白萝卜含丰富的维生素C和微量元素,比如其中的锌,有助于增强机体的免疫功能,提高抗病能力。

帮助消化、吸收 白萝卜中的芥子油能促进胃肠蠕动,增加食欲,帮助消化;白萝卜中的淀粉酶可促进食物的吸收;萝卜中的膳食纤维还能促进肠蠕动,减少粪便在肠内停留时间,及时把大肠中的有毒物质排出体外。

防癌抗癌 白萝卜所含的多种酶,能分解致癌的亚硝酸铵,使其失去作用;萝卜中的干扰素诱发剂物质还可以抑制肿瘤的发展,因此萝卜有很好地防癌、抗癌功效。

降压降脂降血糖 白萝卜含有丰富的钾,常吃可降低血脂、软化血管、稳定血压。其芥子油和可溶性膳食纤维,还可以延缓食物吸收,降低餐后血糖。

止咳化痰 白萝卜能利咽化痰、清热生津,常用于辅助防治咳嗽、百日咳等。

第二章 巧用食材祛百病

对症食疗

❈ 痰多咳嗽、哮喘 ❈

配方： 白萝卜750克，荸荠、猪肺各50克，米醋适量。

做法： 将白萝卜切块，加入米醋浸泡数小时，然后将所有材料一起加水煮熟即可食用。

食法： 每日分早、晚两次服。

功效： 化痰止咳，适用于哮喘。

❈ 产后腹痛、感寒、泄泻 ❈

配方： 羊肉250克，白萝卜1个，高良姜、草果、荜拨、陈皮、胡椒各5克，葱白3根，生姜少许，精盐、味精各适量。

做法： 先将羊肉去筋膜，沸水氽去血水，洗净，切成小丁；白萝卜洗净切成片后与高良姜、草果、荜拨、陈皮一同用纱布包好；胡椒、生姜拍碎葱白切段。将全部用料一同放入沙锅内，加水适量，大火烧沸后撇去浮沫，改用小火炖至熟烂，拣出布袋和葱、姜，调味食用。

食法： 每日1剂。

功效： 本方补肾健脾。

❈ 高血压、咳嗽痰稠 ❈

配方： 白萝卜250克，紫菜15克，橘皮2片，精盐适量。

做法： 白萝卜洗净，切丝。紫菜、橘皮分别洗净，剪碎；锅内放入以上3种原料，加适量水，小火煮至萝卜熟透，加精盐调味即可。

食法： 每日1次，连食数日。

功效： 化痰泄浊、和血养心，适用于痰瘀所致的冠心病、高血压，亦适用于咳嗽痰稠、胸膈满闷等症。

饮食宜忌

黄金搭配

白萝卜与鱼肉相宜。吃烤鱼时搭配白萝卜可以消除致癌作用很强的亚硝胺。

大白菜和白萝卜同食有解渴利尿、帮助消化的作用。

相克搭配

白萝卜忌与人参、西洋参、动物肝脏同食。

白萝卜与橘子、梨、苹果、葡

萄等同食，否则就会诱发甲状腺肿大。宜经常食用。

不宜人群

十二指肠溃疡、慢性胃炎、子宫脱垂患者忌食。

适宜人群

肥胖者、中老年人，大便秘结、小便不畅者，呼吸道疾病患者

实用偏方

咳嗽多痰：白萝卜、生姜、梨各10克，均匀切片后，水煎代茶饮用。

百日咳：白萝卜汁150毫升，甘蔗汁10毫升，加适量冰糖冲服，每日3次。

便秘：先将白萝卜300克洗净，削去老皮，然后切成丝，加入适量精盐、香油、味精等调料，拌匀即可食用。

因饮食引起的胸闷、烧心、腹胀、胁痛、烦躁、气逆：鲜萝卜250克，切成薄片，酸梅2枚。加清水3碗煎至一碗半，用精盐少许调味，去渣饮用。

山药
——健脾补肺

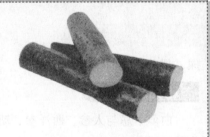

【别名】怀山药、薯药。

【性味归经】性平、味甘，入肺、脾、肾经。

【医著溯源】《本草纲目》概括山药有五大功用："益肾气，健脾胃，止泄痢，化痰涎，润皮毛"。

【主要营养成分】淀粉、蛋白质、B族维生素、维生素C、维生素E、葡萄糖、胆汁碱、尿囊素等。

第二章 巧用食材祛百病

功效

健胃、助消化 山药含有淀粉酶、多酚氧化酶等物质，有利于脾胃消化吸收功能，是一味平补脾胃的药食两用之品。

滋肾益精、益肺止咳 山药含有多种营养素，有强健机体、滋肾益精的作用，大凡肾亏遗精、女性白带多、小便频数等症，皆可服之；山药含有皂苷、黏液质，有润滑、滋润的作用，故可益肺气、养肺阴、辅助治疗肺虚痰嗽久咳之症。

> **健康贴士**
>
> 山药含有淀粉酶，可用煮或炸的方式烹调，即使生食一样容易被人体吸收消化。不过烹调的时间不宜过长，久煮容易使山药中所含的淀粉酶遭到破坏，降低其健脾、助消化的功能，还易造成营养素流失。

降低血糖 山药含有黏液蛋白，有降低血糖的作用，可用于缓解及改善糖尿病，是糖尿病患者的食疗佳品。

改善体质 山药中的薯蓣皂被称为是天然的"激素之母"。它能促进内分泌激素的合成、促进皮肤表皮细胞的新陈代谢及肌肤保湿的功能，改善体质。

对症食疗

❋ 头痛、健忘 ❋

配方：肥瘦猪肉125克，生山药100克，枸杞子5克，天麻3克，大葱10克，姜10克，味精1克，精盐2克。

做法：猪肉洗净，切成2厘米方块。天麻洗净发胀，切成薄片。姜、葱洗净，切条；净锅置大火上，放入适量清水及猪肉烧开，撇净血泡，然后放入山药、天麻片、姜、葱，改成小火烧，快熟时，加入枸杞子、精盐、味精焖几分钟，入汤盆即可。

食法：佐餐食用。

功效：健脾滋肾益脑。适用于脾虚纳少，身体羸弱而引起的面色不华、腰膝酸软，头晕，头痛，健忘等症。

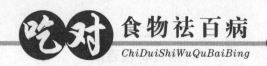

❀ 呼吸短促、自汗 ❀

配方：百合、山药各50克，柿饼霜30克，大米100克。

做法：先将百合、山药捣碎，柿饼霜切碎，和大米一起共煮成粥服食即可。

功效：此方具有健脾益肺的作用，适用于症见呼吸短促，动则喘甚，伴面色无华、自汗、舌淡有齿印、脉细弱。

❀ 脾虚不运、痰浊内生 ❀

配方：山药100克，薤白10克，大米120克，清半夏30克，黄芪20克，白糖适量。

做法：先将米淘好，加入切细山药和洗净的半夏、薤白、黄芪共煮，加适量白糖即可服食。

食法：不拘时间和用量。

功效：此方具有益气通阳，化痰除痹的作用。主治因脾虚不运，痰浊内生而导致的气虚痰阻之痛风症。

❀ 先兆流产 ❀

配方：鲜生山药100克，桂圆肉15克，荔枝肉5个，五味子9克，白糖适量。

做法：先将山药去皮切成薄片，与桂圆、荔枝、五味子同煮为粥，调入白糖溶化后即可食用。

食法：每日1剂。

功效：主治肾虚之先兆流产。

饮食宜忌

● 黄金搭配 ●

山药与杏仁搭配食用，具有润肠通便的作用。

山药、木耳二者同食可起到清肺、补血益气之功效。

● 相克搭配 ●

山药与鲫鱼一起吃，容易引起水肿。

菠萝与山药相克。菠萝中的酸性物质会破坏山药中的淀粉酶，使淀粉的分解受到影响而长时间滞留于胃中，导致消化不良。

● 适宜人群 ●

尤其适宜减肥者。

● 不宜人群 ●

山药有收涩作用，故便秘者不宜食。

第二章 巧用食材祛百病

实用偏方

慢性肝炎、肝硬化：甲鱼1只，山药、桂圆肉适量，炖煮服用。
慢性胃炎：山药、牛奶、面粉糊各适量，煮粥服用。

莲藕
——散瘀养血

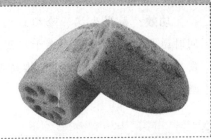

【别名】玉玲珑、玉臂龙。
【性味归经】味甘，生藕性寒，熟藕性温，入心、脾、肺经。
【医著溯源】《日用本草》记载："清热除烦，凡呕血、吐血、瘀血、败血，一切血症宜食之"。
【主要营养成分】膳食纤维、B族维生素、维生素C、钙、磷、铁、胡萝卜素、鞣酸等。

保健功效

辅疗热性病证　莲藕生用性寒，有清热凉血作用，可用来辅疗各种热性病证。

预防和改善缺铁性贫血　鲜藕含有丰富的钙、磷、铁及多种维生素。在块茎类食物中，莲藕含铁量较高，故对缺铁性贫血患者颇为适宜。

补血、止血　莲藕中含有丰富的维生素K，具有止血的作用，对于瘀血、吐血、流鼻血、尿血、便血的人以及产妇极为适合。莲藕汤有极佳的补血效果，且营养丰富、吸收力好，对于有贫血现象的人或体质虚弱的孩童，应常喝莲藕汤。

> **健康贴士**
>
> 长时间炖莲藕，最好选用陶瓷或不锈钢的器皿，避免用铁锅、铝锅，也尽量别用铁刀切莲藕，减少氧化。

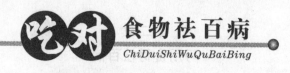

对症食疗

❀ 贫血，心跳失眠 ❀

配方：猪脊骨500克，生地黄60克，莲藕500克，红枣10枚（去核）。

做法：生地黄、莲藕、红枣洗净。猪脊骨洗净，斩块。将全部材料放入锅内，加清水适量，大火煮滚后，小火煲3小时即可。

食法：每日1剂。

功效：有安神补血之效。

❀ 血友病、肺燥咳嗽 ❀

配方：鲜藕、鲜梨、生荸荠、生甘蔗各500克，鲜生地250克。

做法：将以上5种鲜品洗净榨汁。

食法：每次饮用1小杯，一日可饮3~4杯。

功效：益胃生津、除烦止渴。同时适用于肺燥咳嗽，咽干口渴，发热，血友病等病证。小便热痛者服之亦有效。

饮食宜忌

黄金搭配 ●

鳝鱼与莲藕搭配食用，具有滋养身体的显著功效。

莲藕与猪肉素荤搭配合用，具有滋阴血、健脾胃的功效。

相克搭配 ●

莲藕与莴笋相克，搭配会破坏营养。

适宜人群 ●

一般人均可食用，尤其适合身体燥热或长有暗疮者。老幼妇孺、体弱多病者尤宜。

不宜人群 ●

脾胃虚寒者尽量少食。痛经者及女性经期忌食。

实用偏方

产后出血：鲜藕榨汁，每次服2匙，日服3次。

痔疮、肛裂：鲜藕500克，僵蚕7个，红糖120克，煎汤服用，连服1周。

第二章 巧用食材祛百病

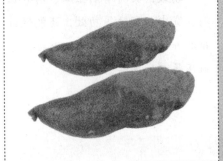

红薯
—— 补虚强肾

【别名】甘薯、蕃薯、山芋、地瓜。

【性味归经】性凉，味甘，入脾、肾经。

【医著溯源】《本草纲目》记载："能凉血活血，益气生津，解渴止血，宽肠胃，通便秘。"

【主要营养成分】淀粉、膳食纤维、胡萝卜素、维生素A、维生素C、维生素E、B族维生素，以及钾、铁、铜、硒、钙等。

 功效

通便排毒　红薯含有大量膳食纤维，能刺激肠道，增强肠道蠕动，通便排毒。红薯还能有效地阻止糖类变为脂肪，所以红薯是极佳的减肥食品。

防癌抗癌　红薯能保护人体上皮细胞的结构完整，抑制病毒活性，阻断胃肠道中亚硝酸胺的产生，消除食品或环境中汞、镉、砷等引起的毒性作用，阻断有毒金属的致癌过程。另外，红薯含有一种与肾上腺所分泌的激素相似的物质，既能防癌又能益寿。

预防心脑血管疾病　红薯能抑制胆固醇沉积，保持血管弹性，预防心脑血管疾病；还能保护人体器官黏膜，保持呼吸道、消化道、关节腔的润滑。

 食疗

习惯性便秘

配方：红薯100克，小米50克。

做法：将红薯洗净后，切成小块和小米一起入锅加适量水，武火煮开，换文火继续煮烂熟。

食法：早、晚各吃1次。

功效：宽肠通便，有改善习惯性便秘的作用。

预防肥胖、高血脂

配方：冬瓜300克，红薯200克，玉米面（黄）100克，精盐5克，大葱10克，姜10克。

做法：冬瓜去皮切成细末；红薯切成细泥；葱、姜切末，冬瓜末、红薯泥，加葱末、姜末、玉米面调匀。将菜窝头捏好后，上笼用旺火蒸20分钟即可。

功效：具有清热生津、消肿止渴、宽中、润肤等功效，还能促进排泄并预防便秘及防止肥胖症、高血压等病的发生。

饮食宜忌

黄金搭配

牛奶与红薯同食为人体提供全面而丰富的营养。

相克搭配

西红柿与红薯一起吃，容易得结石病，表现为呕吐、腹痛、腹泻等。

适宜人群

脾胃气虚、营养不良和妇女产后宜食。

习惯性便秘者、大便干燥者、夜盲症患者宜食。

不宜人群

胃溃疡、胃酸过多者不宜食用。

实用偏方

肠燥便秘：将红薯放入水中煮熟后，用蜂蜜调服。

疮毒发炎：生红薯去皮捣烂，敷患处。

第二章
巧用食材祛百病

百合
——润肺止咳

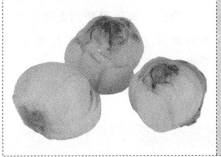

【别名】菜百合、蒜脑薯。

【性味归经】味甘，性微寒，入心、肺经。

【医著溯源】《本草纲目》记载百合"主邪气腹胀心痛，利大小便，补中益气，除浮肿胪胀，痞满寒热，遍身疼痛，及乳难喉痹，止涕泪"。

【主要营养成分】蛋白质、碳水化合物、维生素、钙、钾、锌等。

 保健功效

安眠、抗疲劳 百合中含有百合苷，有镇静和催眠的作用，可以有效改善睡眠，提高睡眠质量。百合中矿物质和维生素等能促进机体营养代谢，使机体抗疲劳、耐缺氧能力增强，同时能帮助清除体内的有害物质，有延缓衰老的作用。

润燥清热、美容 百合富含黏液质，有润噪清热的作用，也有益于皮肤新陈代谢，有一定美容作用。

抗癌 百合能促进和增强细胞的吞噬能力，提高机体免疫系统功能，抑制癌细胞增生，有明显的抗癌作用。

 对症食疗

❖ **睡眠欠佳，神经衰弱** ❖

配方：干百合100克（鲜者200克），蜂蜜150克。

做法：百合用凉水浸泡，干者以软为好，鲜者以出尽白沫为好，与蜂蜜同量置于一大碗内，放进蒸锅内隔水蒸1小时（烂熟为好），趁热调和匀，待冷备用。

食法：早、晚各服1次，每次100克。

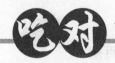

功效：清心除烦、宁心安神。同时还适用于体虚咳嗽、睡眠不佳等症。

❋ 肺虚咳嗽 ❋

配方：百合（干品）30克，党参15克，猪肺250克，味精、精盐适量。

做法：干品百合用清水浸泡，以软并出白沫为佳；党参、猪肝淘洗干净。先入二味药煎1~2沸后，入猪肺小火煮2~3沸，入调料，猪肺熟即成。

食法：食猪肺、百合，去党参饮汤。分早、晚2次饮服。

功效：滋阴润肺，去燥去咳。对肺虚咳嗽反复难愈者有很好的疗效。

● 黄金搭配 ●

百合与莲子搭配润燥养肺，可治疗神经衰弱、心悸、失眠等。

百合与糖清蒸可以润肺止咳、清心安神。

百合与薏米同食可提高抗癌能力。

● 相克搭配 ●

百合与猪肉相克，二者同食会引起中毒。

● 适宜人群 ●

一般人均可食用，尤其适合体弱者。

● 不宜人群 ●

百合性凉，风寒引起的咳嗽者不宜食用百合。虚寒出血、脾胃不佳、腹泻者不宜食用。

肺热咳嗽，咽干口渴：百合30克，冬花15克，水煎服。

日久不愈的胃痛：百合30克，乌药10克，水煎服。

干咳痰少，口干咽燥：百合30克，北沙参15克（亦可加款冬花10克），冰糖15克，水煎服，每日1剂。

身体虚弱、慢性支气管炎、浮肿：百合100克，瘦猪肉（亦可用鸡肉、羊肉）500克，共炖熟佐餐食用。

第二章
巧用食材祛百病

竹笋
——降脂降糖

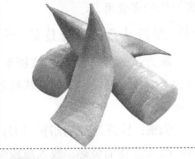

【别名】竹肉、竹胎、玉兰片、竹萌。

【性味归经】性微寒、味甘,归胃、大肠经。

【医著溯源】《本草纲目》记载竹笋"治消渴,利膈下气,化热消痰爽胃"。

【主要营养成分】胡萝卜素、维生素C、维生素B_1、维生素B_2、烟酸、磷、铁、镁等。

 功效

缓解和改善消化不良　竹笋含有一种白色的含氮物质,构成了竹笋独有的清香,具有开胃、促进消化、增强食欲的作用,可用于缓解和改善消化不良、脘痞纳呆等病证。

预防便秘和肠癌　现代医学研究发现,竹笋因纤维素含量较高,蛋白质的类型良好,脂肪含量低,能促进肠道蠕动、帮助消化、消除积食,因而是防治便秘、预防肠癌的佳蔬。

健康贴士

加工时尽量不用刀削,因竹笋肉遇铁往往会变硬,发死。存放时不宜去壳,以防失去清香的风味。

食用前应先用开水焯过,以去除笋中的草酸。靠近笋尖部的地方宜顺切,下部宜横切,这样烹制时不但易熟烂,而且更易入味。

辅助治疗肥胖症　竹笋富含B族维生素等营养素,具有低脂肪、低糖、多纤维的特点,本身可吸附大量的油脂。可辅助治疗肥胖症。

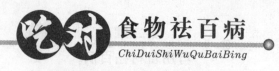

糖尿病

配方：鲜竹笋1个，粳米100克。

做法：将鲜竹笋脱皮洗净、切成笋片或笋丁，与粳米小火煮成粥。

食法：早晚温热食用。

功效：清肺除热，兼能利湿。适用于糖尿病及久泻、久痢、脱肛等症的辅助食疗。

腹胀、便秘

配方：竹笋50克，蜂蜜适量。

做法：将竹笋去皮苋，制如参形，入沸水中汆过，微加蜜水拌之，装入盘中即可。

食法：佐餐食用。

功效：开胃健脾、利气除胀，排积通便。适宜于脘痞纳呆、腹胀、便秘者食用。

发热头痛、妊娠眩晕

配方：竹笋250克，植物油、精盐、姜片、酱油、葱段、味精各适量。

做法：竹笋去皮，洗净，切片。锅内倒入植物油烧热，放入葱段爆锅，放竹笋、姜片、精盐、酱油，翻炒至熟，放味精，炒匀即成。

食法：佐餐食用。

功效：清热、消痰、镇痛，适用于高血压病、小儿痰热惊痫、发热头痛、妊娠眩晕等症。

黄金搭配

竹笋与鸡肉同食可暖胃、益气、补精、填髓。

竹笋与猪腰同食可利尿。

竹笋与猪肉同食可防糖尿病。

竹笋与香菇同食可明目、利尿、降血压。

相克搭配

不宜与山楂、豆腐、红糖同食。

适宜人群

老少皆宜。特别适合三高人群、减肥人士、青春痘、直肠癌患者食用。

不宜人群

脾虚便溏者不宜多食，结石病患者慎食。

第二章
巧用食材祛百病

胃热烦渴：竹笋200克，加少许精盐与适量水煮至熟烂，每天2次。

肺热咳嗽：取新鲜竹笋250克与等量的老鸭肉一起煮熟食用。

眩晕失眠：鲜竹笋500克。将其洗净切碎挤汁，加白砂糖浓缩成膏状调服。每次5克。

芦笋
—— 补虚抗癌

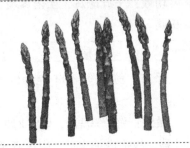

【别名】石刁柏、龙须葵。

【性味归经】性寒，味甘，入肺、胃经。

【医著溯源】《本草纲目》中指出："天门冬（芦笋的野种）可以保定肺气，去寒热、冷而能补。"

【主要营养成分】碳水化合物、膳食纤维、维生素A、B族维生素、钙、磷、钾等。

防癌治癌 芦笋所富含的组织蛋白能使细胞正常生长，并具有防止癌细胞扩散的功能，对淋巴肉芽肿瘤、膀胱癌、肺癌、皮肤癌以及白血病等均有特殊疗效。其所含的硒能消除体内产生的各种有害自由基，抑制致癌物的生长。

利小便，镇静神经 芦笋中含有丰富的天门冬酰胺。它能利小便，对心脏病、水肿、肾炎、痛风、肾结石、

健康贴士

芦笋中的叶酸很容易被破坏，所以应避免高温烹煮，最佳的食用方法是用微波炉小功率热熟。

芦笋中的叶酸很容易被破坏，所以若用来补充叶酸应避免高温烹煮，最佳的食片方法是用微波炉小火热熟。

膀胱炎、排尿困难等都有一定疗效,并有镇静作用。

治疗高血压、脑出血　芦笋中还含有对治疗高血压、脑出血等有效的芦丁、甘露聚糖、胆碱以及精氨酸等。

降低胆固醇　芦笋中的锰能改善脂肪代谢,降低胆固醇,防治动脉粥样硬化;钼能阻断对人体有害的亚硝酸盐的生成。

对症食疗

❋ 糖尿病 ❋

配方：芦笋125克,枸杞子15克,薏米、红豆各30克。

做法：芦笋洗净,切碎;枸杞子洗净;薏米、红豆分别淘净;沙锅内放入枸杞子、薏米、红豆,加适量清水,小火煮至将熟,投入芦笋末,拌匀,煮熟即可。

食法：每1~2日食1次。

功效：清热解毒、补虚止渴、养肾益肝、降低血糖,最宜肾阴亏虚型的糖尿病患者食用。

❋ 高血压 ❋

配方：鲜芦笋100克,红枣10枚,粳米100克。

做法：将鲜芦笋洗净,切段,备用。将红枣洗净,与淘洗干净的粳米同入锅中,加适量水,用大火煮沸后,改用小火煨煮成稠粥,粥将成时放入鲜芦笋段,继续煨煮5分钟即成。

食法：每日1次。

功效：平肝降压,主治各型高血压病。

❋ 癌症 ❋

配方：鲜芦笋100克,绿茶5克。

做法：鲜芦笋洗净,切成1厘米的小段,沙锅内加水后,中火煮沸,放入芦笋,加入用纱布裹扎的绿茶,煎煮20分钟,取出茶叶袋即成。

食法：代茶频频饮服,鲜芦笋可同时嚼服。

功效：润肺祛痰,解毒抗癌,适用于防治鼻咽癌、食道癌、乳腺癌、宫颈癌等。

饮食宜忌

黄金搭配 ●

芦笋与猪肉搭配食用利于人体对维生素B_{12}的吸收。

芦笋与冬瓜同食可抗癌。

第二章
巧用食材祛百病

芦荟与百合同食可清热去烦,安神。

 相克搭配

芦笋与香蕉相克,二者同食会刺激肠胃。

适宜人群

癌症、肾炎、胆结石、肝功能障碍患者和孕妇宜常食用。

不宜人群

痛风和糖尿病患者不宜多食。

实用偏方

抗癌:鲜芦笋200克,打成汁,每天饮用3次,长期食用,可作为癌症的辅助治疗。

动脉硬化:取芦笋4根切断,加入4碗水一起煮滚,至水量约浓缩一半即可,每日分3次饮用。

荸荠
——杀菌抗病

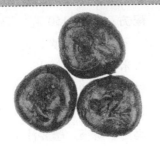

【别名】马蹄、地栗。
【性味归经】性寒,味甘,入肺、胃经。
【医著溯源】《名医别录》:"治消渴、痹热。"
【主要营养成分】蛋白质、脂肪、碳水化合物、膳食纤维、胡萝卜素、硫胺素、核黄素、烟酸、维生素C、维生素E、钙、磷、钾等。

 保健功效

促进发育 荸荠富含磷,能促进人体生长发育,而且对牙齿、骨骼的发育有很大益处,同时可促进体内的糖、脂肪、蛋白质三大物质的代谢,调节酸碱平衡,因此荸荠适于儿童食用。

预防急性传染病 荸荠能预防急性传染病，对荨麻疹、流行性脑膜炎都有预防作用。

防治肿瘤 荸荠含有荸荠英，荸荠英对金黄色葡萄球菌、大肠杆菌、产气杆菌及绿脓杆菌等均有抑制作用，还对肺部、食道和乳腺肿瘤有防治作用。

> **健康贴士**
>
> 荸荠不宜生吃，外皮和内部都有可能附着姜片虫的幼虫。荸荠洗净煮熟剥皮食能预防姜片虫，如不喜欢熟食，则应经充分浸泡后刷洗干净，再用沸水烫过，削皮再吃。

肺热咳嗽

配方：荸荠、荠菜各200克，水发香菇100克，香油、精盐、味精各适量。

做法：荠菜去皮，洗净，切丁；荠菜洗净，切段。香菇洗净，切丁；锅内放入香油烧热，倒入荸荠、香菇，翻炒片刻，加适量水煮沸，倒入荠菜煮熟，加精盐、味精调味即可。

食法：每日1次，连食数日。

功效：清热生津、化痰明目、消积，适用于温病消渴、咽喉肿痛、口腔炎、黄疸、热淋、高血压、肺热咳嗽等症。

糖尿病

配方：荸荠（去皮）、雪梨（去皮）、鲜芦根、鲜藕各500克，鲜麦冬1000克。

做法：五料榨汁混合冷服或温服。

食法：每日数次。

功效：本品既可清热生津，又可以补充营养，是糖尿病患者的食疗佳品。

小便艰涩灼痛

配方：荸荠150克，鸡内金20克，金钱草30克，海金沙15克，大米100克。

做法：先加水煎金钱草、海金沙，过滤取汁，备用。荸荠捣烂挤汁，鸡内金研细。荸荠汁、鸡内金粉和大米加水适量煮粥，等半熟时加入药汁，煮至米烂粥稠即可。

食法：代早餐服食。

功效：此方具有利尿排石，清利湿热的保健功效。

第二章
巧用食材祛百病

饮食宜忌

黄金搭配

荸荠与白酒搭配食用,能为人体提供丰富的营养成分。

香菇与荸荠二者搭配同食,具有调理脾胃、清热生津的作用。

适宜人群

凡热病烦渴、便秘、阴虚肺燥、痰热咳嗽、高血压等病证均宜食用荸荠。

不宜人群

脾胃虚寒者、血虚者、虚劳咳嗽者、孕妇,均应忌食或慎食。

实用偏方

鼻出血:荸荠、白萝卜、莲藕各500克。三料分别洗净切片,用水煎服。每日1剂,连服3~4剂。

阴虚阳亢型高血压:荸荠100克,海蜇皮30克。荸荠去皮、切片,与海蜇皮共放锅内,煮沸即可食用。

洋葱
—— 消食抗癌

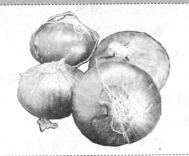

【别名】球葱、圆葱、玉葱、葱头。

【性味归经】味辛,性温,入心、脾经。

【医著溯源】《本草纲目》记载洋葱"生则辛平,熟则甘温。"

【主要营养成分】碳水化合物、膳食纤维、维生素C、钙、铁、磷、硒等。

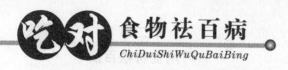

抗寒杀菌 洋葱鳞茎和叶子中含有一种被称为硫化丙烯的油脂性挥发物，具有辛辣味，这种物质能抗寒，抵御流感病毒，有较强的杀菌作用。

降血压、降血糖 洋葱是目前所知唯一含前列腺素A的食物。前列腺素A能扩张血管、降低血液黏度，起到降血压、减少外周血管和增加冠状动脉的血流量，预防血栓形成的作用。另外，洋葱含有的特殊物质还能促进钠盐的排泄，从而使血压下降，经常食用对高血压、高血脂和心脑血管患者都有保健作用。

抗癌、抗衰老 洋葱中含有一种名叫"栎皮黄素"的物质，这是目前所知最有效的天然抗癌物质之一，它能阻止人体内的生物化学机制出现变异，控制癌细胞的生长，从而具有防癌抗癌作用；洋葱所含的微量元素硒是一种很强的抗氧化剂，能消除体内的自由基，增强细胞的活力，具有防癌、抗衰老的功效。

防治骨质疏松 洋葱中还含有一定的钙质，能提高骨密度，防治骨质疏松症。

糖尿病

配方：洋葱1头，干红葡萄酒750毫升。

做法：洋葱切成6～8瓣，同葡萄酒一起放入广口玻璃瓶中，浸泡7天后喝酒吃葱头。

食法：每日三餐前服用1次，每次30～40毫升，并食几片葱头。半月1个疗程。

功效：降低血糖，还能清除体内的废物，使肌肤洁净，减少老年斑，延迟皮肤老化。

咽炎

配方：洋葱6～8头，牛奶500毫升，蜂蜜1杯。

做法：将6～8头洋葱捣碎，用500毫升牛奶煮熟，加入一杯蜂蜜。

食法：每日三餐前服用1次，每次40～50毫升。每餐食用数片，

第二章 巧用食材祛百病

疗效也佳。食时最好在口中多停留一会儿，然后徐徐咽下。

功效：抗菌清炎，滋阴润嗓。

治便秘

配方：洋葱500克，香油70克，精盐适量。

做法：洋葱洗净后切成细丝，拌入香油，精盐少许，腌半小时后一日三餐当菜吃。

食法：每餐用170克左右。也可将洋葱加工成汁，每日三餐前服用1汤匙。

功效：通便润肠。

黄金搭配

洋葱与鸡蛋同食，可提高人体对维生素C和维生素E的吸收率。

洋葱与大蒜搭配，可以起到抗癌的作用。

相克搭配

洋葱不可与甜椒一同炒，甜椒中的分解酶会破坏洋葱中的维生素C，降低营养价值。

洋葱与蜂蜜相克，同食会伤眼睛，引起眼睛不适，严重会失明。同时食用洋葱与蜂蜜会腹胀、腹泻。

适宜人群

老少皆宜。特别适合遗精、"三高"人群、癌症患者食用。

不宜人群

皮肤瘙痒、眼疾、胃病者不宜食用。

明目：用洋葱外皮煎水喝，或多吃炒洋葱，可减轻眼睛的玻璃体混浊，改善视力。

风寒感冒：洋葱加红糖，煮汤饮，可以治疗风寒感冒。

失眠：洋葱汁加牛奶，临睡前服，可以安神，治疗失眠。将切碎的洋葱放于枕边，也可防治失眠。

鼻塞：将一小片洋葱抵住鼻孔，洋葱的刺激气味，会促使鼻子瞬间畅通起来。

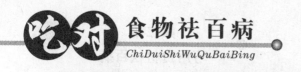

第四节 豆及豆制品

黄豆
——补血利水

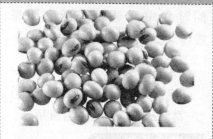

【别名】大豆。

【性味归经】性平，味甘，入脾、胃、大肠经。

【医著溯源】《神农本草经》："大豆黄卷，味甘平，主治湿痹、痉挛、膝痛。"《食物本草会纂》："宽中下气，利大肠，消水肿毒。"

【主要营养成分】蛋白质、钙、B族维生素、磷、钾、钠等。

保健功效

防治贫血　黄豆中含铁丰富，且易被人体吸收利用，对缺铁性贫血十分有利。

预防心血管疾病　黄豆中大豆蛋白质和豆固醇可以明显改善和降低血脂，含有的卵磷脂可除掉血管壁上的胆固醇，防止血管硬化，降低患心血管病的概率。

提高肌肤新陈代谢　黄豆对于改善皮肤干燥粗糙、头发干枯大有好处，可以提高肌肤新陈代谢，促进机体排毒，令肌肤保持青春。

> **健康贴士**
>
> 黄豆中含有抗胰蛋白酶的因子，它能抑制蛋白酶的消化，使黄豆蛋白难以分解为人体可吸收利用的各种氨基酸，经过加热煮熟后，这种因子就被破坏，消化率随之提高。

第二章
巧用食材祛百病

眼热

配方：榕树叶30克，黄豆20克，冰糖15克。

做法：将榕树叶、黄豆、冰糖加水共煎40分钟。

食法：顿服，每天1剂。连服1周为1个疗程。

功效：活血散瘀，解热理湿。适用于眼热等。

小儿百日咳

配方：黄豆芽90克，车前草20克，陈茶叶1.5克，冰糖60克。

做法：将黄豆芽、车前草、陈茶叶一起加水煎汁，加入冰糖，煮三沸，使冰糖溶化。

食法：1岁左右每次服6~12毫升，每日4次；5岁左右每次服15毫升；6~10岁每次服18毫升。

功效：可改善小儿百日咳。

神经衰弱、糖尿病

配方：黄豆150克，干贝60克，兔肉750克，荸荠50克，精盐适量。

做法：将黄豆洗净；干贝用清水浸泡至软；兔肉洗净切块；荸荠洗净。将黄豆、干贝、兔肉、荸荠放入锅中，加入清水适量，用大火煮沸后改用小火炖约3个小时，最后加油、精盐调味即成。

食法：此汤应经常食用，每天吃兔肉250克即可。

功效：养阴退热、养血调中，适宜于神经衰弱、糖尿病患者食用。

黄金搭配

黄豆宜与玉米同食。将25%的黄豆与75%的玉米混合在一起，营养价值就可提高到76%左右，几乎与牛肉媲美。

黄豆宜与排骨同煮，黄豆中铁含量丰富，排骨中也含铁，二者同食对补铁也有益。

黄豆与茄子搭配可以保护血管、有益健康。

相克搭配

黄豆与酸牛奶同食时，黄豆所

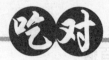

含的化学成分会影响酸牛奶中丰富的钙的吸收。

适宜人群

脑力劳动者和肥胖者宜经常食用。

不宜人群

患有严重肝病、肾病、痛风、动脉硬化者禁食。消化功能不良者尽量少食。

实用偏方

习惯性便秘： 黄豆皮120克，用水煎汤，分3次服用。

感冒： 黄豆50克，干芫荽3克，葱3根，白萝卜3片，捣烂成泥，外敷患处。

绿豆
——消暑解毒

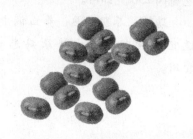

【别名】文豆、摘绿、青小豆。

【性味归经】性凉，味甘，入心、胃经。

【医著溯源】《本草纲目》："补益元气，调和五脏，安精神，行十二经脉，去浮风，润皮肤，止消渴，利肿胀。"

【主要营养成分】蛋白质、脂肪、碳水化合物、维生素B_1、维生素B_2、钙、铁等。

保健功效

清热解暑 绿豆性寒，夏天喝绿豆汤可以清热解暑、止渴利尿，不仅能补充水分，而且还能及时补充无机盐，对维持电解质平衡有着重要意义。

解毒 绿豆还有解毒的作用，如发生酒精中毒（醉酒）或误吃错药等情况，在医院抢救前都可以先灌下一碗绿豆汤进行紧急处理；经常

第二章 巧用食材祛百病

在有毒环境下工作或接触有毒物质的人，宜经常食用绿豆解毒保健。

降低胆固醇　绿豆中含有的植物固醇可通过减少肠道对胆固醇的吸收、阻止胆固醇的合成等环节，起到降低血清胆固醇含量的作用，因而特别适合高血脂患者食用。

> **健康贴士**
> 绿豆煮得过烂，会破坏有机酸和维生素，降低清热解毒功效。

缓解痤疮　绿豆还可以作为外用药，如果得了痤疮，可以把绿豆研成细末，煮成糊状，在就寝前洗净患部，涂抹在患处。

 对症食疗

❋ 风热头痛 ❋

配方：菊花15克，枸杞叶100克，绿豆30克，冰糖适量。

做法：绿豆洗净，用清水浸泡半小时左右；枸杞叶、菊花分别洗净备用。把绿豆放入锅内，加适量清水，大火煮沸后改用小火煮至绿豆烂，再加入菊花、枸杞叶、冰糖，再煮5~10分钟即可。

食法：代茶饮用。

功效：补虚益精、清心、除烦、悦目、去燥，适用于风热感冒、瘟病初起、肝火上扰引起的视物昏花、头晕口苦、头痛目赤等症状。

❋ 急性湿疹 ❋

配方：绿豆30克，海带20克，鱼腥草15克，白砂糖适量。

做法：绿豆淘净；海带、鱼腥草分别洗净，切碎；锅内放入绿豆、海带、鱼腥草，加水，大火烧沸。改用小火烧煮，待绿豆烂，加白砂糖调味即成。

食法：喝汤，吃海带和绿豆。每日1次，连服6~7日。

功效：适用于急性湿疹，症见皮损潮红、水疱、剧烈瘙痒，伴胸闷、无食欲等。

 饮食宜忌

■ 黄金搭配 ●

绿豆宜与大米搭配，与大米搭配可以清热解毒、润喉止渴。

绿豆宜与排骨同食，因绿豆中的植物蛋白质与排骨中的动物蛋白质可实现营养互补。

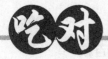

绿豆与水果搭配可增进食欲。

百合与绿豆搭配同食,有清热润肺之功效。

相克搭配

绿豆忌狗肉,同食会胀肚,吃空心菜三两棵可以治愈。

绿豆忌榧子,同食易引起腹泻。

适宜人群

一般人群均可食用,更适合高血压、眼病、中毒者,肠胃虚弱、虚寒的人。

高血压:绿豆适量,猪胆1副。猪胆内装满绿豆粒,置3个月后取出食用。每日1次,服7粒。服后血压很快下降,服至痊愈。

高脂血症:绿豆、海带、红糖各150克。海带发好洗净切条,与绿豆同入锅内,加水炖,至豆烂为止。用红糖调服,每日2次,连续服用一段时间。

打嗝:绿豆粉、茶叶各50克,白砂糖少许。将绿豆粉、茶叶用水冲泡,加白砂糖调匀,顿服。

红豆
——消肿止泻

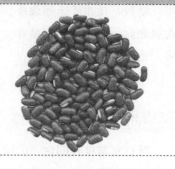

【别名】赤小豆、赤豆、红饭豆。

【性味归经】味甘、酸,性平,归心、小肠经。

【医著溯源】《本草纲目》记载红豆"下水肿,排痈肿脓血,疗寒热,止泄痢,利小便……健脾胃"。

【主要营养成分】蛋白质、脂肪、碳水化合物、维生素 B_1、维生素 B_2、钙、铁等。

第二章 巧用食材祛百病

改善水肿，解毒、催吐　红豆中的皂角化合物对肾脏、心脏病等形成的水肿有改善作用，能促进通便和排尿，还有解毒、催吐的作用。

补血，催乳　红豆含有丰富的铁质，具有很好的补血功能，还有催乳的功效，是非常适合女性的食物。

利尿解毒　红豆有良好的利尿作用，可解酒、醒酒；此外，还可用于跌打损伤、血瘀肿痛的消炎解毒。

健康贴士

制作红豆沙时最好不要去除豆皮，这样可以保存豆皮中的膳食纤维、多种抗氧化成分以及维生素等，对健康更有宜。

腮腺炎

配方：红豆 30 克，金银花 10 克。

做法：红豆淘净；金银花用纱布包裹，即得药包；锅内放入药包、红豆，加水适量，大火烧沸，改用小火煮 15 分钟，至红豆熟烂即可。

食法：每 1～2 日 1 次。

功效：清热解毒，可有效改善腮腺炎症状。

水肿、肥胖、大便溏薄

配方：茯苓 25 克，红豆 30 克，大枣 10 个，大米 100 克。

做法：先将红豆冷水浸泡半日后同茯苓、大枣、大米煮粥即可。

食法：早晚餐温热服食。

功效：利水消肿，健脾益胃。适用于水肿病、肥胖症以及大便溏薄等。

肝阴虚型高血压

配方：白菜 200 克、红豆 30 克，葱、姜、精盐、植物油适量。

做法：将赤豆去杂质，洗净；白菜洗净后切成 6 厘米长的段；姜切片；葱切段，备用。将炒锅置大火上，加入植物油，待油烧至六成熟，加入姜片、葱段爆香，再加入 1000 毫升清水，放入红豆煮 40 分钟。放入白菜煮至断生，加精盐调味即成。

食法：佐餐食用。

功效：此汤具有清热解毒，利水降压之功效，适于肝阴虚型高血压患者。

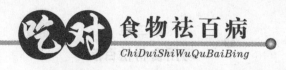

黄金搭配

百合与红豆同食有补充气血、安定神经的功效。

鲤鱼与红豆同食有利水除湿的作用，适宜水肿者食用。

相克搭配

羊肉与红豆相克，二者同食后易使羊肉的温补功效降低。

适宜人群

水肿、肾炎患者、产妇、乳母宜多食。

不宜人群

红豆能利尿，故尿频者忌食。

乳汁不通：红豆25克，大米适量，煮粥食用，连服3～4天或红豆加水，小火熬取浓汁饮服。

产后浮肿：红豆100克，煮烂食用。每日2次，连服数日。

治便血（肛裂）：红豆100克，当归15克，煎汤内服，每日2次。

黑豆
——解毒利水

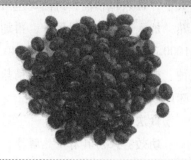

【别名】黑大豆、乌豆。

【性味归经】味甘、性温，归心、脾、肾三经。

【医著溯源】《本草纲目》记载黑豆"能治水，消胀、下气、制风热而活血解毒"。

【主要营养成分】蛋白质、脂肪、碳水化合物、膳食纤维、维生素E、B族维生素、钙、铁、磷、镁等。

第二章 巧用食材祛百病

减少皱纹，防止便秘 黑豆中含有丰富的维生素 E，它是一种抗氧化剂，能清除体内自由基，减少皮肤皱纹，保持青春健美；黑豆还可防止皮肤产生黑斑，能使皮肤变得细嫩有光泽；黑豆中含有的膳食纤维，促进消化，防止便秘发生。

健康贴士

黑豆皮能养血平肝、除热止汗，因此吃黑豆时最好不要剥皮。

黑豆有助于儿童在发育阶段对钙的吸收，有利于改善骨质疏松。

降低胆固醇 黑豆不含胆固醇，只含植物固醇，而植物固醇不被人体吸收，却有抑制人体吸收胆固醇、降低血液中胆固醇含量的作用。因此，食用黑豆能软化血管，有利于高血压、心脏病患者。

❋ 疖疗疮肿 ❋

配方：黑豆、绿豆各 50 克，车前子 15 克，蜂蜜 10 毫升。

做法：将车前子浸洗一遍，用洁净的纱布袋装好，同洗净的黑豆、绿豆一同放入锅中，加适量水，煎煮至豆烂熟，离火稍凉，弃布袋，调入蜂蜜即可。

食法：每日早、晚分食。吃豆喝汤。

功效：消炎止痛，利水消肿。同时还适用于肠炎腹泻等。

❋ 神经衰弱、冠心病 ❋

配方：黑豆 60 克，柏子仁 15 克，枣仁 10 克。

做法：将黑豆、柏子仁洗净，与枣仁一同放入锅中，加水适量，煮至黑豆熟烂即可。

食法：每日早、晚分食。

功效：滋阴补肾，宁心安神，润肠通便。适用于神经衰弱、疲劳综合征、失眠症、冠心病、更年期综合征、糖尿病、高血压病等病证。

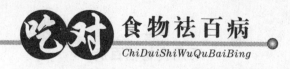

❈ 贫血、风湿性关节炎 ❈

配方：山药300克，熟黑豆粉、黑芝麻、炸花生仁各30克，橘红粒20克，蜜冬瓜条15克，炸核桃仁、蜜枣各30克，熟猪油、白糖各适量。

做法：将山药去皮，洗净，蒸熟，压成泥。蜜枣切成粒。锅上中火，放油滑锅，加入开水适量，下山药泥搅散，加入熟猪油，炒片刻后加白糖，炒至出油，加入熟黑豆粉、黑芝麻、炸花生仁、橘红粒、蜜冬瓜条、炸核桃仁、蜜枣，小火翻炒均匀，起锅入盘即可。

食法：每1～2天食用1次。
功效：祛风散寒，补肾强身。

黄金搭配

黑豆与鸡肉一起食用，有活血调经、祛斑增白功效。

黑豆与海带一起食用，有活血、利水、祛风、解毒的作用。

黑豆与莲藕一起食用可以滋阴补虚、止血健胃。

相克搭配

黑豆忌与蓖麻子、厚朴同食，容易出现中毒现象。

适宜人群

体虚者，水肿者，老人肾虚耳聋，妊娠腰痛者宜食。

不宜人群

婴幼儿不宜多食。

实用偏方

腰痛：黑豆30克，炒杜仲15克，枸杞子12克，煎水服。

月经不调：黑豆30克，苏木15克水煎，加红糖调服。

筋骨痹痛：黑豆30克，桑枝、枸杞子、当归各15克，独活9克，煎服。

婴儿湿疹：黑豆油30毫升，黄蜡15克，共熔化为膏，涂患处。

烫伤：黑豆250克，煮浓汁，取适量涂患处。

第二章 巧用食材祛百病

豌豆
——利水通乳

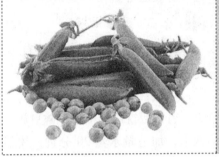

【别名】寒豆、蜜糖豆、青豆。

【性味归经】性微寒，味甘，入心、脾、胃、大肠经。

【医著溯源】《随息居饮食谱》："煮食，和中生津，止渴下气，通乳消胀。"

【主要营养成分】蛋白质、脂肪、碳水化合物、叶酸、膳食纤维、胡萝卜素、维生素C、维生素E、钙、铁、镁等。

保健功效

抗菌消炎 豌豆所含的止杈酸、赤霉素和植物凝素等物质具有抗菌消炎、增强新陈代谢的功能。

降血糖、降血压 豌豆中所含的大量的钙能促进体内糖和脂肪的代谢，可以维持胰岛素的正常功能。另外，豌豆含锌量高，减少镉的积累，阻止动脉粥样硬化，糖尿病患者、血压增高者宜常食豌豆及豌豆制品。

润肠通便 豌豆中富含膳食纤维，能促进大肠蠕动，保持大便通畅，起到清洁大肠的作用。

健康贴士

豌豆要煮熟了才能吃，否则豌豆中的豆类皂素会导致腹泻等症状，但也不要烹调时间过长，否则会造成B族维生素和维生素C等营养成分的流失。

对症食疗

✿ 润肌泽肤 ✿

配方：西红柿200克，豌豆100克，鸡蛋2个，糯米、大米各50克，精盐、味精、食用油各少许。

做法：将糯米、大米淘洗干

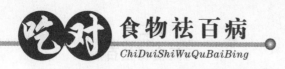

净,放入锅中,加清水适量煮熟成饭。西红柿洗净,切成小块。炒锅中放油,烧热,打入鸡蛋,放入豌豆,炒片刻。倒入米饭、西红柿、精盐、味精,再炒片刻即成。

食法:每日早、晚餐分食。

功效:此饭可祛斑驻颜,养阴生津。适用用于颜面色斑。

益气养胃

配方:鸡肉200克,豌豆100克,鸡蛋1个,料酒、精盐、味精、白糖、淀粉、高汤、食用油各适量。

做法:鸡肉切丝放碗里加蛋清、淀粉,抓匀成糊,豌豆过水焯烫一下。锅内油三四成热下鸡丝,划开后倒出。放鸡丝、豌豆、料酒、高汤、精盐、味精、白糖,勾芡即可。

食法:佐餐食用。

功效:常食有生津止渴、益脾健胃、养血柔肝的功效。适用于肝炎、胃炎患者。

润燥滑肠

配方:糙米100克,豌豆50克,高汤适量。

做法:糙米洗净浸泡2小时沥干,青豌豆洗净。糙米、豌豆放入锅中,加适量水蒸20分钟,用筷子搅送饭粒,使豆饭分布较为均匀,淋高汤,再蒸熟即可。

食法:每天早、晚各1次。

功效:此饭有益气和胃、润肠通便之功效。可作为贫血、肠燥便秘、肾虚等症的辅助食疗。

黄金搭配

西红柿豌豆饭,可祛斑驻颜,养阴生津。

豌豆和羊肉食用对气血虚弱者有益。

相克搭配

红薯忌豌豆,若一起食用会排气过多。

不宜人群

消化不良者不宜多食。

高血压,心脏病:豌豆苗一把,洗净捣烂榨汁,每次饮半杯,每日2次。

第二章 巧用食材祛百病

产后乳汁不下：荷兰豆捣碎煮粥，温服，可用于治疗产后脾胃虚弱、乳汁不下。搭配猪蹄炖服效果更好。

糖尿病口干、口渴：荷兰豆少放精盐或不放精盐，淡煮，长期服用。

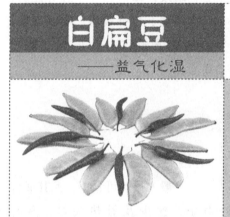

白扁豆
—— 益气化湿

【别名】娥眉豆。

【性味归经】味甘，性微温，归脾、胃经。

【医著溯源】《本草纲目》记载扁豆"白而微黄，其气腥香，其性温平，得乎中各，脾之谷也"。

【主要营养成分】蛋白质、蔗糖、葡萄糖、麦芽糖、水苏糖、棉子糖、植物凝集素等。

 功效

消暑止泻 夏日暑湿伤中，脾胃不和，易致吐泻。白扁豆能健脾化湿以和中，性虽偏温，但不会温燥助热伤津，因此可用于暑湿吐泻。

抗肿瘤 扁豆中含有血球凝集素，这是一种蛋白质类物质，能激活肿瘤病人的淋巴细胞产生淋巴毒素，有显著的消退肿瘤的作用。肿瘤患者宜常吃扁豆，有一定的辅助食疗功效。

 食疗

❋ **小儿湿热并重型腹泻** ❋

配方：鲜山药30克（去皮洗净），白扁豆15克，大米100克，白糖适量。

做法：先将大米、扁豆放入锅中加水适量煮八成熟，再将山药捣

131

成泥状加入一起煮成稀粥,加适量白糖调味即可。

食法:每天2次温热食用。

功效:此方有消暑化湿、健脾止泻之功效,适用于小儿湿热并重型腹泻。

暑湿泻痢、赤白带下

配方:炒白扁豆60克(或鲜扁豆120克)、粳米100克、红糖适量。

做法:将白扁豆用温水浸泡一宿,再与粳米、红糖同煮为粥。

食法:可供夏秋季早晚餐食用,每日2~3次温服。

功效:此粥适用于脾胃虚弱、食少呕逆、慢性腹泻、暑湿泻痢、夏季烦渴等症。妇女赤白带下亦宜。

饮食宜忌

黄金搭配

豆腐烧扁豆,食疗可以明目。

扁豆与蘑菇一起食用,可以补气益胃、理气化痰。

扁豆炖鸡,可以健脾祛湿,舒筋活血。

适宜人群

一般人群均可食用,尤其适合脾虚、食少及暑热头晕、恶心的人。

不宜人群

腹胀的人忌吃扁豆。

实用偏方

脾胃虚弱:白扁豆60克,粳米150克,同煮熬粥。每日早、晚分服。

胎动不安、呕逆:白扁豆100克,水煎煮,连汤带豆同服。

暑泄、水肿及轻度食物中毒:白扁豆100克,炒熟研细末,米汤送服,一日3次,每次6克。

第二章
巧用食材祛百病

芸豆
——利肠止呃

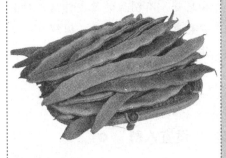

【别名】菜豆、四季豆、架豆等。
【性味归经】味甘、淡，性平，入脾、胃经。
【医著溯源】《本草纲目》记载芸豆："温中下气，利肠胃，止呃逆，益肾补元。"
【主要营养成分】蛋白质、脂肪、糖类、膳食纤维、植物血凝素、胡萝卜素、B族维生素、烟酸、维生素C、钙、铁、磷等。

保健功效

有益心血管 芸豆还是一种难得的高钾、高镁、低钠食物，尤其适合心脏病、动脉硬化、高脂血、低血钾症和忌盐患者食用。

消暑化湿，利水消肿 四季豆清凉爽口，可消暑利湿，用于夏季暑热湿重、胸闷、食欲不振、大便溏泻等，还可用于治疗脚气、水肿、小便不利。

健康贴士

生芸豆夹中含有皂素和生物碱，会引起中毒，所以烹饪前应先加热，可用沸水焯，或干煸至变色。烹饪时间要长，应至其完全熟透后方可食用。

清热解毒，凉血止血 四季豆含有植物血凝素，可以凉血解毒、止血，可用于治疗流行性出血热、血小板减少性紫癜等。

抗癌 从四季豆中提取的植物血凝素与抗癌药物同用，能帮助抗癌药物更好地进入癌细胞而发挥药效，故肿瘤患者可经常食用四季豆。

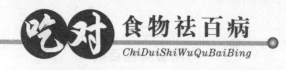

关节炎

配方：红花芸豆50克，大米100克，水适量。

做法：用温水浸泡3~5小时，与大米一起煮粥食用。

食法：每日1剂。宜长期坚持。

功效：红花芸豆中富含花色苷和皂苷，有明显的抗炎作用，对关节炎患者可起到消炎、缓解疼痛的作用。

黄金搭配

话梅和芸豆一起食用，芸豆可吸收话梅的味道，味道鲜美。

羊肉和芸豆搭配，营养丰富，而且脂肪含量低，有益健康。

芸豆和番茄搭配可以使身体获得足够的营养，又不会给身体造成负担。

适宜人群

适宜脾胃弱、湿气重者及流行性出血热、血小板减少性紫癜、水肿小便不利、癌症患者食用。

不宜人群

腹胀者不宜多食。

消化功能不良、慢性消化道疾病患者少食。

治水肿：芸豆120克，薏米15克，白糖30克，水煎服。

治妇女白带、泄泻：芸豆100克，白扁豆50克，山药50克，白糖50克，煮粥食。

治疗暑热感冒：芸豆15克，香薷10克，厚朴10克，水煎服。

第二章 巧用食材祛百病

豆腐
——降压强身

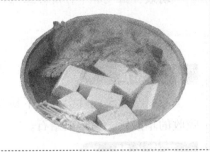

【别名】老豆腐、嫩豆腐。

【性味归经】性凉，味甘，入脾、胃、大肠经。

【医著溯源】《本草纲目》："治胃火冲击，内热郁蒸，症见消渴、胀满。并治赤眼肿痛。"

【主要营养成分】蛋白质、钙、铁、磷、碳水化合物、植物油等。

保健功效

预防骨质疏松，益于更年期 豆腐含有丰富的植物雌激素，对防治骨质疏松症有良好的作用。多吃豆腐有助于中年女性克服更年期症状。

抗癌 豆腐中的甾固醇、豆甾醇是抗癌的有效成分，可以抑制乳腺癌、前列腺癌及血癌。

保护肝脏 豆腐含有不饱和脂肪酸、卵磷脂等，可以有效地保护肝脏，促进人体代谢，增强免疫力，并有解毒的作用。

健康贴士

豆腐不宜油炸：油炸豆腐会破坏其营养成分，降低营养价值，且会吸附油脂，对健康不利。

对症食疗

❋ 鼻出血 ❋

配方：豆腐 250 克，白木槿花 10 克，生石膏、白砂糖各 30 克。

做法：煎生石膏，放木槿花、豆腐，煎至豆腐有小孔状放白砂糖。

食法：每日 1 剂，宜冷服。

功效：清凉止血。

❋ 益气和中 ❋

配方：猪肝 50 克，嫩豆腐 1

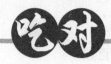

块、精盐、味精、料酒、葱花、湿淀粉、色拉油、鲜汤各适量。

做法：将猪肝洗净，切薄片，放碗内，加入精盐、料酒、湿淀粉拌匀。豆腐，切小片。锅内放鲜汤，烧沸，放入豆腐、精盐、色拉油再沸，倒入猪肝，烧至熟，加入葱花、味精，出锅即成。

食法：佐餐食用。

功效：益气和中，清肺止咳。

黄金搭配

豆腐与海带同食预防碘缺乏。

豆腐与泥鳅、鱼搭配可提高钙的吸收。

豆腐与鸡蛋同食可提高蛋白质吸收利用率。

相克搭配

豆腐与菠菜同食会生成不易被吸收的草酸钙，易形成结石。

不宜人群

寒型哮喘患者。

感冒初起：葱炖豆腐，每日食3~5次。

麻疹余热：鲫鱼与豆腐共煮。

水肿膨胀：葱煎豆腐。

豆浆
—— 调节女性内分泌

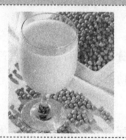

【别名】豆奶、豆乳、豆汁。

【性味归经】性平，味甘，入脾、胃经。

【医著溯源】《本草纲目》："性平味甘，利水下气，制诸风热，解诸毒。"

【主要营养成分】植物蛋白、磷脂、维生素B_1、维生素B_2、烟酸和铁、钙等。

第二章 巧用食材祛百病

预防老年痴呆 豆浆中富含优质蛋白质,并含有8种人体必需的氨基酸,对老年人保持神经健康、增强记忆力十分有益,多喝豆浆可预防老年痴呆症,还能增强抗病能力。

预防癌症 豆浆除了含有植物雌激素以外,还含有大豆蛋白、异黄酮、卵磷脂等物质,对某些癌症如乳腺癌、子宫癌有一定的预防作用,是一味天然的雌激素补充剂。

预防心血管疾病 豆浆中的油脂为不饱和脂肪酸和卵磷脂,可预防动脉硬化、脑溢血并防止血栓形成。

调节内分泌 豆浆中含有一种牛奶所没有的植物雌激素——"黄豆苷原",该物质可调节女性内分泌系统的功能。中老年妇女饮用,可改善更年期综合征。青年女性饮用,能令皮肤白皙润泽,容光焕发。

健康贴士

生豆浆中含有皂毒素和抗胰蛋白酶等成分,不能被肠胃消化吸收,饮用后易发生恶心、呕吐等中毒症状,但这些有害成分在豆浆煮熟后就会被分解。因此,豆浆要煮熟饮用。

❋ 高血压 ❋

配方:荸荠300克,豆浆250克,白砂糖25克。

做法:荸荠用清水洗去泥沙,用沸水烫约1分钟,放在臼内捣绒,再用洁净的纱布绞汁待用;生豆浆放在铝锅内,置中火上烧沸后,掺入荸荠汁水,待再沸后,即可离火,倒入碗内,加白糖搅匀即成。

食法:每日1次。

功效:荸荠汁清热凉血、生津止渴,豆浆润燥补虚、清肺化痰;两汁合用则清润之功更强,用于肠热便秘、肺热咳嗽、胃热口渴、血痢便血、血淋尿血等症,亦适用于高血压及体虚有热之人饮用。

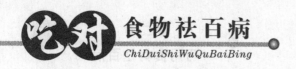

黄金搭配

饮豆浆的同时吃些面包、糕点、馒头等淀粉类食品，可使豆浆中的蛋白质在淀粉的作用下，与胃液较充分地发生酶解，使营养物质被最大程度地被人体吸收。

相克搭配

饮用豆浆时不能加红糖；不能冲入鸡蛋。

适宜人群

一般人群均可食用，特别适合女性和老人饮用。

不宜人群

胃寒、后胸部发闷、反胃、吐酸、脾虚、腹胀、腹泻、夜尿频以及遗精、肾亏的人均不宜饮用。

脂肪肝：豆浆 250 毫升，荷叶 30 克。将荷叶润透，切丝，用清水煎煮为 50 毫升药液备用；豆浆烧沸，倒入荷叶药液，再烧沸即成。

口舌生疮：豆浆 1000 毫升，荸荠 150 克，白砂糖 60 克。荸荠去皮，压取汁与豆浆混合，数沸后加糖即成。趁温热服用，分 2 次服，7 日为 1 疗程。

外阴白斑：豆浆适量，甜杏仁 9 克。将甜杏仁冲入豆浆内服。

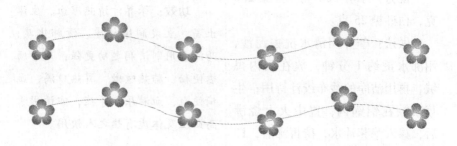

第二章
巧用食材祛百病

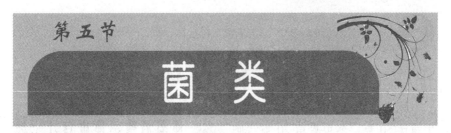

第五节

菌类

香菇
——抗癌降脂

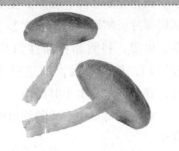

【别名】冬菰、菊花菇、花蕈。
【性味归经】性平，味甘，归肝、胃经。
【医著溯源】《本草纲目》中记载香菇"益气、不饥、治风破血"。
【主要营养成分】蛋白质、脂肪、膳食纤维、多种维生素、酪氨酸、氧化酶、麦角甾醇、核酸等。

保健功效

提高机体免疫功能 香菇多糖可提高巨噬细胞的吞噬功能，还可促进T淋巴细胞的产生，并提高T淋巴细胞的杀伤活性，提高机体免疫力。

抗病毒 香菇含有一种干扰素诱生剂，能干扰病毒的蛋白质合成，抑制病毒的生产和繁殖。香菇中的多糖物质，能促进T细胞和中性粒细胞的增值和杀伤作用，增强人体抗病毒能力，对流感病毒、麻疹病毒、肝炎病毒、艾滋病病毒等有较好的防御作用。

降血压，降血脂 香菇中含有嘌呤、胆碱、酪氨酸、氧化酶以及某些核酸物质，能起到降血压、降血脂的作用，又可预防动脉硬化、肝硬化等疾病。

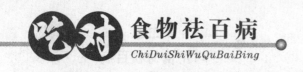

对症食疗

❋ 气血阴阳俱虚证 ❋

配方：女贞子、香菇各30克，生黄芪50克，冬虫夏草20克，肥鸭2只，葱、姜、胡椒粉、料酒、精盐、味精各适量。

做法：将女贞子、黄芪、冬虫夏草洗去浮灰，装入纱布袋内；香菇用温水泡发，葱、姜切成片。鸭宰杀后去毛及内脏，洗净，放入沙锅内，加水适量，加入香菇、药袋、葱片、姜片、精盐、料酒，用大火烧开后，改用小火炖至鸭肉熟烂，取出药袋，拣出葱、姜，放入胡椒粉、味精即成。

食法：佐餐食。

功效：可益气养血，调补阴阳。适用于气血阴阳俱虚证，可用于久病不愈，癌症晚期等。健康人服用可防病抗癌，强身健体。

❋ 体弱消瘦、体虚自汗 ❋

配方：母鸡肉100克，党参、香菇各30克，黄花45克，生姜、料酒、精盐各适量。

做法：将鸡肉切成小块，党参、黄花分别切段，香菇、生姜分别切薄片。然后将鸡肉、党参、香菇、生姜、料酒和精盐拌匀约10分钟后，放入小盆，加适量水盖好，置于锅中蒸1小时即可。

食法：每日中、晚餐均可作菜食用。

功效：补中益气，和脾胃，固表止汗，降脂。适用于老年人脾胃虚、体弱消瘦、体虚自汗等症。

饮食宜忌

黄金搭配 ●

豆腐与香菇：同食可增强抗癌、降血脂的功效。

相克搭配 ●

猪肝与香菇相克，香菇所含的甾醇等生物活性物质，与含有维生素A的猪肝一起食用，会破坏维生素A的营养价值。

不宜人群 ●

患有顽固性皮肤瘙痒症者忌食香菇。

第二章 巧用食材祛百病

实用偏方

癌症： 鲜蘑菇或香菇 30 克（干品减半），每日煮食 1 次，日期不限，可防治胃癌及妇女子宫颈癌等。

小儿麻疹： 香菇 6～10 克，水煎服，每日分 3 次服下，治小儿麻疹透发不快。

银耳——滋阴润肺

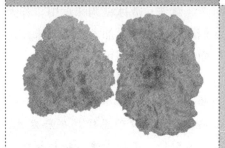

【别名】白木耳、雪耳、银耳子。

【性味归经】味甘、淡，性平，入肺、胃、肾经。

【医著溯源】《本草问答》认为"白耳润肺生津，主攻生津、活血、滋阴补阳"。

【主要营养成分】蛋白质、碳水化合物、脂肪、膳食纤维、无机盐等。

保健功效

增强免疫力 银耳中的有效成分酸性多糖类物质，具有增强人体的免疫力，调动淋巴细胞，加强白细胞的吞噬能力，兴奋骨髓造血功能。另外，银耳富含维生素 D，能防止钙的流失，对促进儿童的生长发育十分有益。

保肝护肝 银耳含有的砷元素还具有提高肝脏解毒的能力，可有效保护肝脏。

健康贴士

银耳含有较多的硝酸盐类，而隔夜的银耳汤在细菌的分解作用下，硝酸盐会还原成亚硝酸盐。食用后，亚硝酸盐会进入血液循环，使人体中正常的血液蛋白被氧化，出现不适症状。

防癌抗癌 银耳因富含硒等微量元素，可以增强机体抗肿瘤的免疫力。除此之外，银耳中的酸性多糖类物质也能增强人体的免疫力，控制恶性肿瘤。

抗辐射 银耳可提高机体对外界致病因子的抵抗力，增强机体对原子辐射的保护作用，促进骨髓的造血机能，能增强肿瘤患者对放疗、化疗的耐受力。

❀ 月经不调 ❀

配方：银耳15克，紫珠草10克，旱莲草12克。

做法：取以上3味用水煎服。

食法：每日2次。

功效：此方可调理女性月经量多、烦躁不眠等症。

❀ 干咳少痰 ❀

配方：银耳（干品）1小朵，西洋参4~5片，大米100克，冰糖或木糖醇适量。

做法：将银耳洗净，冷水发透。与西参片、大米入沙锅中，加水适量，小火煎煮成粥。

食法：放冰糖调味食用。若为糖尿病病人，可加木糖醇调味，入面粉做成糊粥即可食用。

功效：本方具有养阴益肺、润肠止咳的作用，同时还适用于烦热、盗汗、口干思饮、午后发热、大便秘结、舌红少津、脉象细数。

黄金搭配 ●

银耳与茉莉花搭配可用于生气、熬夜导致的咳嗽、喀血、胸胁痛等肝郁、阴虚症状。

银耳与鹌鹑蛋同食具有强身健体、补脑、降压降脂的功效。

适宜人群 ●

一般人均宜食用，尤其适宜癌症化疗患者、体质虚弱不耐受人参鹿茸大补者、爱美人士、肥胖之人、老年人食用。

不宜人群 ●

风寒感冒患者暂不能食。

第二章
巧用食材祛百病

 偏方

高血压： 干银耳5克，适量冰糖。银耳用清水浸泡一夜，于饭锅上蒸1～2小时，加入适量的冰糖。

糖尿病： 水发银耳50克，菠菜（留根）100克，精盐、味精少许。将菠菜洗净，银耳泡发煮烂，放入菠菜、精盐、味精煮成汤。

荨麻疹： 银耳12克，白砂糖、醋适量。银耳泡发，再用开水冲洗，掰成小块，放在盘内，加白砂糖和醋拌匀后食用。

黑木耳
—— 养胃止血

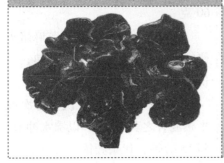

【别名】黑木耳、光木耳。

【性味归经】味甘，性平，入胃、大肠经。

【医著溯源】《日用本草》认为木耳"治肠癖下血，又凉血"。

【主要营养成分】蛋白质、脂肪、糖类、维生素K、烟酸、胡萝卜素、甾醇、麦角甾醇、钙、磷、铁等。

保健功效

补血 木耳中铁的含量极为丰富，常吃能养血驻颜，令人肌肤红润，并可防治缺铁性贫血。

清理肠道 木耳中的胶质可把残留在人体消化系统内的灰尘、杂质吸附集中起来排出体外，可以清除难以消化的谷壳、沙子、金属屑等异物，从而起到清胃涤肠的作用。

抗血栓 木耳含有维生素K，能减少血液凝聚，预防血栓，防治动脉粥样硬化和冠心病。

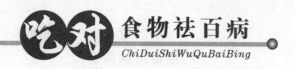

抗辐射 木耳多糖可减轻射线对机体免疫力功能的损害，具有抗辐射作用，可适当多吃。

通便，活血止血 因木耳有清滑的作用，还有活血止血功效，因此对便秘、痔疮下血有很好的疗效。

痔疮

配方：黄精15克，水发黑木耳150克，料酒、姜片、葱段、精盐、鸡精、植物油各适量。

做法：黄精润透，切片。黑木耳洗净，去蒂，撕瓣；炒锅放植物油烧至六成热，下入姜片、葱段爆香，放入黑木耳、黄精、料酒，炒熟，加入精盐、鸡精，炒匀即成。

食法：佐餐食用。

功效：补中益气、凉血止血，适用于肠风、血淋、崩漏、痔疮等症。

糖尿病

配方：黑木耳、扁豆各50克。

做法：将黑木耳（干品）、扁豆共研成细粉。

食法：每次服9克，每日2～3次。

功效：益气、清热、祛湿。适用于糖尿病。

内痔

配方：黑木耳、黑芝麻各60克。

做法：将黑木耳和黑芝麻焙干研细末，各分2份。一份炒熟，一份生用，然后生熟混合。

食法：每日1～2次，每次取生熟混合之药15克，以沸水冲泡，闷15分钟，代茶频饮。

功效：可缓解内痔。

黄金搭配

黑木耳与豆角一起食用可防治高血压、高血脂、糖尿病。

木耳与黄瓜搭配有减肥功效。

相克搭配

黑木耳与田螺同食不利于消化。

黑木耳与野鸡不宜同食，野鸡

第二章
巧用食材祛百病

有小毒，二者同食易诱发痔疮出血。

癌症、高血压、冠心病、动脉硬化患者宜经常食用黑木耳。

适宜人群 ●

身体虚弱者、中老年人宜经常食用黑木耳。

不宜人群 ●

患出血性疾病严重的人、孕妇不宜食用黑木耳。

 偏方

子宫出血：黑木耳、红糖各60克。黑木耳加水煮烂，放入红糖，每日分2次服食。

细菌性痢疾：黑木耳15克，红糖60克。黑木耳切成适当大小，与红糖一起搅拌后，放入250毫升水蒸熟即可。

金针菇
——益气补虚

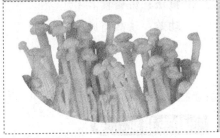

【别名】金钱菌、构菌、朴菇、金菇。
【性味归经】性平，味甘，归肝、胃经。

【医著溯源】《本草求真》记载金针菇能"益胃助食"。
【主要营养成分】蛋白质、多种维生素、氨基酸、朴菇素、多种矿物质等。

 功效

增强机体对癌细胞的抗御能力 金针菇中含有一种叫朴菇素的物质，可增强机体对癌细胞的抗御能力。

防治心脑血管等多种疾病 金针菇可抑制血脂升高，降低胆固醇，防治心脑血管疾病，常食金针菇还能预防肝脏疾病和胃肠道溃疡，增强机体正气，防病健身。

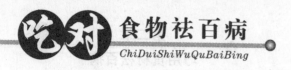

抵抗疲劳、抗菌消炎 金针菇具有抵抗疲劳、抗菌消炎、清除重金属物质、抗肿瘤的作用。

对症食疗

尿血、内痔出血

配方：干金针菇100克，豆腐200克，猪瘦肉150克，葱末、姜末、精盐、味精、水淀粉、香油各适量。

做法：金针菇洗净；猪瘦肉洗净，切片；豆腐洗净，切大块。锅内放入金针菇、猪瘦肉，加适量清水，大火煮沸，改用小火炖1小时，放入豆腐炖10分钟左右，加入葱末、姜末、精盐、味精、水淀粉，淋上香油，搅匀即可。

食法：佐餐常吃。

功效：健胃、止血、安神、利尿，适用于消化不良、食欲不振、肺结核咯血、小便赤涩、尿血、内痔出血等症。

瘀血、水肿

配方：水发金针菇250克，绿豆芽200克，姜片、葱花各5克，酱油、精盐、味精、醋、胡椒粉、香油各适量。

做法：将水发金针菇洗净，绿豆芽去杂质，洗净，分别在沸水锅中余烫一下，放碗内，加入姜片、葱花、酱油、味精、精盐、醋、胡椒粉，淋上香油即可。

食法：佐餐食。

功效：清热消肿。

饮食宜忌

黄金搭配

金针菇搭配鸡肉，更能发挥二者的滋补作用，能够益气补血。

金针菇搭配豆腐可益智强体、降血糖。

金针菇搭配西兰花可增强肝脏解毒能力、提高机体免疫力。

相克搭配

金针菇与牛奶同食可引发心绞痛。

金针菇与驴肉同食易引发腹痛、腹泻。

适宜人群

适宜少年儿童、体质虚弱者、

第二章 巧用食材祛百病

老年人；高血压、高血脂、动脉硬化、肥胖症、糖尿病患者；癌症患者食用；习惯性便秘、大便干结者食用。

不宜人群

脾胃虚寒、慢性腹泻、关节炎、红斑狼疮患者要慎食。

气血不足：金针菇100克，土子鸡250克。将子鸡内脏去除，入锅炖至九成熟，入金针菇，菇熟即可。

胃弱：金针菇150克，猪瘦肉250克，精盐适量。金针菇洗净，猪瘦肉切片。烧开水，先入肉片煮沸，后入金针菇，加精盐调味，菇熟即可。

第六节 水果类

苹果——通便止泻

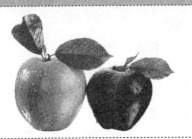

【别名】柰、频婆、天然子。

【性味归经】性平，味甘，归肝、胃经。

【医著溯源】《随息居饮食谱》记载："润肺悦心，生津开胃，醒酒。"

【主要营养成分】膳食纤维、碳水化合物、类黄酮、维生素A、B族维生素、维生素C、柠檬酸、苹果酸、钾、钙等。

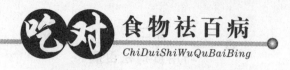

防治骨质疏松 苹果中含有能增强骨质的矿物元素硼与锰。绝经期妇女多吃苹果,有利于钙的吸收和利用。

降血压 过量的钠是引起高血压和中风的一个重要因素。苹果含有充足的钾,可与体内过剩的钠结合并排出体外,从而降低血压。同时,钾离子能有效保护血管,并降低高血压、中风的发生率。

抗癌防癌 苹果中的苹果酚能够抑制活性氧产生,抑制癌细胞的增殖;苹果中含有的黄酮类物质是一种高效抗氧化剂,是癌症的"克星"。

防蛀牙 苹果中的苹果酚能消除异味、去除口臭、预防蛀牙,是保护牙齿的佳果。

健康贴士

苹果中的维生素、果胶、抗氧化物质等营养成分多含在皮和近核部分,所以应该把苹果洗干净食用,尽量不要削去表皮。

便秘、贫血

配方:苹果750克,槐花蜂蜜、桂花酱、白砂糖、香油、植物油各适量。

做法:苹果洗净,去皮、核,切片;锅中放植物油烧热,下入苹果片炸成棕黄色,捞出;原锅洗净,放香油烧热,加少许蜂蜜、白砂糖,炒成红汁,倒入适量热水,调匀后下入苹果片,烧至回软,加蜂蜜、桂花酱、白砂糖和适量清水,改用小火收汁即成。

食法:佐餐适量食用。

功效:润肠通便、补益气血。

高血压

配方:苹果400克,芹菜300克,精盐、胡椒适量。

做法:将苹果洗净,分别切成条、块状,放入榨汁机中,加适量水,榨汁过滤后,加精盐、胡椒调味。

食法:可常食。

功效:降低血压、软化血管壁。同时还适用于糖尿病及动脉硬化患者饮服。

第二章 巧用食材祛百病

黄金搭配

苹果与猪肉搭配既增加营养,又可抑制胆固醇升高。

用苹果配梨可减梨之寒,更有润肺润胃的作用,可养胃、润肺止咳。

苹果与黄豆同食预防慢性病。

苹果与牛奶同食可起到清凉解渴、生津除热,防癌抗癌的作用。

相克搭配

苹果与萝卜同食会诱发甲状腺肿大。

适宜人群

老少皆宜。非常适合婴幼儿、老人和病人食用。

不宜人群

痛经者,冠心病、心肌梗死、肾炎患者不可多食。

孩子腹泻:苹果洗净,切成小块,在沸水中煮熟,连果带汤吃下。

感冒:每次取苹果 2 个切片,加白糖 30 克,煎汤趁热服,汗出则愈。

反胃、吐痰:苹果皮 30~60 克,煎水服。

梨
——清热止咳

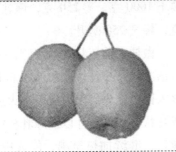

【别名】快果、玉乳。

【性味归经】味甘、微酸,性凉,入肺、胃经。

【医著溯源】《本草纲目》认为"梨,润肺清心,消痰降火,解疮毒、酒毒"。

【主要营养成分】蛋白质、脂肪、果糖、胡萝卜素、B 族维生素、维生素 C、烟酸、苹果酸、柠檬酸、钙、磷、铁等。

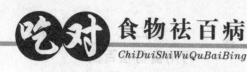

降低血压 梨中的B族维生素,能保护心脏,增强心肌活力,降低血压。

保护肝脏 梨有较多糖类物质和多种维生素,易被人体吸收,增进食欲,对肝脏具有保护作用。

止咳 梨所含的配糖体及鞣酸等成分,能祛痰止咳,对咽喉有养护作用。

消食通便 梨果中的果胶含量很高,比苹果更有助于消化、促进大便排泄。消化不良及便秘者每餐饭后食用1个梨,能促进胃酸分泌,帮助消化,增进食欲。

❀ 咳嗽、急性支气管炎 ❀

配方:生梨1个,川贝母3克,冰糖10克。

做法:梨洗净连皮切碎,加冰糖蒸熟吃。或将梨去顶挖核,放入川贝母和冰糖,置碗内小火煮,待梨炖熟。

食法:喝汤吃梨。

功效:润肺止咳。

❀ 痰多咳嗽 ❀

配方:桔梗6克,糯米30克,雪梨1个,蜜饯冬瓜60克,冰糖适量。

做法:桔梗洗净,研成粉;糯米淘净;梨去皮,从上端1/3处切下为盖,用小勺挖出梨核,剩余部分即为梨盘;蜜饯冬瓜切小条。锅内放入糯米,上笼蒸熟。梨盘内放入桔梗、冬瓜条、冰糖、熟糯米,盖上梨盖。蒸碗内放入梨,加水没过梨面,大火蒸1小时即可。

食法:每日2次,适量食用。

功效:去痰利咽、润肺止咳。

❀ 肺结核 ❀

配方:去核鸭梨1000克,白萝卜1000克,姜250克,炼乳250克,蜂蜜250毫升。

做法:前三料洗净切碎,分别以洁净纱布绞汁。取梨汁和萝卜汁放入锅中,先以大火后以小火煎熬成膏状,加入姜汁以及炼乳和蜂蜜搅匀,继续加热至沸,停火冷却,

第二章
巧用食材祛百病

装瓶备用。

食法：每次5克，以沸水冲化（或可再加黄酒少许）饮服，每日1次。

功效：清热养肺。

肺炎

配方：梨3个，藕1节，荷梗1条，橘络3克，甘草25克，姜3片，莲芯2克，玄参6克。

做法：梨、藕及姜分别去皮捣汁；荷梗切碎，玄参切片，与橘络、甘草、莲芯一起加水共煎半小时，放温，滤药汁，与梨、藕、姜汁混合即可饮用。

食法：每日分早晚2次服。

功效：润肺、解毒。

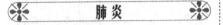

■ 黄金搭配 ●

银耳与雪梨再加适量瘦肉同食，有清肺热、利咽生津、清热解暑、滋阴润燥等功效。

■ 相克搭配 ●

芥菜和梨一起吃容易使人呕吐，从而产生各种不适症状。

■ 适宜人群 ●

一般人均可食用，尤其适合咳嗽痰稠或无痰、咽喉发痒干疼者。

■ 不宜人群 ●

慢性肠炎、胃寒病、糖尿病患者忌食。

小儿发热、咳嗽：梨3个洗净切碎，加适量水煎煮半小时，捞去梨渣再加淘净大米适量，煮成稀粥，趁热食用。

慢性支气管炎：梨1个，杏仁10克，白砂糖30~40克，加入适量清水，隔水炖1小时，食梨饮汤。每日3次。

声哑咳嗽：用梨3个捣烂，加蜂蜜50克，水煎服用，每日分2次服。

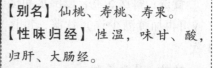

桃子
——生津补心

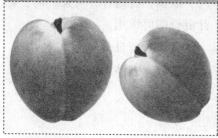

【别名】仙桃、寿桃、寿果。
【性味归经】性温，味甘、酸，归肝、大肠经。
【医著溯源】《食经》认为桃"养肝气"。《千金翼方》记载"蜜桃，肺之果，肺病宜食之"。
【主要营养成分】糖类、膳食纤维、维生素C、生物素、镁、磷、铁、钾等。

保健功效

消积、润便 桃子富含纤维与果胶，有助于肠胃蠕动，可以清除肠道废物、润肠通便，并促使胆汁分泌，消积润肠、增进食欲。

补血 桃含铁量高，有预防缺铁性贫血的作用，可以用于大病后气血亏虚者；桃含钾多，含钠少，也适合水肿患者食用。

降血糖 桃子含有大量的膳食纤维和果胶，可以吸收胃肠的水分，延迟胃的排空时间，减缓葡萄糖在肠道中的吸收速度，从而使糖尿病患者的餐后血糖水平下降。

健康贴士

桃子性温，不论是硬肉桃还是水蜜桃均不宜吃过量，否则会使人内热旺盛，易上火诱发疾病。

对症食疗

❋ **肺病、心血管病** ❋

配方：新鲜桃子30个，蜂蜜80毫升，白糖10克。

做法：桃子洗净，剖成两半，去核后晒干；将晒好的桃干放入瓷盆，拌上蜂蜜、白糖，再将瓷盆盖好放入锅内，隔水用中火蒸2小时；蒸好后冷却，装瓶备用。

食法：每次饭后食桃干片1～2

第二章 巧用食材祛百病

块,桃蜜半匙,温开水冲淡服食。

功效:益肺养心,生津活血,助消化。肺病、心血管病患者食之大有裨益。

❋ 胃阴不足、肺燥咳嗽 ❋

配方:黄桃750克,鸡蛋5个,面粉、白糖、牛奶各适量,香草粉少许,花生油500毫升。

做法:将桃洗净,削皮去核,劈成片状,放入碗内,加白糖稍腌;鸡蛋打破,分别取蛋黄、蛋清,将牛奶、鸡蛋黄、面粉、香草粉、白糖一起放入盆中,再加适量清水,搅匀成糊状;将抽打成泡沫状的鸡蛋清倒入牛奶糊内,搅拌均匀;锅放火上,加入花生油烧热,把桃片沾牛奶糊后放入油锅中,炸至熟透,呈黄色时捞起,装入盘内,趁热撒上糖即成。

食法:佐餐食。

功效:养胃生津,滋阴润燥,适用于胃阴不足、津伤口燥、肺燥咳嗽、咽痛声哑、便秘及虚损等病证。

❋ 闭经、瘀血肿痛 ❋

配方:桃仁10~15克,粳米50克,白糖适量。

做法:将桃仁捣烂如泥,加清水研磨成汁后,滤去渣,与粳米同煮为稀粥,加入白糖调味。

食法:每日早晚各1次。

功效:活血散瘀,消肿止痛。适用于因瘀血停滞引起的妇女闭经、瘀血肿痛、胸胁刺痛、高血压、冠心病等病证。

❋ 浮肿、腹水、脚气足肿 ❋

配方:新鲜桃花50克,蜂蜜500毫升,白糖2匙。

做法:春季采集蜂蜜,与桃花搅拌5分钟,使之均匀;之后在上面覆盖一层白糖,密封,盖好,置阴凉处10天后即可饮用。每日1~2次,每次1匙,开水冲服(弃桃花瓣)。

功效:可养五脏,除水湿,通大小便。适用于浮肿、腹水、脚气足肿、小便不利、大便干结等病证。

黄金搭配 ●

酸奶与桃搭配同食,营养丰富,可促进身体生长发育,适合儿童食用。

葡萄柚与桃搭配可促进人体对铁的吸收率,使脸色红润,预防贫

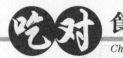

血,并增强体力,促进生长发育。

及爱美人士食用。

相克搭配

蟹与桃同食易引起腹痛、腹泻。

桃仁适宜便秘、痛经、闭经、肝病、哮喘、咳嗽患者食用。

不宜人群

适宜人群

婴儿、糖尿病患者、孕妇、月经过多者忌食。

桃适宜便秘、贫血、水肿患者

实用偏方

虚汗、盗汗:桃干加适量水煎汤食用。

哮喘:桃仁、杏仁、白胡椒、生糯米一同研末,用蜂蜜调和成小丸。每日2次,每次15个。

李子
——补血消食

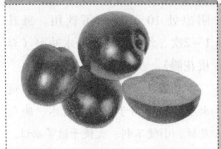

【别名】三华李、李实、喜庆子。

【性味归经】味甘、酸,性平,入肝、胃经。

【医著溯源】《泉州本草》:"清湿热,解邪毒,利小便,止消渴。治肝病腹水、骨蒸劳热、消渴引饮等症"。

【主要营养成分】糖类、蛋白质、胡萝卜素、B族维生素、维生素C、柠檬酸、苹果酸、钙、磷、铁等。

保健功效

助消化 李子能促进胃酸和胃消化酶的分泌,增加肠胃蠕动,适量食用能促进消化,增加食欲。

防治肝硬化 李子含有番茄红素,可减缓动脉粥样硬化的形成;而

第二章 巧用食材祛百病

新鲜李肉中含有多种氨基酸，生食对辅助治疗肝硬化腹水大有裨益。

补血养颜 李子富含糖、果酸、碳水化合物及多种维生素，还能够促进血红蛋白再生，有效改善贫血症状，使面色红润有光泽。

利尿降压 李子核仁中含苦杏仁苷和脂肪油，有显著利水降压作用，适宜高血压患者。

健康贴士

洗李子要小心，果蒂部位不宜沾水，否则易变坏，而凡用水冲过的李子均不能久存。

对症食疗

气滞血瘀型肝炎

配方：鲜李子100~150克，绿茶2克，蜂蜜25毫升。

做法：将鲜李子剖开后置锅内，加水320毫升，煮3沸，再加茶叶与蜂蜜，沸后即起锅取汁，即可饮服。

食法：每日1剂，分早、中、晚3次服用。

功效：清肝利水，消炎活血。

胃阴不足

配方：李子100克，蜂蜜适量。

做法：将李子洗净，去核，放入榨汁机中榨取汁液，加适量蜂蜜调匀即可。

食法：每日1~2次。

功效：清肝经虚热，养胃阴、生津液。适用于胃阴不足，也可用于气阴不足者对夏令炎热不适应。

饮食宜忌

黄金搭配

李子与精盐同食有助于维持人体内的酸碱值平衡。

李子与香蕉同食可美容。

李子与牛奶和葡萄同食可促进儿童成长。

相克搭配

李子与醋同食会导致营养成分流失。

李子与蜂蜜同食会降低营养价值。

李子与青鱼同食会伤脾胃。

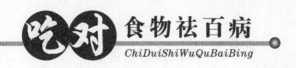

 适宜人群

适用于口渴、皮肤粗糙的人，以及肝胆疾病患者。

不宜人群

脾胃虚弱的人不宜食用。

实用偏方

肝硬化腹水：李子洗净鲜吃，每次4~6个，每日2次。

胃阴虚、口渴咽干：李子洗净鲜吃，或制果脯含咽。

肺燥热、咳嗽无痰：李子生食，或加蜂蜜煎膏服。每次15毫升，每日2次。

香蕉
——通便解酒

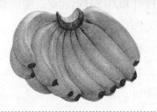

【别名】甘蕉、芎蕉。

【性味归经】味甘，性寒，入脾、胃经。

【医著溯源】《本草求原》认为"香蕉止渴润肺解酒，清脾滑肠"。

【主要营养成分】磷、糖、钾、维生素A、维生素C、烟酸等。

 保健功效

调节肠胃功能 香蕉能缓和胃酸的刺激，保护胃黏膜。香蕉中果胶也可以调节肠胃的菌群生态，帮助有益菌生长和抑制有害菌生长，从而达到调节肠胃功能的效果。

抑制血压、解毒 香蕉中含血管紧张素转化酶抑制物质，可以抑制血

健康贴士

不宜空腹食香蕉，因含镁丰富，空腹食用会导致血镁增加，从而抑制心血管系统。司机若空腹大量吃香蕉，有可能在开车途中出现肢体麻木和嗜睡现象。

第二章
巧用食材祛百病

压的升高；香蕉果肉甲醇提取物对细菌、真菌有抑制作用，可消炎解毒。香蕉也可帮助清理血管内的血脂，软化血管。

防治青春痘　香蕉富含维生素 B_6，能参与不饱和脂肪酸的代谢，抑制皮脂分泌，能有效防治青春痘。

骨质疏松

配方：香蕉、鸭梨、橘子、苹果各 50 克，水淀粉、白砂糖各适量。

做法：香蕉去皮，切丁；鸭梨、橘子、苹果分别洗净，去皮、核，切成小丁。锅中加入清水和各种果丁，大火烧沸，加入白砂糖搅匀，用水淀粉勾芡即成。

食法：每周 2~3 次。经常食用。

功效：补充营养、延缓衰老。

高血压、动脉硬化

配方：新鲜香蕉 250 克，冰糖、粳米各 100 克。

做法：先将香蕉去皮，切成丁状；粳米淘洗干净，以清水浸泡 120 分钟后捞出沥干；将锅放火上，倒入 1000 毫升清水，加入粳米，用旺火煮沸，再加入香蕉丁、冰糖，改用小火熬 30 分钟即成。

食法：早餐食。

功效：养胃止渴，滑肠通便，润肺止咳。同时还适宜于津伤烦渴，肠燥便秘，痔疮出血，咳嗽日久及习惯性便秘等症。

咳嗽痰多

配方：新鲜香蕉、橘子各 100 克，蜂蜜 30 毫升。

做法：先将香蕉去皮并捣烂成泥，橘子洗净捣烂取汁；将橘子汁混入香蕉泥中，再加入蜂蜜并调匀即可饮用。

食法：每日 2 次，连服数日。

功效：清热解毒，润肠通便，止咳化痰。

黄金搭配

香蕉与百合、银耳搭配，可做肺部调养食谱。

香蕉配李子汁，有活血生津、清热、润肠通便之功效。

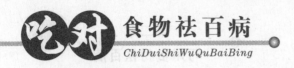

相克搭配

香蕉与酸牛奶同食易产生致癌物。

香蕉与土豆相克，同食面部会生斑。

香蕉与红薯一起吃，会慢性中毒。

香蕉和芋头不可以一起吃，会引起腹胀。

适宜人群

适宜大便干燥、痔疮、大便带血者及胃溃疡、高血压、冠心病、动脉硬化、癌症患者及老年人和小儿食用。

不宜人群

脾胃虚寒、便溏腹泻者不宜多食、生食，急、慢性肾炎及肾功能不全者忌食。

 偏方

肺炎咳嗽：鲜香蕉1~2根，捣烂绞汁煮熟，加精盐少许服用。

小儿腹泻：香蕉1根，烤熟趁热去皮吃，每日3次。

烫伤：香蕉去皮后捣烂，挤汁涂敷患处。

菠萝
—— 清热利尿

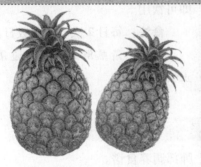

【别名】凤梨、天婆罗、番梨。

【性味归经】味甘、微酸，性平，入脾、肾经。

【医著溯源】《云南中草药》记载："清热止咳。治肺结核咯血，小儿高烧"。

【主要营养成分】碳水化合物、蛋白质、有机酸、维生素C、胡萝卜素、硫胺素、尼克酸、钙、铁、镁等。

第二章 巧用食材祛百病

抗血栓 菠萝中含有一种菠萝蛋白酶，能加速溶解纤维蛋白和蛋白凝块，降低血液黏稠度，具有抗血栓作用，对心脑血管疾病有一定的辅助治疗效果。

消炎消肿 菠萝含有一种叫"菠萝朊酶"的物质，可分解蛋白质，溶解阻塞于组织中的膳食纤维和血凝块，改善局部的血液循环，消除炎症和水肿，加速组织愈合和修复。

利尿 菠萝中所含糖、盐类和酶有利尿作用，适当食用对肾炎、高血压病患者有益。

脾肾气虚

配方：鲜菠萝3个，鲜蜂蜜1500毫升。

做法：将菠萝洗净并削去外皮，切成3厘米见方的果丁，榨取果汁备用；将果汁倒入沙锅，用文火煎，直至果汁变稠后，加入蜂蜜，拌匀成膏状即成。

食法：每日早晚服约100克。

功效：健脾益肾，适用于脾肾气虚、消渴、小便不利等病证。

脾虚泄泻

配方：菠萝1个，带皮鳜鱼肉500克，新鲜豌豆50克。

做法：菠萝洗净，削去果皮，切成块备用；鱼肉洗净，在一面剞十字花刀，然后切成方块备用；豌豆洗净，放入锅中煮烂；将鱼肉放入碗中，加入精盐、料酒拌匀，再加入湿淀粉抓匀，然后粘上干淀粉，使花刀分开；将锅置火上，加入花生油加热，下鱼块炸透，以漏勺捞出；另取锅放火上，加适量花生油并烧热，下葱、姜、蒜及菠萝块、青豌豆稍炒，再放入番茄酱、白糖、料酒、精盐、味精和水，煮沸，以湿淀粉勾芡；油锅烧热至油沸腾，在盛汁的锅内加入沸油余汁，后加入鱼块，翻炒几下便成。

食法：佐餐食。

功效：补气养血、健脾益胃。适用于气血虚弱、胃弱食少、脾虚泄泻等病证。

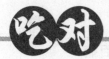

肺虚咳嗽

配方：菠萝罐头500克，甜杏仁100克，白糖250克，冻粉适量，杏仁精少许。

做法：将杏仁用开水稍泡后，捞出去皮剁碎，磨成浆，过滤去渣；菠萝切成小片状；冻粉放入碗中，加入适量清水，上蒸笼蒸化后取出，过滤去渣；将锅放火上，倒入杏仁浆，加入冻粉，用旺火煮沸，然后放入杏仁精，搅匀后盛入碗内，晾凉后装入冰箱冷冻；原锅洗净放火上，加入适量清水、白糖，煮沸后装入盆中，晾凉放入冰箱。冷冻，然后取出待用；将杏仁冻切成菱形块，放入冰糖水中，撒入菠萝片即成。

食法：每日1~2次。

功效：润肺止渴、养胃生津。适用于肺虚燥咳、胃燥津伤；口干口渴、暑热烦渴、大便燥结及慢性气管炎、咽炎等病证。无病者食之，有滋补强壮之功。

黄金搭配

菠萝和茅根搭配可以清热利尿，止血。

冰糖和菠萝搭配不仅美味，还能生津止渴。

将菠萝和肉类食品搭配味道丰富，还能帮助燃烧脂肪。

相克搭配

菠萝忌与鸡蛋、牛奶同食，鸡蛋和牛奶中的蛋白质与菠萝中的果酸结合，易使蛋白质凝固，影响消化。

适宜人群

慢性支气管炎、高血压患者宜食用。

不宜人群

发烧、湿疹、疥疮患者不宜多食。

支气管炎：菠萝肉120克，加蜂蜜30克，水煎后服用，每日2次。

肠炎腹泻：菠萝叶30克，水煎后服用，每日2次。

伤暑、热病烦渴：菠萝1个，捣烂绞汁，每次取半茶杯用凉开水冲服。

第二章
巧用食材祛百病

葡萄
—— 益气补血

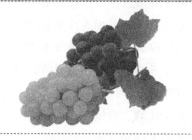

【别名】 蒲桃、草龙珠、山葫芦。

【性味归经】 性平，味甘酸，归肺、脾、肾经。

【医著溯源】《神农本草经》认为葡萄"益气倍力，强志，令人肥健耐饥，久食轻身不老延年"。

【主要营养成分】 糖类、柠檬酸、苹果酸、草酸、钙、磷、钾等。

保健功效

护肤抗衰老 葡萄果肉蕴涵维生素及丰富矿物质，可滋润、抗衰老及促进皮肤细胞更生，使皮肤滋润保湿。

保护血管 葡萄能比阿司匹林更好地阻止血栓形成，并且能降低人体血清胆固醇水平，降低血小板的凝聚力，对预防心脑血管病有一定作用。

快速补充糖分 葡萄中的糖主要是葡萄糖，能很快被人体吸收。当人体出现低血糖时，若及时饮用葡萄汁，可很快使症状缓解。

健康贴士

吃完葡萄以后不要马上喝水，因为葡萄本来就有通便的功效，刚吃下马上喝水，一方面水进入胃中会将胃酸冲淡，另一方面容易引发腹泻。

对症食疗

❋ **肝肾亏损，气血不足** ❋

配方： 葡萄100克，人参15克，白酒500克。

做法： 将葡萄与人参放入带盖的玻璃器皿中，加入用白酒浸泡，加盖密封。

食法： 每次饮1~2杯。

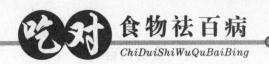

功效：人参为补气强壮的要药，与葡萄配伍应用，可补肝肾、强腰脊和益气血。

❋ 脾胃虚弱，咽干疼痛 ❋

配方：鲜葡萄500克，蜂蜜适量。

做法：捣烂，绞取汁液，以小火煎熬浓稠，加等量蜂蜜煎沸备用。

食法：每次1匙，用沸水化服。

功效：鲜葡萄汁与蜂蜜熬膏服，益胃养阴，生津止渴之效极佳。

❋ 胎动不安 ❋

配方：葡萄、江米酒、白糖各500克，樱桃、桂花、芝麻各少许，湿淀粉适量，江米酒100毫升。

做法：将葡萄洗净，顺长切开，剔子去皮，与白糖、桂花、芝麻一起放入碗中，洒少许清水，搓匀，在案板上拍实，切成小方丁为元宵馅，风干待用；锅放火上加清水煮沸，加入白糖，用勺搅匀，待烧开后撇去浮沫，投入葡萄，用湿淀粉勾芡，再加入江米酒稍煮；另取锅放火上，放适量清水煮沸，下元宵煮熟，然后捞出元宵，放入盛有流芡的锅内，撒上樱桃，待元宵、葡萄、樱桃均浮在面上时，出锅装入汤碗即成。

功效：补益肺脾、养血安胎。

❋ 水肿 ❋

配方：鲜葡萄、鲜藕、鲜生地各适量，白沙蜜500毫升。

做法："三鲜"分别捣烂取汁，各取汁1000毫升，加入白沙蜜调匀即成。

食法：每服200毫升，一日服3次。

功效：利尿消肿。

饮食宜忌

黄金搭配

葡萄与糯米一起食用，可以增加糯米的美味和口感。

葡萄与山药搭配有调脾、补虚养身的功效。

相克搭配

葡萄与白萝卜一起食用可产生抑制甲状腺作用的物质，诱发甲状腺肿大。

第二章
巧用食材祛百病

适宜人群

老少皆宜。尤其适合贫血、高血压、水肿、神经衰弱、疲劳者。

不宜人群

葡萄的含糖量很高,糖尿病患者应忌食。

实用偏方

食欲不振:葡萄500克,榨汁后用小火熬至膏状,加入适量蜂蜜,每次服1汤匙。

痢疾:白葡萄汁200克,加适量姜汁服用。

角膜炎:葡萄榨汁,上午10点服1小碗,晚上10点服1小碗,连服3天。

预防高血压:葡萄150克,荸荠15~20个,洗净后捣烂取汁,开水冲服。

柠檬 —— 杀菌消食

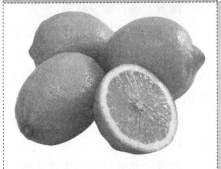

【别名】柠果、洋柠檬、益母果。

【性味归经】味酸,性凉,入肝、胃经。

【医著溯源】《食物考》:"浆饮渴廖,能辟暑。孕妇宜食,能安胎。"《纲目拾遗》:"腌食,下气和胃。"

【主要营养成分】碳水化合物、B族维生素、维生素C、维生素P、烟酸、柠檬酸、钠、钾等。

保健功效

清理胃肠 柠檬汁有助于清理胃肠黏腻,使排便通畅,并可改善出汗过多、食欲不振与体力倦怠等症状。

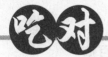

开胃止呕 柠檬果皮富含芳香挥发成分,可生津解暑、开胃醒脾;孕妇可在床边放置一些柠檬,早上起来嗅一嗅,有消除晨吐的作用。

利咽化痰 柠檬皮的祛痰功效很强。夏季痰多、咽喉不适时,将柠檬汁加温水和少量精盐后饮用,可使浓痰顺利咳出。

消除结石 柠檬汁中含有大量柠檬酸盐,能够抑制钙盐结晶,阻止肾结石形成,甚至已成之结石也可被溶解掉,所以食用柠檬能防治肾结石,使部分慢性肾结石患者的结石减少、变小。

健康贴士

柠檬含有光敏感物质,敷过柠檬汁后一遇阳光皮肤就会容易变黑,甚至出现斑点。所以,用过柠檬护肤后,不要立即上街晒太阳。

 食疗

❀ 血管疾病、慢性肝炎 ❀

配方:鲜柠檬1000克,白砂糖适量。

做法:柠檬洗净,晾干,切成厚片。取一盆,放入柠檬片,加入白砂糖拌匀,放入玻璃罐中,铺上一层白砂糖,密封,腌制半月后即可。

食法:饭后泡茶饮服。每次取2~4片(带汁),放入杯中,用开水冲泡,热饮,夏季亦可做清凉冷饮。

功效:清热止渴、健胃理气、疏通血脉、化痰消食,适合心血管疾病、慢性肝炎和消化不良患者饮用。

❀ 中暑呕恶、口渴烦躁 ❀

配方:鲜柠檬500克。

做法:取鲜柠檬果肉切碎,以洁净纱布绞取汁液;先以大火,后改以小火,慢慢熬煮成膏,装瓶备用。

食法:每次10克,以沸水冲化,每日饮用2次。

功效:祛暑除烦,生津止呕。

第二章 巧用食材祛百病

黄金搭配

柠檬与鸡肉相宜。柠檬的清香搭配烤鸡腿的香味能令人食欲大振。

相克搭配

柠檬与牛奶相克,因柠檬能影响牛奶中蛋白质的吸收。

柠檬与生胡萝卜搭配能破坏维生素C。

柠檬与生黄瓜同食会降低柠檬的营养价值。

适宜人群

女性、工作压力大者、肾结石患者宜适量食用柠檬。

不宜人群

胃酸过多、胃溃疡、感冒咳嗽者不宜食。

高血压,咽痛口干:柠檬1个,煮水饮,每日1次。

疾热咳嗽:柠檬100克,胖大海10枚,水煎服,每日1~3次。

暑热烦渴:柠檬150克绞汁饮。

草莓
——补血养颜

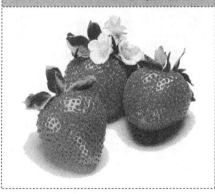

【别名】红莓、地莓、洋莓。

【性味归经】性凉,味甘,归肺、胃经。

【医著溯源】《本草纲目》:"补脾气,固元气,制伏亢阳,扶持衰土,壮精神,益气,宽痰,消痰,解酒毒,止酒后发渴,利头目,开心益志"。

【主要营养成分】糖类、膳食纤维、维生素C、生物素、钙、磷、铁、钾、有机酸等。

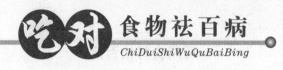

保健功效

清肺排毒 草莓性凉味酸，具有润肺化痰的功效；所含的多种有机酸和果胶类物质，则能帮助消化，促进肠胃蠕动，有排毒功效。

滋养补血、养肝明目 草莓可调理脾胃、滋养补血，对治疗贫血很有帮助，又富含维生素C和胡萝卜素，可防治坏血病，养肝明目，治疗视物模糊、眼睛疲劳等。

抗癌防癌 草莓是鞣酸含量丰富的水果，在体内可阻止致癌化学物质的吸收；草莓中的维生素C可阻断人体内强致癌物质亚硝铵的生成，能破坏癌细胞增生时产生的特异酶活性，使癌变的细胞逆转为正常的细胞，从而在一定程度上减少癌症的发生。

健康贴士

草莓吃太多易使胃肠功能紊乱，产生腹泻。

对症食疗

❀ 干咳无痰 ❀

配方：新鲜草莓100克，冰糖30克。

做法：先将草莓洗净捣烂，加凉开水100毫升并过滤取汁；冰糖捣碎，果汁中加入冰糖，不断搅拌，使冰糖完全溶化。

食法：每日分2次饮用。

功效：润肺止咳，还适用于干咳无痰等日久不愈的病证。

❀ 脾胃不利 ❀

配方：鲜草莓200克，鲜橘子100克，白糖100克，清水500毫升。

做法：草莓洗净，橘子剥去外皮，并分成橘瓣；上二者共同放入沙锅内，加白糖、清水，旺火煮沸3分钟停火，待温饮用。

功效：生津和胃；同时适用于食欲不振等病证。

❀ 消瘦贫血 ❀

配方：新鲜草莓500克，纯鲜米酒400毫升。

做法：将草莓洗净并捣烂，以纱布过滤取果汁；取一瓦罐，将果汁、米酒盛入罐中，密封1天后饮用。

第二章 巧用食材祛百病

食法：每日3次，每次20毫升。

功效：补气养血，还适应于久病体虚、营养不良等病证。

饮食宜忌

黄金搭配

盐与草莓相宜。草莓含钾，而盐中含钠，二者同吃可以维持人体内的酸碱平衡。

相克搭配

红薯与草莓搭配，易使肠胃产生不适。

适宜人群

一般人均可食用，更适宜风热咳嗽、腹泻、癌症患者。

不宜人群

痰湿内盛、尿路结石患者不宜多吃。

实用偏方

齿龈出血：鲜草莓60克捣烂，凉开水冲服，每日3次。
大便秘结：草莓50克捣烂，加香油适量，混合调匀，空腹服下。

芒果
——通便止晕

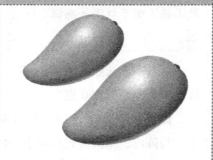

【别名】檬果、漭果、闷果、蜜望。

【性味归经】味甘酸，性平，入肝、脾经。

【医著溯源】《食性本草》："主妇人经脉不通，丈夫营卫中血脉不行。叶可以做汤疗渴疾"。《本草拾遗》："益胃气，止呕晕"。

【主要营养成分】果糖、蛋白质、膳食纤维、维生素A、维生素C、叶酸、钙、磷、铁、钾、镁等。

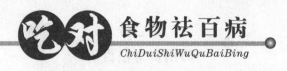

保健功效

防癌 芒果中含有的芒果酮酸等三醋酸和多酚类化合物具有抗癌的作用；其中所含芒果甙能增加肠胃蠕动，缩短粪便在结肠中的停留时间，起到预防结肠癌的作用。

抗菌消炎 芒果未成熟的果实及树皮、茎和叶均能抑制化脓球菌、大肠杆菌，可辅助治疗皮肤、消化道感染疾病。

明目护肤 芒果含有丰富的胡萝卜素，既有益于视力，还能润泽皮肤，是美容佳果。芒果含有的芒果苷，能延缓细胞衰老、提高脑功能。

健康贴士

吃芒果最好将果肉切成小块，直接送入口中，吃完芒果后，应洗手、漱口、洗脸，以避免果汁残留接触皮肤引起过敏。

对症食疗

❀ 气血亏虚 ❀

配方：青芒果250克，鸡肉500克，番茄、洋葱各1个，生粉、白兰地酒、胡椒粉、牛油、精盐、白糖各少许。

做法：将芒果洗净，去皮切片；洋葱和番茄洗净，切成角块；鸡肉洗净，切成块放入碗内，加入生粉拌匀；将锅放火上，加入花生油烧热，投入洋葱，炒出香味时，放入鸡肉炒匀，加入白兰地酒、牛油、白糖、胡椒粉、精盐，倒入芒果、番茄，注入适量清水，然后用勺轻轻搅几下，待熟后出锅，倒入碗内即成。

食法：佐餐食用。

功效：可补脾胃，益气血，生津液。同时还适用于脾胃虚弱，食欲不振，咽干口渴等病证。

❀ 肺脓疡 ❀

配方：未成熟的芒果2～3个，陈皮半个，精肉150克。

做法：将芒果洗净，切开晒干，与陈皮、猪肉共置沙锅中，慢火煲汤，煲3小时后取食。

食法：每日分2～3次服完。

第二章
巧用食材祛百病

功效：清肺化痰，解毒散邪排脓。用作肺脓病患者的辅助食疗有良效。

慢性咽喉炎

配方：芒果2个，白糖适量。

做法：芒果洗净去皮、核，切片放入锅内，加入适量水，煮沸15分钟，加入白糖搅匀即成。

食法：代茶频饮。

功效：此茶具有生津止渴、开音的功效，是慢性咽喉炎、声音嘶哑患者的食疗佳品。

黄金搭配

芒果与牛奶搭配可强壮体质。

芒果与鸡肉同食可强身健体。

相克搭配

芒果与大蒜同食易导致身体不适。

适宜人群

适宜高血压、动脉硬化、便秘、食欲不振者食用。

不宜人群

肾功能异常、皮肤病、肿瘤、糖尿病患者禁食芒果。过敏体质者慎食。

高血压：取鲜芒果削去果蒂，连皮切片，加冰糖，以水煎煮20分钟，滤汁代茶饮。

咳嗽痰多：芒果50克、白糖25克、绿茶1克，将芒果去核，留皮肉，加水400毫升煮沸3分钟，加入绿茶与白糖即可。随意食用。

湿疹瘙痒：鲜芒果叶煎水，洗患处。

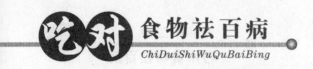

橘子
——理气止咳

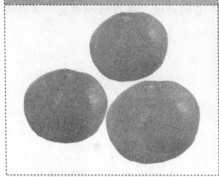

【别名】黄橘、蜜橘。

【性味归经】性凉，味甘酸，归肺、肝、胃经。

【医著溯源】《本草纲目》："橘皮，苦能泄能燥，辛能散，温能和，其治百病，总是取其理气燥湿之功。同补药则补，同泻药则泻，同升药则升，同降药则降。"

【主要营养成分】胡萝卜素、维生素C、钾、钙、镁、磷等。

保健功效

防癌抗癌 鲜橘汁中有一种物质，能使致癌化学物质分解，抑制和阻断癌细胞的生长，阻止致癌物对细胞核遗传物质的损伤，保护基因的完好性。因此，橘子被认为是防癌抗癌的必选果品。

美容，降胆固醇 橘子富含维生素C与柠檬酸，前者具有美容作用，后者则具有消除疲劳的作用；橘子内侧薄皮含有膳食纤维及果胶，可以促进通便，并且可以降低胆固醇。

生津利咽 橘子还具有生津利咽、消食化滞、行气解郁之功效。

健康贴士

每天吃3个橘子，就能满足一个人一天对维生素C的需要量。若食用过多，过量摄入维生素C时，体内代谢的草酸会增多，易引起尿结石、肾结石。

对症食疗

咳嗽痰多

配方：大米150克，橘子皮几小块。

做法：大米淘净煮粥。在粥烧

第二章
巧用食材祛百病

滚前，放入洗干净的橘子皮。

食法：每日1~2次。

功效：此粥芳香可口而且开胃，对胸腹胀满或咳嗽痰多的人，能够起到饮食治疗的作用。

❀ 胃肠气滞、消化不良 ❀

配方：橘子300克，蜂蜜30克。

做法：青橘切开加水煮热；拌入蜂蜜即可。

食法：代茶频饮。

功效：具有开胃清脑，生津解渴的功效；可增加食欲，促进消化。

❀ 消化不良 ❀

配方：橘子2个、烤鸭肉300克、番茄1个、生菜适量，精盐、柠檬汁、胡椒适量。

做法：鸭肉切成片，橘子去皮切片，番茄切条，生菜撕成块；上述全部材料加入调料拌匀即可。

功效：疏肝理气、散积化滞，可用于辅助治疗胃肠气滞、消化不良。

饮食宜忌

■ 黄金搭配 ●

姜片和橘皮一起用水煎后，加适量白糖服用，可辅助治疗感冒和胃寒呕吐。

■ 相克搭配 ●

豆浆与橘子相克，橘子中的果酸会与豆浆中的蛋白质发生反应，影响人体对蛋白质的消化吸收。

■ 适宜人群 ●

孕妇及老人易多食。

■ 不宜人群 ●

胃酸过多者不宜多食。

实用偏方

冻疮：将橘皮用火烤焦，研成粉末，再用植物油调均匀，抹在患处。

慢性支气管炎：橘皮5~15克，泡水当茶饮，常用。

乳腺炎：生橘皮30克、甘草6克，煎汤饮服，可治乳腺炎。

胃寒呕吐：将橘皮和生姜片加水同煎，饮其汤。

风寒感冒：鲜橘皮、生姜片，加红糖适量煎水喝，可治疗风寒、感冒、呕吐、咳嗽。

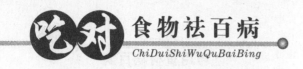

荔枝
——强身健脑

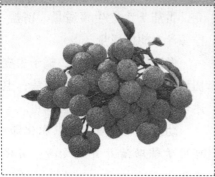

【别名】丹荔、红荔、妃子笑。
【性味归经】性温，味甘酸，归肝、肾经。

【医著溯源】《泉州本草》："壮阳益气，补中清肺，生津止渴，利咽喉。治产后水肿、脾虚下面、咽喉肿痛、呕逆等证。"
【主要营养成分】糖分、蛋白质、B族维生素、维生素C、柠檬酸、果胶、磷、铁等。

护肤健脑 荔枝富含维生素C，可促进微细血管的血液循环，令皮肤更加光滑、更有弹性。荔枝对大脑组织也有很好的补养作用，能明显改善失眠、健忘、力倦神疲等症。

降低血糖 荔枝中含有α-次甲基环丙基甘氨酸，这是一种具有降血糖作用的物质，对糖尿病患者十分适宜。

消肿解毒，止血止痛 荔枝除广为人知的滋补作用外，还可用于外科疾病，如肿瘤、疮疡、恶肿、外伤出血等病。

止呃逆，止腹泻 荔枝甘温健脾，并能降逆，是顽固性呃逆及泄泻患者的食疗佳品。

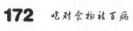 **气血不足**

配方：新鲜荔枝100克，大枣10枚，白糖少许。

做法：将荔枝去皮、核，切成小块，另将大枣洗净，先放入锅内，加清水烧开后，放入荔枝、白糖；待糖溶化烧沸，装入汤碗。

食法：每日1~2次。

第二章
巧用食材祛百病

功效：养血养颜，健脾养心，安神益智。同时还适用于面色萎黄、失眠健忘等病证患者。妇女产后虚弱、贫血者亦可常食。

脾虚久泻

配方：荔枝干 7 枚，莲子（去芯）5 枚，粳米 60 克。

做法：先将荔枝干去外壳，莲子洗净，与粳米同入锅内，加水煮成稀粥。

食法：早餐食用。

功效：健脾止泻。对于脾虚久泻、老人肾虚、泄泻者，常服有效。

淋巴结核

配方：干荔枝果 7 枚，海带 30 克，黄酒少许。

做法：将荔枝干去外壳，海带水发后洗净，切片；锅内加清水，入荔枝干、海带片，煮沸后用小火炖至海带软烂，加入黄酒少许，烧沸后即可。

食法：佐餐食用。

功效：软坚散结。同时还适用于卵巢囊肿等病证，常食有效。

黄金搭配

荔枝宜与白酒搭配，将荔枝去皮后，浸入白酒中，加水煮沸食用可治疗胃痛。

荔枝与红枣同煮成汤，有很好的补血效果。

相克搭配

荔枝忌动物肝脏、生黄瓜、生胡萝卜。因为这些食物中含有维生素 C 分解酶，使荔枝中的维生素 C 遭到破坏，失去原有的营养价值。

适宜人群

尤其适宜爱美人士及老人。

不宜人群

上火者慎食，荔枝性温，会加重病情。

支气管哮喘：荔枝干 25 克，开水冲泡 5 分钟后饮用。

小儿遗尿：每日吃荔枝干 5 个，常吃可见效。

治疝气疼痛：炒荔枝核、大茴香各 60 克，研末，每日早晨用黄酒送服 10 克。

治癣：荔枝核研末，调醋搽患处。

治虚喘：荔枝树皮 100 克，水煎代茶饮。

治血崩：荔枝壳 30 克，水煎服。

桂圆
——补血安神

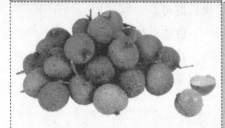

【别名】龙眼、益智、骊珠等。

【性味归经】性温，味甘，入心、脾经。

【医著溯源】《神农本草经》记载："久服，强魄聪明，轻身不老。"

【主要营养成分】蛋白质、脂肪、维生素C、B族维生素、镁、钙、磷、钾等。

保健功效

补心脾 桂圆对于劳心之人，耗伤心脾气血者，十分有益。桂圆肉甘温滋补，入心脾两经，功善补益心脾，而且甜美可口，不滋腻，不壅气，实为补心健脾之佳品。

抗癌 桂圆对子宫癌细胞的抑制率超过90%，妇女更年期是妇科肿瘤好发的阶段，适当吃些桂圆有利健康。

益气补血 桂圆有益气补血的功效，可治疗女性月经不调、更年期综合征，并缓解产后出现的身体不适症状，可治疗贫血和因缺乏尼克酸造成的皮炎、腹泻、痴呆甚至精神失常等症。

> **健康贴士**
>
> 市场上有一种假龙眼叫龙荔，有毒，没有龙眼的鳞斑状外壳，果肉黏手，不易剥离，带在苦涩的甜味。购买时需谨慎。

第二章
巧用食材祛百病

贫血

配方：桂圆肉100克，黑芝麻40克，玉竹30克，蜂蜜适量。

做法：将前三物加水适量浸泡1小时，用文火煎煮，每半小时提取汁1次，共3次；将收到的汁液用小火浓缩，至稠如膏时，加蜂蜜，稍煮沸即停火待冷。

食法：每次服1~2匙，开水冲化饮服。

功效：健脾益气，补血养肝效，适宜于贫血患者常服。

失眠，健忘

配方：鲜桂圆500克（去皮、核），白糖50克。

做法：将鲜桂圆反复蒸、晒数次，至使色泽变黑，最后拌入白糖少许装瓶。

食法：每次食桂圆肉4~5粒，每日2次。

功效：可养心血，补气力，安心神。适用于老人、病后、产前产后体虚，瘦弱，失眠，心悸，健忘等症。

脾虚血亏

配方：桂圆肉、大枣、蜂蜜各250克，鲜姜汁两匙。

做法：将桂圆肉、大枣同煮至七成熟，加入鲜姜汁2匙和蜂蜜250克，调匀煮沸，冷却后装瓶。

食法：每次服用桂圆、大枣各6~8粒，每日3次。

功效：有补脾胃、益心血的作用。适用于脾虚血亏，食欲不振，心悸怔忡，面色萎黄，浮肿等症。

黄金搭配

红枣与桂圆同食，对女性闭经有一定疗效。

鸡蛋与桂圆同食，具有补气血、益心气、安神美容的作用。

适宜人群

适宜体质虚弱的老年人、记忆力低下者、头晕失眠者、妇女食用。

不宜人群

有上火发炎症状的人不宜食用，孕妇少食。

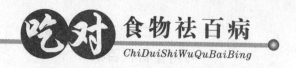

实用偏方

失眠： 桂圆肉30克炖煮，加入白糖调匀。

心悸： 桂圆肉100克、大米80克，加水煮粥食用。

斑秃： 桂圆肉400克，蜂蜜适量。将桂圆肉放入锅内干蒸30分钟取出，置阳光下晒2小时，第二天按此方法再蒸再晒，如此重复5次，然后加适量水和蜂蜜，用小火炖熟后服用。

猕猴桃
——生津清热

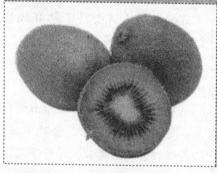

【别名】奇异果、毛桃、毛梨。

【性味归经】味甘、酸，性寒，入脾、胃经。

【医著溯源】《本草纲目》中记载猕猴桃"止渴，解烦热，下淋石，调中下气"。

【主要营养成分】碳水化合物、蛋白质、维生素B_1、维生素C、维生素E、维生素K、胡萝卜素、钙、磷、铁、钠、钾、镁、氯等。

保健功效

防止糖尿病、抑郁症 猕猴桃含有大量的天然糖醇类物质肌醇，能有效地调节糖代谢，调节细胞内的激素和神经的传导效应，对防止糖尿病和抑郁症有独特功效。

防治便秘、痔疮 猕猴桃含有优良的膳食纤维和丰富的抗氧化物质，能够起到清热降火、润燥通便的作用，可以有效地预防、治疗便秘和痔疮。

健康贴士

用餐前与用餐后食用猕猴桃效果不同，餐前食用主要是摄取其中所含的营养成分，而餐后食用则可促进消化。

第二章
巧用食材祛百病

防止血栓 猕猴桃富含精氨酸，能有效地改善血液循环，阻止血栓的形成，降低冠心病、高血压、心肌梗死、动脉硬化等心血管疾病的发病率。

降血脂，通便 猕猴桃含有的膳食纤维不仅能够降低胆固醇，而且可以帮助消化，防止便秘，清除体内有害代谢物。

❋ 石淋病 ❋

配方：猕猴桃200克，苹果1只，香蕉2只，白糖、湿淀粉各适量。

做法：将猕猴桃、苹果、香蕉分别洗净，切成小丁；将桃丁、苹果丁、香蕉丁放锅内，加适量水煮沸，再加白糖，用湿淀粉勾稀芡，出锅即成。

食法：每日1~2次。

功效：此羹具有清热解毒，生津止渴的功效。适用于烦热、消渴、食欲不振、消化不良、石淋等病证。常人食用能增强防病抗病能力，泽肤健美。

❋ 高血压、高血脂 ❋

配方：猕猴桃250克，冰糖适量。

做法：将猕猴桃洗净，去皮、核，切成小块，置于碗中，放入冰糖，上笼蒸至桃肉熟烂，取出即可食用。

食法：早、晚食用。

功效：此食具有生津养阴、降压降脂的功效，适用于高血压、高血脂、冠心病、咽喉疼痛、心烦口渴等病证。常人食之，能滋润肌肤、乌发养颜。

❋ 小便不通、痔疮 ❋

配方：鲜猕猴桃1000克，白糖适量。

做法：选用熟透的猕猴桃，洗净，沥干水分，去皮；将糖放入锅中，加适量清水，熬成糖液，取出一半，将猕猴桃肉放入糖液中，煮沸15分钟左右，待果肉煮成透明，无白心时，再倒入另一半糖液，继续煮20分钟，边煮边搅；煮好后，将果肉捣成泥状，离火，略凉，装入瓶中贮藏即可。

食法：每次食用20克，每日3次。

功效：清热通淋、养阴生津。适用于热淋小便不通、口渴、痔疮等病证。

177

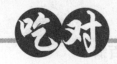

饮食宜忌

黄金搭配

酸奶与猕猴桃相宜，酸奶富含益生菌，与营养丰富的猕猴桃同食，可促进肠道健康，帮助肠内益生菌的生长，缓解便秘。

相克搭配

黄瓜忌与猕猴桃同食。因黄瓜含有维生素C分解酶，而猕猴桃含有丰富的维生素C，二者同食会导致营养流失。

猕猴桃与生黄瓜、生胡萝卜、动物肝脏相克，这些物质会破坏猕猴桃中的维生素C，影响吸收。

适宜人群

猕猴桃果实含肌醇，有助于缓解女性生理期、产期的抑郁情绪。故女性宜食之。

不宜人群

猕猴桃性寒，脾胃虚寒者应慎食。

实用偏方

消化不良： 猕猴桃果肉60克，加水1000毫升煎煮至1小碗服用。

胃癌干呕： 猕猴桃50～100克水煎浓汁，加姜汁饮，每天喝3次。

前列腺炎： 鲜猕猴桃50克，捣烂加温开水1茶杯，调匀后饮服，经常饮用。

橙子
—— 止咳防癌

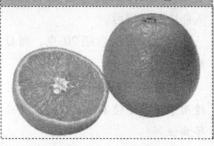

【别名】黄果、金环。

【性味归经】味甘酸，性凉，入肺、肝、胃经。

【医著溯源】《开宝本草》记载："瓤，去恶心，洗去酸汁，细切和精盐蜜煎成，食之，去胃中浮风。"

【主要营养成分】蛋白质、胡萝卜素、维生素A、维生素C、柠檬酸、橙皮苷、烟酸、钾、钠、镁等。

第二章
巧用食材祛百病

预防肿瘤　橙子含有大量胡萝卜素和黄酮类物质,具有很强的抗氧化功效,可清除体内自由基,抑制肿瘤细胞的生长。

舒缓心情　甜橙散发的浓烈香气,有利于缓解心理压力,帮助克服紧张情绪。

降低血脂　橙子中含果胶,能帮助尽快排泄脂类及胆固醇,并减少外源性胆固醇的吸收,故具有降低血脂

> **健康贴士**
>
> 橙子味美但不要吃得过多。吃完橙子应及时刷牙漱口,以免损害口腔牙齿。

的作用,是高血脂、动脉硬化、心脑血管疾病的食疗佳品。橙子中的维生素C可以抑制胆固醇在肝内转化为胆汁酸,预防胆结石。

止咳化痰　橙皮止咳化痰功效卓著,是治疗胃肠型感冒、咳嗽、食欲不振、胸腹胀痛的良药。

❋ 胸闷脘胀及醉酒 ❋

配方:橙子1500克,姜250克,炙甘草末10克,檀香末25克,精盐适量。

做法:橙子洗净,切成片,去子;姜洗净,去皮,切成片;取一钵,放入橙子片、姜片,捣烂如泥,加入甘草末、檀香末,揉和,捏成饼,焙干,研为细末备用;用时入精盐少许,沸汤冲服。每次用细末3~5克。

功效:宽胸快气、醒酒。

❋ 咳嗽咯痰 ❋

配方:鲜橙子(半黄无伤者)、白糖各1000克。

做法:橙子洗净,用小刀划成棱,放入清水中浸去酸涩味(每日换水),待软(约1~2天)后取出,挤去核。再浸1~2天取出;将三棱针插入棱缝,触碎内瓤,然后入锅,用清水煮至七八分熟,取出;趁热拌白糖后晾晒,待糖吃尽时,再拌掺白糖晒,令糖吃尽,略压扁装瓶备用。

功效:此饼具有宽胸理气、和

中开胃、生津止渴等功效。同时还适用于恶心食少，咽干口燥等症状。

胸闷脘胀

配方：橙子1500克，生姜250克，炙甘草末10克，檀香末25克。

做法：橙子洗净后，用刀划破，挤去核，连皮切成片；生姜洗净去皮，切成片；两者皆放入干净砂钵内捣烂如泥，再加入甘草末、檀香末，揉和捏作饼子，焙干研为细末。

食法：每服3~5克，入精盐少许，沸汤点服。

功效：宽胸快气，醒酒。

饮食宜忌

黄金搭配

鲜橙与米酒同食对乳房伴有硬结肿块者有一定的辅助治疗作用。

橙子与猕猴桃同食可有效预防关节磨损。

相克搭配

橙子与水獭肉同食会导致头晕恶心。

橙子与槟榔同食会导致恶心。

适宜人群

胆结石患者腹胀、恶心、呕吐者食用橙子尤为适宜。

不宜人群

贫血患者，口干咽燥、舌红苔少者不宜食用。

实用偏方

醉酒：橙子生食或绞汁饮用。

食欲不振：橙子切细，加蜂蜜水煎汤服。

第二章 巧用食材祛百病

柚子
——降脂降压

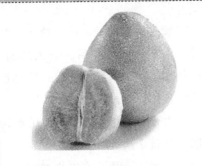

【别名】 柚、雪柚。

【性味归经】 味甘酸,性寒,入肝、脾、胃经。

【医著溯源】《日华本草》记载:"治妊孕人食少并口淡,去胃中恶气。消食,去肠胃气。解酒毒,治饮酒人口气。"

【主要营养成分】 糖类、橙皮苷、胡萝卜素、B族维生素、维生素C、挥发油、多种矿物质等。

保健功效

降血压 柚子中富含钾,且几乎不含钠,因此是患有心脑血管病及肾脏病患者最佳的食疗水果。

降血糖 新鲜的柚肉中含有非常丰富的维生素C及类胰岛素成分,能降低血糖,是糖尿病患者的理想食品。

润肺补血 柚子健胃、润肺、补血、清肠,其所含的天然叶酸有预防贫血的功效,柑橘还有增强体质的功效,能帮助身体更容易吸收钙及铁质。

对症食疗

❋ **消化不良** ❋

配方:柚子壳100克,蜂蜜15毫升。

做法:将柚子壳剥去外层黄皮,切碎,置于锅内加清水适量;用小火煮烂,去渣取汁,冲入蜂蜜调匀即可。

❋ **脂肪肝** ❋

配方:柚子1个,泽泻15克。

做法:柚子去皮;泽泻研成细粉;取一蒸盘,放入柚子肉,撒入泽泻粉,上笼,大火蒸25

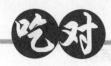

分钟即成。

食法：每周1次。

功效：渗湿利水、消食化痰、去脂减肥。

肺虚咳嗽

配方：柚子1个（隔年越冬者佳），雄鸡1只（500克左右）。

做法：先将鸡宰杀，按常法洗净；再将柚子去皮取肉，放入鸡肚内，加清水适量，隔水蒸熟。

食法：饮汤吃鸡。每周1次，连服3次。

功效：此鸡具有温中、益气、补肺、下气、消痰、止咳的功效，适用于肺虚咳嗽及发作性哮喘等病证。

妊娠恶心呕吐

配方：柚子5~8个，蜂蜜500毫升，冰糖100克，姜汁10毫升。

做法：将柚子去皮、核绞取其汁，用文火煎浓稠后，加入蜂蜜、冰糖和姜汁，同熬成膏状，冷却后装瓶备用。

食法：每次1匙，沸开水冲服，每日2次。

功效：此膏具有温中理气、和胃止呕的功效，适用于妊娠恶呕吐。胃脘疼痛不适诸病证。

黄金搭配

柚子与鸡肉相宜，搭配食用具有温中益气、补肺、下气、消痰止咳的功效。

相克搭配

柚子与螃蟹同食会刺激胃肠。

柚子与胡萝卜、黄瓜同食，会破坏维生素C的营养价值。

柚子忌与猪肝同食，猪肝中富含铜、铁、锌等成分，这些金属离子会破坏柚子中的维生素C。

适宜人群

孕妇、中老年人，糖尿病、呼吸系统疾病、心脑血管病以及肾脏病患者宜食。

不宜人群

痛经者不宜食用。体虚寒者应少食。

痰气咳嗽：将柚子去皮除核，切成片放入酒内浸泡一夜。煮烂，拌蜂蜜，时时含咽。

老年性咳嗽气喘：柚子皮用开水泡，代茶饮用。

冻疮：柚子皮 50 克，水煎后，用来浸泡冻疮部位，每日数次。

柿子
—— 补碘化食

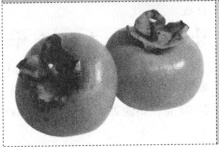

【别名】红柿、水柿。

【性味归经】性寒，味甘涩，归心、肺、大肠经。

【医著溯源】《名医别录》："主通鼻耳气，肠澼不足。软熟柿解酒热毒，止口干，压胃间热。"

【主要营养成分】碳水化合物、维生素A、维生素C、烟酸、磷、钾、钙、碘等。

 功效

润肠通便 柿子富含果胶等有机酸，果胶是一种水溶性的膳食纤维，有良好的润肠通便作用，对于缓解便秘，保持肠道正常菌群生长有很好的作用。

预防碘缺乏 柿子含碘，因缺碘引起的地方性甲状腺肿大患者，食用柿子很有帮助。经常食用对预防碘缺乏也有好处。

健康贴士

柿饼表层都会有一层白霜，有的人认为这层白霜吃进去不卫生，都要把它去掉，这就大错特错了。因为这层白霜可是柿子本身含有的葡萄糖的渗出物，它的营养价值相当于葡萄糖粉。

保护心血管 柿子营养丰富，有助于降低血压、软化血管、改善心血管功能，堪称有益心脏健康的水果王。

润肺生津，止咳 柿子还有润肺生津、止咳之功，对治疗急、慢性支气管炎有效。

解酒毒 柿子能促进血液中乙醇的氧化，帮助机体排泄酒精，减少酒精对机体的伤害。

冠心病

配方：七成熟青柿子1000克，蜂蜜2000毫升。

做法：柿子去蒂柄，切碎捣烂绞汁，汁入沙锅先以大火后用小火煎至浓稠，加蜂蜜再熬至稠，停火冷却。

食法：每次5克，开水冲饮。日服3次。

功效：清热、润肠、降低血压和血液黏稠度。

高血压

配方：柿子2个，面粉、豆沙馅各100克，植物油适量。

做法：柿子洗净，去皮、蒂，果肉盛入碗中，加入面粉，揉成面团，盖上保鲜膜，饧发15分钟；取出饧好的面团，切成剂子，搓圆后按扁，包入适量豆沙馅，收口捏紧，做成柿子饼坯；平底锅放植物油烧热，放入柿子饼坯，盖上锅盖，中小火煎至两面金黄即可。

食法：每周服2～3次。

功效：具有清热、润肠、止血、降压的作用，对高血压、大便秘结、痔疮等疾病有良好的疗效。

阴虚干咳、大便秘结

配方：新鲜脱涩柿子8个，菠萝100克，葡萄干、核桃仁、蜜枣各50克，奶油200毫升，白糖200克。

做法：将柿子洗净，去蒂、皮、核后，切成柿丁，核桃仁切碎，菠萝洗净去皮切成碎丁备用；以上三味与蜜枣、葡萄干一起放入盆内，加入白糖并拌匀，然后将奶油均匀挤在上面即可食用。

食法：每日1～2次。

功效：润肺止咳，养胃生津，补气养血。适宜于阴虚干咳胃燥口渴，大便秘结，气血虚弱等病证。健康人食之可强身健体，增强抗病能力。

第二章 巧用食材祛百病

饮食宜忌

黄金搭配

柿子与黑豆一起食用有清热止咳的功效。

相克搭配

柿子与土豆相克,同食产生沉淀,不易消化。

柿子也不宜与田螺搭配,否则易导致胃部不适。

柿子不宜与鹅肉、螃蟹、甘薯、鸡蛋共同食用,否则会引起腹痛、呕吐、腹泻等症状。

适宜人群

心脏病,脾胃功能正常的人,以及宿醉者可多食。

不宜人群

贫血的人,胃肠功能不佳的人不宜食用。

实用偏方

高血压:柿子叶加水煎汤。

口腔溃疡:生柿子1个,切片,涂抹患处。

樱桃——降压养血

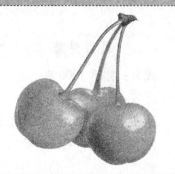

【别名】莺桃、含桃、荆桃。

【性味归经】性温,味甘、酸,归脾、肝经。

【医著溯源】《滇南本草》:"治一切虚症,能大补元气,滋润皮肤;浸酒服之,治左瘫右痪,四肢不仁,风湿腰腿疼痛。"

【主要营养成分】碳水化合物、类胡萝卜素、维生素A、维生素P、柠檬酸、钾、钙、磷等。

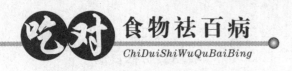

保护血管,利尿降压 樱桃富含类黄酮,可清理血管,减少心血管疾病的发生;而其所含的维生素P,则能降低毛细血管通透,利尿、降低血压。

铁防贫血 常食樱桃可补充体内铁元素,促进血红蛋白再生,既可防治缺铁性贫血,又可增强体质,健脑益智。

美容 樱桃还可令皮肤光滑润泽,能祛皱消斑,被称为"美容果"。

> **健康贴士**
>
> 樱桃清洗的时间不宜过长,更不可浸泡,以免表皮腐化褪色。

❀ 皮肤干燥、瘙痒 ❀

配方:樱桃300克,红葡萄酒100毫升,白砂糖50克,冷水200毫升。

做法:樱桃洗净,去梗、核,放榨汁机中搅汁备用;锅内放水,加入白砂糖烧煮,待糖液呈半透明状时,倒红葡萄酒,待汁液稍稍变稠,将樱桃汁加入糖酒汁内,拌匀,冷却后放冰箱冰镇片刻,即可饮用。

食法:每周1次。

功效:清热解毒,活血润肤。

❀ 高血压 ❀

配方:樱桃50克,天冬、麦冬各10克,冰糖末适量。

做法:樱桃去果柄,洗净;天冬润透,切薄片;麦冬用清水浸泡一夜,捶扁,去内梗,洗净;炖锅内放入樱桃、天冬、麦冬、冰糖末,加入300毫升清水,大火烧沸,改用小火炖25分钟即成。

食法:每2~3日1次。

功效:滋阴、美容、减肥、降压。

❀ 风湿疼痛 ❀

配方:樱桃1000克,白砂糖、柠檬汁各适量。

做法:选用个大、味酸甜的樱桃,洗净后分别将每个樱桃切一小口,剥去皮,去子;将果肉和白砂糖一起放入锅内,上旺火将其煮沸

第二章
巧用食材祛百病

后转中煮，撇去浮沫涩汁，再煮；煮至黏稠状时，加入柠檬汁，略煮一下，离火，晾凉即成。

食法：每天分早、晚2次服。

功效：调中益气、生津止渴。适用于风湿腰膝疼痛，四肢麻木，消渴，烦热等病证。

❈ 体质虚弱、关节麻木 ❈

配方：银耳30克，红樱桃脯20克，冰糖适量。

做法：银耳用温水泡发后去掉耳根，洗净，上蒸笼蒸约10分钟；汤锅加清水、冰糖，微火溶化后放入樱桃脯，再用旺火烧沸，起锅倒入银耳碗内即成。

食法：早、晚各1次。

功效：适于消化不良、饮食不香的人，瘫痪、四肢麻木、风湿腰腿痛、体质虚弱、面色黯淡、软弱无力、关节麻木患者等。

黄金搭配 ●

樱桃与精盐相宜，因樱桃所含的钾与精盐中的钠结合，可以维持人体的酸碱值平衡。

相克搭配 ●

蜂蜜与樱桃相克。含有维生素C的樱桃遇上含有铜的蜂蜜，容易因氧化而失去营养价值。

适宜人群 ●

消化不良、体质虚弱、面色无华者适宜食用。

不宜人群 ●

有溃疡症状者、上火者慎食，糖尿病患者忌食。

烧伤：樱桃挤汁敷患处，每日多次，当即止痛，还能防治起疱化脓。

鹅口疮：将熟透樱桃去核，榨取原汁3~5毫升，置杯内隔水炖。凉后分1~2次灌服，每日1~2剂，连服3~5天。

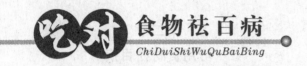

木瓜
——抗癌通乳

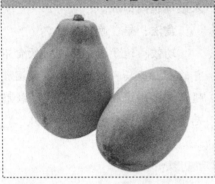

【别名】番木瓜，石瓜、蓬生果。
【性味归经】味酸，性温，入肝、脾经。
【医著溯源】《海药本草》记载："主治腰脚不遂，血脉顽痹，腿膝疼痛，赤白泻痢。"
【主要营养成分】蛋白质、碳水化合物、胡萝卜素、维生素A、B族维生素、维生素C、苹果酸、木瓜素等。

保健功效

降血脂，防癌 木瓜果实中所含的齐墩果成分具有护肝降酶、抗炎抑菌、降低血脂等功效。木瓜还有阻止人体致癌物质——亚硝胺合成的功效。

抑菌作用 木瓜汁、木瓜煎剂、木瓜注射液对痢疾杆菌、肺炎双球菌、金黄色葡萄球菌、伤寒杆菌等有明显的抑制作用。

健脾消食 木瓜中的木瓜蛋白酶，可将脂肪分解为脂肪酸；而另一种酶能分解蛋白质，有利于人体对食物进行消化和吸收。

解痉挛 木瓜果肉中含有的番木瓜碱具有缓解痉挛疼痛的作用，对腓肠肌痉挛有明显的治疗作用。

抗痨杀虫 木瓜所含番木瓜碱和木瓜蛋白酶具有抗结核杆菌及寄生虫（如绦虫、蛔虫、鞭虫、阿米巴原虫等）的作用，故可用于杀虫抗痨。

对症食疗

脐下痛

配方：木瓜 120 克，小茴香 90 克，青皮 60 克，蜂蜜适量。

做法：将这三种食材研为细

第二章
巧用食材祛百病

末，炼蜜为丸，如梧桐子大。

食法：每次6颗，每日3次，饭后温酒送服。

功效：驱风止痛。

❋ 胸部发育不良 ❋

配方：木瓜半颗、鲜鱼1尾（可随个人喜好选择，最好是适合熬汤的鱼）、水4碗、精盐少许。

做法：先将木瓜洗净并切块，再放入水中熬汤，先以大火煮滚，再转小火炖约半小时。再将鱼切块，放入一起煮至熟，并加少许精盐即可。

食法：佐餐食。

功效：木瓜含有丰富的木瓜酶，对胸部发育有很大的帮助，另也可依自己的喜好，搭配肉类等。

黄金搭配

木瓜与玉米相宜，能帮助消化及清理肠胃，可以预防慢性肾炎和冠心病。

木瓜与凤尾菇一起食用，有补中益气、减脂、降压，以及提高免疫力的作用。

木瓜还与肉类相宜，如猪肉、羊肉、狗肉等。

相克搭配

木瓜与油炸物同食会下痢。

木瓜与生胡萝卜同食会破坏维生素C，影响吸收。

适宜人群

一般人均可食用，更适合消化不良、肥胖、产妇缺奶者。

不宜人群

过敏体质、孕妇不宜食。

乳汁缺少：取鲜木瓜煮鱼汤服食。

咳嗽：鲜熟木瓜1个，去皮后蒸熟，加蜜糖服食。

胃病，消化不良：熟木瓜生食或煮熟食，或晒干研粉，每服5克，每日2次。

绦虫，蛔虫：未熟木瓜晒干研粉，每次10克，早晨空腹服。

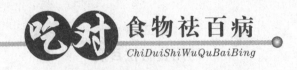

西瓜
——除烦解暑

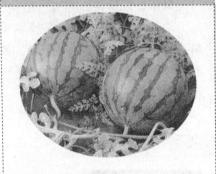

【别名】夏瓜、寒瓜、水瓜。

【性味归经】性凉，味甘，归心、胃、膀胱经。

【医著溯源】《本草纲目》记载西瓜"消烦止渴，解暑热，疗喉痹，宽中下气，治血痢，解酒毒"。

【主要营养成分】蛋白质、碳水化合物、萝卜素、胡萝卜素、维生素A、B族维生素、维生素C、钾、钙等。

保健功效

除烦解暑 西瓜味甘多汁，在急性热病、发烧、口渴汗多、烦躁时，吃一块又甜又沙、水分十足的西瓜，症状会马上改善。

治疗肾炎 西瓜所含的糖和精盐能利尿，并能有效改善肾脏炎症；所含的蛋白酶能把不溶性蛋白质转化为可溶的蛋白质，增加肾炎病人的营养。

消炎护肤 西瓜皮被制成"西瓜霜"，可治口疮、口疳、牙疳、急性咽喉炎及一切喉症。而鲜嫩的瓜皮还可增加皮肤弹性，减少皱纹，增添光泽。

健康贴士

西瓜宜随切随吃，不要存放时间过长，以免腐败变质。从冰箱中取出的西瓜最好不要直接食用，待瓜温升高一些再吃，否则会因过于寒凉而损伤脾胃。

对症食疗

风湿、盗汗

配方：百合、西瓜瓤各150克，山药200克，葱末、姜末、植物油、精盐、味精、水淀粉各适量。

第二章 巧用食材祛百病

做法：山药洗净，去皮，切丁；西瓜瓤去子，切象眼丁；锅中倒入适量清水烧沸，分别放入山药、西瓜瓤、百合略焯，捞出；炒锅放植物油烧热，加葱末、姜末爆香，下山药、百合炒匀，加精盐、味精、西瓜瓤大火快炒，淋入水淀粉勾芡，炒匀即成。

食法：佐餐食用。

功效：养阴清热、滋补精血，适用于肺结核低热、盗汗、消瘦、风湿等症。

口舌生疮

配方：西瓜皮50克，淡竹叶15克，粳米100克，红枣20克，白糖25克。

做法：先将淡竹叶洗净，放入锅中，加水适量煎煮20分钟，将竹叶去之。把淘洗干净的粳米及切成碎块的西瓜皮及红枣同置入锅中，煮成稀粥后加入白糖即可食用。

食法：每日2次。

功效：化湿解毒，清热消炎。同时还可治疗心胸烦热、湿热黄疸等症。

口腔溃疡

配方：西瓜1个（约3000克），玉米须约125克。

做法：将西瓜洗净切开，瓜瓤切细后，同玉米须一起放入锅内冷水中，煎煮至胶状时，用纱布去渣滓，再加冷开水，煎熬至黏稠麦芽状，装入玻璃罐中。

食法：每次50克，开水融化服，每日1～2次。

功效：消炎镇痛。同时还可以治疗牙龈肿痛。

 宜忌

黄金搭配

西瓜皮与红豆相宜，二者煎汤当茶饮用，具有利水消肿的功效。

西瓜与鳝鱼相宜，二者搭配有补虚损、祛风湿的功效。

西瓜与鸡蛋相宜，西瓜瓤、鸡蛋炒食，具有滋阴润燥、清咽开音、养胃生津的功效。

相克搭配

西瓜与羊肉相克，吃羊肉后进食西瓜容易"伤元气"。

适宜人群

口疾、高血压患者及烫伤和小便短赤者宜食西瓜。

不宜人群

糖尿病患者应慎食西瓜。

191

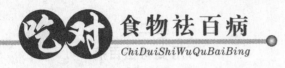

 偏方

酒醉后头晕、烦渴：西瓜（红瓤西瓜为好）500克，取瓤绞汁，饮用。

中暑：西瓜汁100克，醋适量，调匀代茶饮。

口疮：西瓜皮煎汤。

高血压：西瓜皮200克，玉米须60克，加水煎汤。

枇杷
—— 止咳化痰

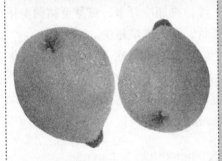

【别名】卢橘、金丸、金弹。

【性味归经】味甘、微酸，性凉，入肺、胃经。

【医著溯源】《本草新编》："枇杷叶，味苦，气平，无毒。入肺经，止咳嗽，下气，除呕哕不已，亦解口渴。用时去毛，但只用之以止阴虚之咳嗽，他嗽不可用也。"

【主要营养成分】蛋白质、脂肪、膳食纤维、类胡萝卜素、维生素B_1、8种必需氨基酸、钙、磷、铁等。

 功效

防癌，消脂 枇杷中的多酚氧化酶，可防止细胞老化，预防癌症与慢性疾病。它还富含膳食纤维及矿物元素，可祛除人体内多余的脂肪。

预防感冒 枇杷果实及叶有抵制流感病毒的作用，常吃可以预防四季感冒；还有润肺止咳、止渴、和胃的

健康贴士

枇杷含有β-胡萝素，若过量食用，皮肤会变黄。但只要停止食用一段时间，肤色变黄的状况就会慢慢消失。

第二章 巧用食材祛百病

功效，常用于咽干烦渴、咳嗽吐血、呃逆等症。

帮助消化 枇杷中含有有机酸，能刺激消化腺分泌，可增进食欲、帮助消化、止渴解暑。

润肺，止咳化痰 枇杷中含有苦杏仁苷，能够润肺止咳、祛痰，治疗各种咳嗽，咳嗽黄浓痰者适量食用有良效。

对症食疗

❀ 急性支气管炎 ❀

配方：枇杷叶 10～15 克，大米 100 克，冰糖适量。

做法：将枇杷叶用纱布包好放入沙锅内，加水 200 毫升煎 100 毫升，去渣入大米、冰糖，再加水 600 毫升，煮成稀薄粥即可。

食法：每日早、晚温热服之，3～5 天为 1 个疗程。

功效：清肺化痰，止咳降气。

❀ 咳嗽呃逆 ❀

配方：枇杷叶 50 克，梨 200 克，枣（鲜）250 克，莲子 120 克，蜂蜜 150 克。

做法：枇杷叶加水煎煮 1 小时后取汁，用绸子过滤，除去绒毛。梨去皮、心，切碎与枣、莲肉、蜂蜜同放锅内，铺平，倒入枇杷叶汁，使其浸过他物，加盖，煮半小时翻转，再煮半小时，用瓷罐收好。

食法：分早、晚两次服。

功效：清肺宁咳，健胃止呕。

饮食宜忌

黄金搭配 ●

枇杷与薏米同食清肺。

枇杷与百合同食可令皮肤光泽。

相克搭配 ●

枇杷与枇杷仁同食，易引起胃痛及结石。

枇杷与板栗同食导致消化不良。

适宜人群 ●

老少皆宜。尤其适合肺痿咳嗽、胸闷多痰、劳伤吐血及坏血病患者食用。

不宜人群 ●

脾虚泄泻者、糖尿病患者忌食。

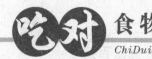

食欲不振：枇杷叶20克，陈皮25克，甘草15克，姜3片，水煎服用，每日2次。

热性咳嗽：枇杷叶15克或鲜枇杷60克，洗净煎汁去渣，加粳米100克煮粥。粥成后加冰糖少许，佐餐服用。

扁桃体发炎：鲜枇杷50克，洗净去皮，加冰糖5克，熬半小时后服用，对于扁桃体发炎引起的咽喉红肿疼痛特别有效。

糖尿病：枇杷根60克，水煎服。

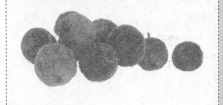

杨梅
——和胃消食

【别名】白蒂梅、朱红、圣生梅。

【性味归经】味甘、酸，性温，入肺、胃经。

【医著溯源】《本草纲目》记载，"杨梅可止渴、和五脏、能涤肠胃、除烦愦恶气。"

【主要营养成分】蛋白质、脂肪、膳食纤维、花青素、枸橼酸、柠檬酸、维生素C、维生素E、钾、磷等。

抗癌 杨梅中的B族维生素及维生素C，能阻止癌细胞在体内生长，对防癌抗癌有积极作用。杨梅果仁中含有的脂肪油等也有抑制癌细胞的作用。

止泻 杨梅性味酸涩，具有收敛消炎作用，加之其能够抑菌，故还可

健康贴士

杨梅应该适量食用，多食容易损坏牙齿，因此每一次食用杨梅不要多于5个，并且吃完后应及时漱口或刷牙。

第二章 巧用食材祛百病

治各种泄泻。

降压 杨梅鲜果中富含钾，可降压、降血脂，有效地预防中风。

和中消食，祛暑止渴 杨梅含有丰富的有机酸和维生素C，可增加胃中酸度，消化食物，促进食欲，生津止渴，可以预防中暑。

腹泻

配方：鲜杨梅500克，白糖50克。

做法：杨梅洗净，加白糖共捣烂放入瓷罐中，自然发酵1周成酒。用纱布滤汁，即为杨梅甜酒。密闭保存，陈久为良。随时随量饮用。

功效：养胃润肠，刺激肠管蠕动。

黄金搭配

绿豆与杨梅熬粥可起到清热解毒、健脾开胃的效果，是夏季防暑养生的美味佳肴。

相克搭配

牛奶+杨梅：杨梅中的果酸与牛奶中的蛋白质结合，会使蛋白质疑固，从而降低其营养价值。

适宜人群

尤其适宜儿童及中老年人。

不宜人群

杨梅对胃黏膜有一定的刺激作用，溃疡患者应慎食。

杨梅果肉含糖量较高，糖尿病患者应忌食。

头疼：将杨梅去核烘干后研末，以少许放置在鼻腔前半部，微吸气，可辅助治高血压以外引起的头疼之症。

骨折：鲜杨梅树皮和糯米饭一同捣烂，敷于患部。另用鲜根皮30～60克，水煎去渣，冲黄酒，一日3次温服。

烫、烧伤：杨梅树皮烧存性，研细末，以麻油调涂。

杨桃
——消食利尿

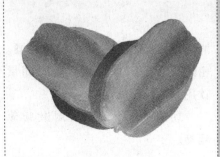

【别名】五敛子、羊桃、阳桃。

【性味归经】性平,味甘酸,归脾、胃经。

【医著溯源】《岭南采药录》:止渴解烦,除热,利小便,除小儿口烂,治蛇咬伤症。《陆川本草》:疏滞,解毒,凉血。治口烂,牙痛。

【主要营养成分】糖类、维生素C、磷、钾、柠檬酸、果酸、草酸等。

 功效

降血脂、胆固醇 杨桃能减少机体对脂肪的吸收,有降低血脂、胆固醇的作用,还可保护肝脏,降低血糖。

促消化,防溃疡 杨桃果汁能提高胃液的酸度,促进食物的消化。杨桃可消除咽喉炎症及口腔溃疡,防治风火牙痛。

保护血管 杨梅含有多种有机酸,维生素C的含量也十分丰富,能够直接参与体内糖的代谢和氧化还原过程,增强毛细血管的通透性。

 食疗

❀ **疟疾、脾脏肿大** ❀

配方:杨桃1000克,白糖500克。

做法:杨桃捣烂绞汁,小火煎至膏状,停火冷却后拌入白糖粉,装瓶备用。

食法:每次10克,用开水冲服,每日3次。

功效:解毒止泻。

第二章 巧用食材祛百病

黄金搭配

精盐与杨桃相宜,杨桃含有丰富的钾元素,用精盐水浸洗后,有助于维持人体的酸碱平衡,也可使口感更酸爽。

相克搭配

牛奶与杨桃相克。杨桃中的草酸在消化过程中与牛奶中的钙结合,形成人体无法吸收的草酸钙,影响钙的吸收。

适宜人群

一般人均可食用,患有心血管疾病或肥胖的人尤其适用。

咳嗽无痰:取杨桃1个切片,橘子1个,与水800毫升一起煮食饮用。

咽喉疼痛:杨桃3个洗净,生食,每次吃1个,每天3次。

桑葚 ——益肾养血

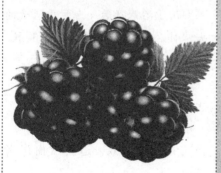

【别名】桑枣、桑实、桑子、桑果。

【性味归经】味甘,性寒,归肝、肾经。

【医著溯源】《随息居饮食谱》载桑葚"滋肝肾,充血液,祛风湿,利关节,止消渴,解酒毒,健步履,息虚风,清虚火,聪耳明目,安魂镇魄"。

【主要营养成分】多种氨基酸、白黎芦醇、维生素C、胡萝卜素、膳食纤维、果胶、果糖、铁、锌、硒、磷等。

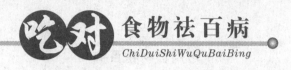

保健功效

防癌 桑葚含有白藜芦醇，能抑制癌细胞生长，并能阻止血液细胞中栓塞的形成，还能阻止致癌物质引起的细胞突变。

降血脂 桑葚中的脂肪酶具有分解脂肪、降低血脂，防止血管硬化等作用。

延缓衰老 桑葚具有多种活性成分，可以调整人体免疫功能，促进造血细胞生长，降糖、护肝，改善皮肤血液供应，营养皮肤，使皮肤白嫩，并能乌发、延缓衰老。

乌发明目 桑葚含有乌发素，能使头发变得黑而亮泽，常食桑葚，还可以明目，缓解眼睛疲劳干涩的症状。

健康贴士

桑葚如果生着吃，紫黑色的补益效果更好，也更甜。不过桑葚会抑制消化道内各种消化酶的活性，阻碍蛋白质消化，因此肠胃较弱的老人、小孩，应该少吃。

对症食疗

❋ 肾亏血虚所致的斑秃 ❋

配方：红枣5个，核桃仁、桑葚子各10克，黑豆30克，大米50克。

做法：以上煮粥。早餐食。

功效：益气养血、滋肾固精、乌发美发。

❋ 产后气血亏虚 ❋

配方：桑葚30克，糯米100克，冰糖适量。

做法：桑葚洗净，与糯米同煮为粥，待熟时调入冰糖即可。

食法：每日1次。

功效：滋阴养血、明目益肾，主要用于治疗产后气血亏虚所致的头晕目眩、视力减退、腰膝酸软、肠燥便秘等。

饮食宜忌

黄金搭配 ●

桑葚与红枣：搭配食用，具有补气养血的功效，适宜贫血患者食用。

第二章
巧用食材祛百病

贫血引起的唇白、足冷、耳聋、目眩者。

相克搭配

鸭蛋与桑葚不可同食，否则会引起胃痛。

不宜人群

桑葚性寒，故凡脾胃虚寒、大便稀者不宜多食，少年儿童，糖尿病患者不宜食。

适宜人群

神经衰弱、失眠、健忘者、眼目昏花、须发早白、脑力衰退者、

实用偏方

习惯性便秘：鲜桑葚绞汁，每次服20克，连服数日。
须发早白：鲜桑葚20克，蜂蜜20克，熬膏，温开水送服。
白癜风：鲜桑葚200克，加水适量，煎煮，每日饮用。

橄榄
—— 止咳消肿

【别名】甘榄、白榄、青果、忠果。
【性味归经】味甘、酸，性凉，入肺、胃经。

【医著溯源】《本草纲目》记载"生津液，止烦渴，治咽喉痛，咀嚼咽汁，能解一切鱼、甲鱼毒，核磨汁服，治诸鱼骨鲠。"
【主要营养成分】蛋白质、脂肪、膳食纤维、胡萝卜素、B族维生素、维生素E、维生素C、挥发油、香树脂醇、鞣酸、钙、磷、铁等。

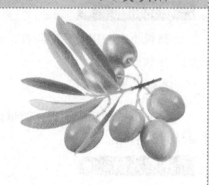

保健功效

润肺利咽 具有清肺利咽、化痰止咳等功效，对于肺热咳嗽、咯血颇有益。我国隆冬腊月气候异常干燥，常食点橄榄有润喉之功。

清热解毒 橄榄含有大量鞣酸、香树脂醇、挥发性油等,有清热解毒之功,可解煤气中毒、酒精中毒和鱼蟹之毒,并可安定神志。

对症食疗

咳嗽、烦热

配方:橄榄15克,雪梨50克,瘦肉100克,蜜枣1个。

做法:将瘦肉洗净,沸水略煮后切块,雪梨洗净切片再与洗净的橄榄、蜜枣放入炖盅内加清水500毫升,隔水炖2小时即可。

食法:早、晚各饮汤1次。

功效:此品适用于咽喉肿痛、声音嘶哑、烦热口渴、痰多咳嗽或干咳无痰等肺胃热盛者。

小儿百日咳

配方:橄榄15克,绿茶1克,淡竹叶25克,红糖25克。

做法:用500毫升水先煮橄榄、淡竹叶、红糖至沸,3分钟后加入绿茶即可。

食法:分4~5次服,每日1剂。

功效:清肺利咽、清热解毒。

饮食宜忌

黄金搭配

橄榄与蜂蜜相宜,将蜜渍橄榄作为常备的小零食,可以生津润燥。

橄榄与萝卜相宜,二者榨汁兑服,适用于胃肠型感冒、白喉等。

橄榄和绿茶均性清凉,搭配泡茶,有清热生津、利咽的作用。

相克搭配

橄榄不宜与肉类、虾同食,否则会导致肠胃不适。

适宜人群

适宜咽喉肿痛、咽炎、咳嗽患者及小儿食用。

不宜人群

脾胃虚弱、胃酸过多者不宜多食。

第二章 巧用食材祛百病

 偏方

咽喉肿痛：鲜橄榄15克，鲜白萝卜250克，切碎或切片，加水煎汤服。

胃脘痛、心痛：将橄榄用精盐腌成咸橄榄，火烧存性，温开水调服。

山楂
——活血消积

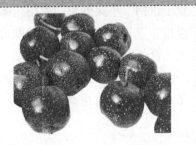

【别名】山里红、红果、胭脂果。

【性味归经】性微温，味甘酸，归脾、胃、肝经。

【医著溯源】《本草纲目》记载："化饮食，清肉积、症瘕、痰饮、痞满、吞酸，滞血痛胀。"

【主要营养成分】碳水化合物、维生素A、维生素C、维生素E、钙、磷、钾、钠、镁等。

 功效

健胃消食　山楂可消积化滞，能促进胃液分泌，增加胃内酶素，促进脂肪类食物的消化，减少体内胆固醇的堆积。

降压强心　山楂所含的山萜类药物成分，具有显著的扩张血管及降压作用；类黄酮则有一定的强心作用，对心脏疾患有较好的辅助治疗作用。

活血化瘀　山楂有助于解除局部血瘀状态，对跌打损伤有辅助疗效；在孕妇临产时服用山楂，有催生之效，并能促进产后子宫复原。

 食疗

❋ 慢性非典型性菌痢 ❋

配方：山楂6克，当归、肉桂、陈皮各3克，大米100克，红糖适量。

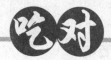

做法：山楂洗净，去核；当归、肉桂、陈皮分别洗净；大米淘净。铁锅内放入山楂、当归、肉桂、陈皮，加适量清水，煎成浓汁，去渣取汁，备用。沙锅内放入大米，加适量水，煮至粥将熟，调入浓汁及红糖，煮沸即可。

食法：每日1~2次。

功效：适用于慢性非典型性菌痢的辅助治疗。

慢性肝炎

配方：山楂250克，丹参500克，枸杞子250克，蜂蜜适量。

做法：先将前三料药浸泡2小时，煎成药液，滤去药渣。再把蜂蜜兑入沙锅内，以小火煮开30分钟。待蜜汁与药液溶合成黏稠状时离火，冷却后装入容器内密封保存。

食法：每日3次，每次服5克。

功效：止血化痛，滋阴养肝。

小儿厌食消化不良

配方：山楂片10克，高粱米50克。

做法：将山楂片和高粱米一齐置于铁锅，小火炒焦，取出压碾成粗粉，置于沙锅加水煮成粥即可。

食法：随量食用。

功效：此方健脾消食，主治小儿厌食，小儿消化不良。

黄金搭配

山楂与排骨相宜，二者一起食用，有祛斑消瘀功能。

核桃仁与山楂合用，具有补肺肾、润肠燥、消食积的功效。

山楂与兔肉搭配，具有补益气血、养胃消食之功效，适合产妇食用。

相克搭配

山楂与牛奶搭配可产生沉淀，破坏胃的消化功能。

山楂与柠檬同食会影响胃、肠的消化。

山楂与海味食品搭配会形成鞣酸蛋白，导致肠道梗塞，形成便秘。

适宜人群

一般人均可食用，尤其适合消化不良、肠炎患者。

不宜人群

孕妇、儿童、胃酸分泌过多者及病后体虚者不宜多食。

第二章 巧用食材祛百病

实用偏方

小儿痘疹不出：山楂晒干，研末，用温开水送服。

消化不良：焦山楂 10 克，研末加适量红糖，用开水冲服，每日 3 次。

高血脂：山楂 10 克，杭菊 10 克，决明子 15 克，稍煎后代茶饮，每月 1 次。

高血压，肝火头痛，暑热口渴：山楂 15 克，鲜荷叶 50 克，煎水代茶常饮。

第七节 干果类

无花果 ——宜药宜食

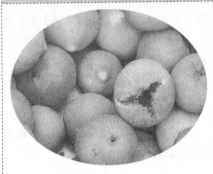

【别名】映日果、仙人果。

【性味归经】味甘，性平，入肺、脾、胃经。

【医著溯源】《云南中草药》云："健胃止泻，祛痰理气。治食欲不振，消化不良，肠炎，痢疾，咽喉痛，咳嗽痰多，胸闷。"

【主要营养成分】膳食纤维、胡萝卜素、多种维生素和矿物质、苹果酸、柠檬酸、脂肪酸、蛋白酶、水解酶等。

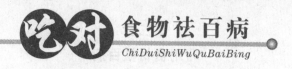

促消化、润肠道 无花果含有苹果酸、柠檬酸、脂肪酶、蛋白酶、水解酶等,具有促消化、增进食欲、润肠通便的作用。

降脂降压 无花果所含的脂肪酶、水解酶等具有降低血脂和分解血脂的功能,可减少脂肪在血管内的沉积,起到降血压、预防冠心病的作用。

抗癌 无花果有防癌抗癌、增强机体抗病能力的作用,可以预防多种癌症的发生,并对正常细胞不会产生毒害,是癌症患者食疗佳品。

解毒利咽 无花果有抗炎消肿之功,可利咽消肿,用于治疗肺热喑哑、咽喉肿痛等症。

通乳 无花果亦有催乳之功,可用于妇女产后虚弱、乳汁不足。

腹泻

配方: 新鲜无花果10枚,粳米100克,冰糖50克。

做法: 先将无花果洗净,粳米淘洗干净备用;取一瓦罐,放入粳米及500毫升清水,以旺火煮沸,加入无花果、冰糖,改用小火续熬25分钟即可。

功效: 健脾止泻,利咽消肿。

咳嗽

配方: 新鲜无花果2枚,蜜枣2枚,冰糖20克。

做法: 先将无花果选净,与蜜枣一起放在碗内,隔水炖烂;冰糖打碎研成细末,调入果泥中,搅拌均匀待温食用。

食法: 每天1~2次。

功效: 本果品具有润肺、止咳、利咽功效。

产后无乳

配方: 干无花果100克,猪蹄两只(约1000克)。

做法: 先将猪蹄去掉皮壳,洗净,顺趾缝剖开备用;炒锅放于火上,加入清水(以能淹没猪蹄为准)、猪蹄、无花果及适量精盐,旺火煮沸后,改小火炖至烂熟,调入味精即成。

功效: 养血通乳,可作为妇女产后催乳之用。

第二章 巧用食材祛百病

黄金搭配

牛肉与无花果同食可用于便秘、干咳或面部色斑、吸烟引起的口臭等症。

草鱼与无花果搭配,有清热润燥、强身健体之功效。

相克搭配

无花果不能和海蜇一起吃。

消化不良:无花果3~5个,水煎服。

筋骨疼痛,风湿麻木:无花果或根,炖猪精肉或煮鸡蛋吃。

神经痛和风湿痛:无花果10个,大蒜1头,水煎后用布蘸敷或浸泡患处。

宫颈炎:无花果叶60克,煎汤坐浴。再用消毒棉球浸药汁中,涂患处。

花生
—— 补血健脑

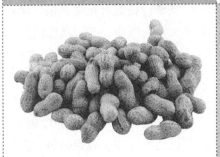

【别名】落花生、地果、唐人豆。

【性味归经】性平,味甘,归脾、肺经。

【医著溯源】《本草拾遗》:多食治反胃;《药性考》:生研用下痰。炒熟用开胃醒脾,滑肠,干咳者宜餐。滋燥润火。

【主要营养成分】蛋白质、脂肪、糖类、镁、磷、钾、B族维生素、维生素E、维生素K等。

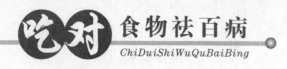

分解胆固醇 花生含有不饱和脂肪酸、胆碱、卵磷脂等,可使人体内的胆固醇分解为胆汁酸排出体外,减少高胆固醇的致病作用,防治冠心病和动脉硬化。

降低血脂 优质的花生及其花生制品中,还含有丰富叶酸和大量单不饱和脂肪酸,能够促进热量散发,燃烧有害胆固醇,降低血脂。

止血 花生含抗纤维蛋白溶解酶、维生素K,有很好的凝血作用,对多种出血性疾病都有良好的止血功效,可防治各种外伤出血、肝病出血、血友病等。

补虚养血,健脾胃 花生有补脾养胃之功,可调养气血、补虚养血、生乳。

利肾去水 花生还有利肾去水之功,对高血压、水肿有辅助治疗作用。

❀ 产后少乳 ❀

配方:猪蹄500克,花生150克,枸杞子少许,姜片、葱段、料酒、精盐、味精各适量。

做法:猪蹄镊去毛,刮洗干净,剁成块,入沸水锅中焯水后清洗干净;花生去皮,用清水浸透。取炖盅一个,将猪蹄、花生、枸杞子、姜片、葱段、料酒一起放入盅内,加入清水,大火烧沸,撇去浮沫,加盖用小火炖约3小时,调入精盐、味精即成。

食法:每日1~2次。

功效:补虚养血,下乳。

❀ 口腔溃疡 ❀

配方:花生仁30克,红枣15个,阿胶10克。

做法:将连衣花生去杂,除弃有芽头者,洗净,与择洗净的红枣同入沙锅,加水适量,大火煮沸,改用小火煨煮1小时。阿胶洗净,入另锅,加水煮沸,待阿胶完全烊化,调入煨煮连衣花生的沙锅中,拌匀,煨煮至花生熟烂即可。

食法:每日早、晚分食。

功效:补虚健脾,养血止血。

第二章 巧用食材祛百病

饮食宜忌

黄金搭配

花生与芹菜同食预防心血管疾病。

花生与红酒同食可保护心血管。

花生与菠菜同食可美白肌肤。

花生与猪蹄同食可催乳、进补。

花生与毛豆同食可健脾益智。

相克搭配

花生与螃蟹同食会导致腹泻。

适宜人群

适宜营养不良，贫血、食欲不振和高血压、冠心病的人。

不宜人群

胆囊病患者、血液黏度高或有血栓的人忌吃。

实用偏方

高血压：连衣花生米 250 克，在醋中浸泡 1 周。每晚睡前食 10 粒。

慢性气管炎：干花生衣 60 克，水煎 10 小时以上，浓缩成汁，加糖调服，每日 2 次。

核桃——温肺润肠

【别名】胡桃、羌桃。

【性味归经】性温，味甘，入肾、肺经。

【医著溯源】《本草纲目》记载"胡桃性热，能入肾、肺，惟虚寒者宜之……上通于肺而虚寒喘嗽者宜之，下通于肾而腰脚虚寒者宜之"。

【主要营养成分】蛋白质、脂肪、碳水化合物、叶酸、维生素、胡萝卜素、钙、磷、钠等。

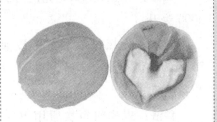

保健功效

降低血糖 核桃中的铬，能促使葡萄糖转化为能量被消耗掉。核桃还可帮助糖尿病患者吸收有益的脂类，对癌症患者还有镇痛作用。

健脑益智 核桃仁含有较多的蛋白质及人体必需的不饱和脂肪酸，这些成分皆为大脑组织细胞代谢的重要物质，能滋养脑细胞，增强脑功能。

防治老年病 核桃所含的精氨酸、油酸、抗氧化物，对保护心血管、预防冠心病、脑卒中、老年痴呆等老年病均颇有裨益。

健康贴士

核桃仁表面的褐色薄皮含有大量的营养，烹饪时最好不要剥掉，否则会损失大量营养。核桃仁脂质含量高，多食易生痰，令人恶心、吐水、吐食。

对症食疗

健忘

配方：核桃仁5个，白糖50克，黄酒50毫升。

做法：将核桃仁、白糖放在瓷碗中，搅成泥，再放入锅中，加入黄酒，用小火煎煮10分钟即可。

食法：每日2次，吃核桃末喝酒。

功效：补肾壮腰，宁心益智。适宜于健忘而兼头痛、失眠、腰痛、大便秘结者食用。

慢性支气管炎

配方：核桃仁120克，川贝30克，杏仁、冰糖各60克。

做法：四料共捣烂成膏。

食法：每次服5克，每日2次，白开水送服。

功效：润燥化痰、止咳平喘。

寒性胃痛

配方：青核桃3000克，白酒5000毫升。

做法：青核桃放酒缸中浸泡20天，待酒变成黑褐色，去渣过滤备用。

食法：胃痛时每次服用10~15毫升。

功效：补气养血、驱寒镇痛。

第二章 巧用食材祛百病

咳嗽哮喘

配方： 豆腐干300克，核桃仁200克，精盐、香油各适量。

做法： 将豆腐干放入热水中氽烫，捞出沥干水分后，切成条，核桃仁放入锅中，炒至香脆，捣碎；将豆腐干、核桃碎放入盘中，加入精盐和香油调味即可。

功效： 核桃仁缓和压力的作用，还有很好的镇咳平喘作用。

饮食宜忌

黄金搭配

核桃肉与百合搭配食用，可润肺益肾、止咳平喘，适宜于干咳少痰、面色苍白、头晕目眩者食用。

相克搭配

豆腐与核桃同食可致腹胀、腹痛、消化不良。

白酒与核桃同食，易导致血热，特别是有咯血宿疾的人应忌食。

适宜人群

一般人群均可食用，肾虚、肺虚、神经衰弱、气血不足、癌症患者宜多食，尤其适合脑力劳动者和青少年。

不宜人群

大便溏泄、吐血、出鼻血、阴虚火旺者忌食。

实用偏方

虚喘： 核桃仁捣烂，与蜂蜜和匀，开水送服。

慢性支气管炎： 核桃仁每次食3个，早晚各1次，连续半个月。

乳汁不通： 核桃仁捣烂，用黄酒冲服，对气血虚弱兼瘀滞不通所致的产后乳汁不下有效。

莲子
——养心止泻

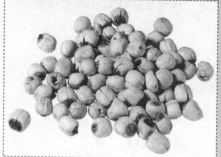

【别名】莲米，莲蓬子，莲宝。

【性味归经】性平，味甘，归胃、肾经。

【医著溯源】《本草纲目》记载莲子"交心肾、厚肠胃、固精气、强筋骨、补虚损、利耳目、除寒湿，止脾泄久痢，赤白浊，女人带下崩中诸血病"。

【主要营养成分】糖类、维生素E、钾、磷、钙、铁等。

 功效

强心安神 莲子芯所含生物碱有显著的强心作用，有较强的抗癌、抗心律不齐和降血压的作用。

健康贴士

发霉的莲子会产生黄曲霉毒素，会提高致癌率，所以莲子要注意干燥保存，发霉的莲子不能吃。

防癌抗癌 莲子善于补五脏不足，能使血脉通畅，莲子所含的氧化黄心树宁碱对鼻咽癌有抑制作用，有防癌抗癌的功效。

滋养补虚 莲子中的棉子糖对于久病、产后或老年体虚者有滋补作用；而莲子碱有平抑性欲的作用，对青年人梦多、遗精频繁或滑精者，有良好的止遗涩精作用。

清热止血 莲子中的莲子芯味苦、性寒，有清心祛热、止血涩精之功效，可以辅助治疗心火亢盛所致的失眠烦躁、吐血遗精等症。

 食疗

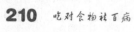 失血性贫血

配方：莲子50克，桂圆肉30克，糯米100克。

做法：将莲子、桂圆肉、糯米

第二章 巧用食材祛百病

同放入锅中煮为粥即可。

食法：温热食。每日2次。

功效：补心脾，益气血。适用于失血性贫血。

脾虚消瘦

配方：人参10克，莲子（去芯）10个，冰糖30克。

做法：将人参切成片，和莲子同放小碗内，加适量水浸泡；再加入冰糖，放在蒸锅内隔水蒸1小时，把人参片捞出，次日再加莲子如上法蒸。人参可用3次，最后一并吃掉。

食法：每日早晨服1次，喝汤吃莲肉。

功效：适用于病后体虚，脾虚消瘦。

视力模糊、尿少便结

配方：麦冬12克，莲子芯3克，绿茶4克。

做法：以上材料以沸水冲泡饮用。

食法：每日1剂，不拘时频饮。

功效：养阴清火。常饮此茶对口鼻咽干、目涩、视力模糊、尿少便结等症有益。

 饮食宜忌

黄金搭配

莲子与红薯同食可美容、防便秘。

莲子与猪肚同食可补益身体。

莲子与木瓜同食可清心润肺、健脾胃。

相克搭配

莲子与猪肚不可同食，如煮时用白茄枝生火，还会形成剧毒，食之必死。

适宜人群

老少皆宜。尤其适合癌症患者，失眠或体虚的人。

不宜人群

便秘的人不可多吃。

 实用偏方

遗精：莲子去芯，带皮，每次连嚼4~5粒，每日1次。

心悸不眠：莲子（带芯）15克，百合30克，麦冬12克，加水煎服。

211

白果
——抗菌止咳

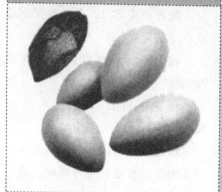

【别名】银杏核、鸭脚树子。

【性味归经】味甘、苦、涩,性平,入肺、肾经。

【医著溯源】《现代实用中药》记载:"核仁治喘息,头晕,耳鸣,慢性淋浊及妇人带下。果肉捣碎作贴布剂,有发泡作用;菜油浸1年以上,用于肺结核。"

【主要营养成分】蛋白质、脂肪、B族维生素、维生素E、钾、钠、钙、多种氨基酸等。

 功效

预防慢性病 白果中的黄酮苷、苦内脂具有防治脑血栓、老年性痴呆、高血压、冠心病、动脉硬化、脑功能减退等病的特殊功效。

促进血液循环 经常食用,可扩张微血管,促进血液循环,使肌肤红润、精神焕发。

定喘益肾 白果的内胚乳中可分离出两种核糖核酸酶,具有敛肺定喘、除燥湿、止带浊、益肾固精、缩小便等功效,可用于辅助治疗痰多喘咳、带下白浊遗尿、尿频。

 食疗

❈ **脾肾两虚,遗精早泄** ❈

配方:乌骨鸡1只(约重750克),白果、莲肉、糯米各15克。

做法:乌骨鸡去毛、杂,洗净。将上述其他原料装入鸡腹内,锅内加水适量,炖至鸡肉熟烂即可。

食法:佐餐食用。

功效:滋阳补虚,强肾益精。

❈ **肾亏遗尿、尿频** ❈

配方:糯米100克、芡实50

第二章
巧用食材祛百病

克、鲜白果50克、白糖过量。

做法：糯米淘洗干净，用冷水浸泡3小时捞出，沥干水分备用；芡实淘洗干净，煮熟去壳；白果剥去外壳，放入锅中煮熟，剥去外皮，切掉两头，捅出白果芯。在锅中放入芡实、糯米，加入约2000毫升冷水，旺火烧沸，改用小火熬煮成粥，放入白果，以白糖调好味后，续煮5分钟即可。

食法：佐餐食用。

功效：滋阴壮阳，补虚养精。

❖ **慢性支气管炎** ❖

配方：百合50克、白芥子30克（用两层纱布包好、细线缚牢）、白果20粒（去壳、去芯）、田七粉5克、白鸭子1只，胡椒粉少许，生姜、陈皮、精盐适量。

做法：将鸭子去毛皮及内脏废物，洗净切小块，与田七粉拌匀，并合诸药清蒸，炖亦可，肉熟为准，除去纱布包，肉汤及余药均可食用。

食法：佐餐食用。

功效：此方诚为老年慢性支气管炎较好的食疗方法。对于燥热、阴虚肺痨等喘咳、均有改善症状、增进食欲之效。

黄金搭配

肉类与白果同炖不仅会让菜肴更美味，还会防止生食白果发生的中毒现象。

相克搭配

白果不可与鳗鱼同食，否则易患软风。

适宜人群

一般人均可食用，特别适合尿频者和体虚白带的女性。

不宜人群

有实邪者不可服用。

遗尿：炒白果仁，成人每次吃8~10颗；5~10岁儿童每次吃5~7颗，每日2次，细嚼慢食。

白带过多：白果仁10颗，冬瓜子30克，用水煎服。

腰果
——排毒抗癌

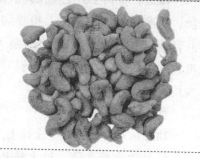

【别名】鸡腰果、介寿果。

【性味归经】性平，味甘，归肺、大肠经。

【医著溯源】《本草拾遗》："主渴、润肺、去烦、除痰。"《海药本草》："主烦躁、心闷、痰壅、伤寒清涕、咳逆上气。"

【主要营养成分】蛋白质、脂肪、糖类、维生素A、B族维生素、钙、镁、钾、铁等。

保健功效

增进性欲 腰果含有丰富的脂肪、蛋白质、碳水化合物及少量矿物质和维生素，经常食用，可提高机体的抗病能力，增进性欲，使青春永驻。

保护血管 腰果中的脂肪成分是不饱和脂肪酸，有很好的软化血管作用，少量食用能辅助防治心脑血管疾病。

润肠通便 腰果含有丰富的油脂，有润肠通便的效果，可用于习惯性便秘的治疗。

抗氧化、抗癌 腰果含维生素A、维生素B_1、维生素B_2等多种维生素和矿物质，特别是其中的锰、铬、镁、硒等微量元素，具有抗氧化、防衰老、抗癌的作用，为保健佳果。

健康贴士

腰果中含有多种过敏源，吃得过多会导致恶心、腹痛、头晕、打喷嚏等症状，严重时会引发过敏性休克，因此要适量食用，对其他食物有过敏者尤其注意。

对症食疗

❀ 神经衰弱、失眠 ❀

配方：腰果、莲子、茯苓、薏米、芡实、藕粉各50克，糯米100克，白砂糖适量。

做法：腰果、莲子、芡实、茯

第二章 巧用食材祛百病

苓分别洗净；薏米、糯米分别淘净；锅内放入腰果、莲子，加适量水，大火烧沸，改用小火煮熟，捞出沥水；锅内放入茯苓、薏米、芡实、糯米，加适量水，大火烧沸，改用小火煮软，放入果汁机中打成米羹；取一碗，放入藕粉，加水拌匀，倒入腰果、莲子，加入米羹、白砂糖，拌匀即可。

食法：早晚食用。
功效：补润五脏、安神。

饮食宜忌

适宜人群
神经衰弱者、肾虚者可多食用腰果。

不宜人群
胆功能严重不良者少食。过敏体质者忌食。

实用偏方

高血压：莲子20克，水煎汤，代茶饮。
遗精：莲子90克去芯，猪肚1只洗净切块，加水炖汤食。

杏仁
—— 降脂润肺

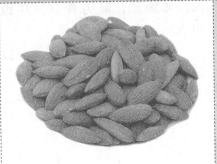

【别名】杏子、山杏仁、杏核仁。
【性味归经】性温，味苦，入肺、大肠经。
【医著溯源】《神农本草经》："主咳逆上气，雷鸣，喉痹，下气，产乳，金疮，寒心奔豚。"
【主要营养成分】蛋白质、脂肪、膳食纤维、B族维生素、维生素C、维生素E、烟酸、多种矿物质、儿茶酚、杏仁苷、黄酮类等。

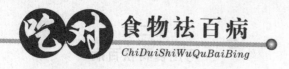

润肺止咳、祛痰　杏仁中含苦杏仁苷，对呼吸中枢起镇静作用，使呼吸运动趋于安静而达到镇咳、平喘作用，可用于治疗各种急慢性咳嗽。

抗癌、防癌　杏仁苷具有杀灭癌细胞并抑制其增殖的功能，可以缓解癌症患者的疼痛，是良好的抗癌、防癌食品。

润肠通便　杏仁中含有杏仁油，能促进胃肠的蠕动，减少粪便与肠道的摩擦，可用于治疗大便秘结。

便秘

配方：杏仁、桃仁、当归各9克，蜂蜜适量。

做法：前三料一同捣碎，加适量蜂蜜调和成丸。

食法：每日早、晚各1丸。

功效：润肠通便。

高血压

配方：杏仁、核桃仁、山楂各15克，牛奶250毫升，冰糖末适量。

做法：杏仁研粉；核桃仁去皮，磨成浆；山楂洗净，去核，切片；炖锅内放入牛奶，加入杏仁粉、核桃仁浆、山楂片、冰糖末，中火烧沸，改用小火煮20分钟即成。

食法：每日1次，当早餐饮用。

功效：补气血、降血压。

肺喘咳嗽

配方：杏仁、核桃仁各20克，蜂蜜、姜汤各少许。

做法：将杏仁去皮尖，微炒，再将核桃仁去皮，然后共捣烂如泥，加蜂蜜，研为膏状，共做10丸。

食法：每晚入睡前服1丸，以姜汤送服。

功效：润燥止咳，清温养肺。

第二章 巧用食材祛百病

饮食宜忌

黄金搭配

杏仁与牛奶搭配，是最佳的润肤美容食品，爱美的女性不妨多吃点。

相克搭配

杏仁与菱角一起吃，不利于蛋白质的吸收，会降低人体对其营养的吸收和利用率。

适宜人群

适合咳嗽、便秘、心脏病、癌症患者食用。

不宜人群

大便溏泄者不宜多食。

实用偏方

伤风咳嗽：萝卜去皮与杏仁、姜一同用水煎服。

寒气胃痛：杏仁 10 克，白胡椒 3 克，共研细末。一日内分 2 次服完。

松子——健脑通便

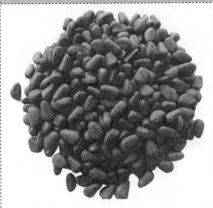

【别名】松仁、罗松子、红松果。

【性味归经】性温，味甘，入肝、肺、大肠经。

【医著溯源】《本草纲目》记载："气味甘小无毒；主治骨节风、头眩，去死肌，变白，散水气，润五脏，逐风痹寒气，虚羸少气补不足，肥五脏，散诸风，湿肠胃，久服身轻，延年不老。"

【主要营养成分】蛋白质、脂肪、维生素 E、叶酸、钙、镁、磷、钾等。

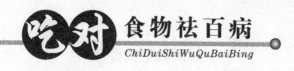

保健功效

润肺止咳 松子润肺腑、止咳喘，对老年慢性气管炎、支气管哮喘等久咳无痰者有一定的辅助治疗功效。

软化血管 松子中维生素E含量高达30%，有很好的软化血管、防治动脉硬化的功效，还可降低血压，预防心脑血管疾病。

健脑益智 松子中的磷和锰含量丰富，对大脑和神经有补益作用，是脑力劳动者的健脑佳品，对老年痴呆症也有很好的预防作用。

对症食疗

❀ 血燥型湿疹 ❀

原料：松仁15克，小麦粉200克，核桃仁15克，花生米20克，茯苓粉100克，发酵粉适量。

做法：先将小麦粉、茯苓粉和匀，加水调成糊状，再入发酵粉，拌匀后将松仁、核桃仁、花生米撒于面团内，制成饼，蒸熟。

食法：发病时适量食用。

功效：清湿润燥，散水生机。

❀ 遗精 ❀

配方：枸杞子、松仁各30克，鲜虾仁100克，白砂糖、葱段、料酒各适量。

做法：虾仁、枸杞子分别洗净；沙锅放植物油烧至六成热，放入葱段、虾仁、松仁、枸杞子、料酒、白砂糖，炒熟即成。

食法：佐餐食用。

功效：滋阴补肾、养精填髓。

饮食宜忌

黄金搭配

松子和红枣搭配，可养颜益寿。

松子和鸡肉搭配，可预防心脑血管病

松子和兔肉搭配，可美容养颜、益智醒脑

松子和牛肉搭配，可预防动脉粥样硬化，消除疲劳。

相克搭配

松子和黄豆搭配，会引发恶心、呕吐。

第二章
巧用食材祛百病

适宜人群

人群老少皆宜，尤其适合年老体弱、产后便秘者食用。

不宜人群

胆功能严重不良者慎食。便溏、精滑、咳嗽痰多、腹泻者忌食。

实用偏方

老年便秘：松子 30 克与粳米 50 克，加水 400 毫升，以小火煮成稠粥，冲入蜂蜜，早起空腹、夜间睡前温热服用。

风湿性关节痛：松子 10～15 克，当归、桂枝、羌活各 6 克，加黄酒和水等量合煎，每日 2 次分服。

红枣
—— 补血益气

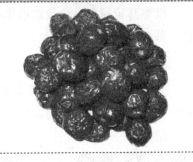

【别名】大枣、干枣、枣子。

【性味归经】性温，味甘，归脾、胃、心经。

【医著溯源】《神农本草经》：平胃气，通九窍，补心气、少津液、身中不足，和百药。

【主要营养成分】蛋白质、脂肪、糖类、有机酸、维生素 A、维生素 C、钙、多种氨基酸、铁等。

保健功效

护肝抑癌 红枣能促进白细胞的生成，降低血清胆固醇，提高血清白蛋白，保护肝脏，还含有抑制癌细胞，甚至可以使癌细胞转化为正常细胞的物质。

防治高血压 红枣中含有的芦丁是一种能使血管软化的物质，可以使血压降低，对高血压有防治作用。

健康贴士

生吃时，枣皮容易滞留在肠道内而不易排出，因此吃枣时应吐枣皮。

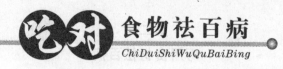

❀ 神经衰弱 ❀

配方：丹参30克，糯米100克，红枣10个，红糖适量。

做法：将丹参水煎，去渣，取其浓汁，加入糯米、红枣、红糖及水适量，煮成稠粥即可。

食法：每日早、晚分食。

功效：本品具有祛瘀生新，活血调经，养心除烦的保健功效。

❀ 小儿低热、大便溏薄 ❀

配方：蚕茧1只，红枣2个，山药3克，糯米50克。

做法：先将蚕茧煎汤500毫升，滤液去渣，再将红枣去核，与山药、大米加入煮成稀粥。

食法：早晚各服1次。

功效：此方适用于小儿低热、神疲乏力、胃纳减退、大便溏薄患儿。

黄金搭配

牛奶与红枣搭配食用，可为人体提供丰富的蛋白质、脂肪、碳水化合物和钙、磷、铁、锌及多种维生素。

相克搭配

大蒜与红枣同食会引起消化不良，影响胃肠功能，甚至产生便秘等不良症状。

红枣与鱼同食，会导致消化不良，甚至令人腰腹疼痛。

适宜人群

老少皆宜、癌症、骨质疏松、贫血、更年期综合征、高血压患者尤其适合。

不宜人群

红枣含糖量很高，糖尿病人不宜多食。

无痛尿血：红枣60克，水煎代茶饮。

过敏性紫癜：每次吃红枣10个，每日3次。

第二章 巧用食材祛百病

板栗
—— 消肿止痛

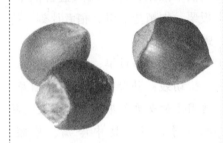

【别名】毛栗、风栗、栗子。

【性味归经】味咸,性温,入脾、肝、胃经。

【医著溯源】《千金方》:"栗,肾之果。肾病宜食之。"《食物本草》:"主益气,厚肠胃,补肾气,令人耐饥。"

【主要营养成分】蛋白质、脂肪、糖、膳食纤维、胡萝卜素、B族维生素、维生素A、维生素C、钙、磷、钾等。

保健功效

防衰老 板栗所含丰富的不饱和脂肪酸和维生素、矿物质,可抗衰防老、延年益寿。

补益肾脏 每日早晚各生食板栗1~2枚,可补益肝肾,辅助治疗肾虚所致的腰膝酸软、腰肢不遂、小便频数以及折伤肿痛等症。

健脾和胃 板栗是碳水化合物含量较高的干果品种,能供给人体较多的热能,并能帮助脂肪代谢,具有益气健脾、厚补胃肠的作用。

健康贴士

板栗不易消化,吃多了容易引起腹胀;栗子含淀粉较多,过量食用也会因此摄入过多的热量,容易造成肥胖,所以要注意适量食用。

对症食疗

❈ **精神恍惚,失眠盗汗** ❈

配方:大米100克,大枣10克,板栗20克,甘草15克。

做法:先煎甘草去渣取汁,后入大米及大枣、板栗煮为粥即可。

食法：每日2次，空腹食。

功效：具有益气、宁心、安神的保健功效。

❋ 更年期综合征 ❋

配方：枸杞子15克，板栗肉150克，羊肉500克，葱、姜、料酒、精盐各适量。

做法：将羊肉洗净，切块，同栗子肉、枸杞子、葱、姜、料酒、精盐一起放入沙锅内炖熟即可。

食法：每日1剂，连服数天。

功效：养心安神。适用于脾肾阴虚型更年期综合征。

❋ 腹中冷痛、尿频、遗尿 ❋

配方：益智仁5克，糯米50克，板栗20克，精盐适量。

做法：将益智仁研为细末，再用糯米煮粥，然后调入益智仁末、板栗，加精盐适量，稍煮片刻，待粥稠停火即可。

食法：每日早、晚餐温热服。

功效：补肾助阳，固精缩尿。适用于妇女更年期综合征以及老年人脾肾阳虚、腹中冷痛、尿频、遗尿。

黄金搭配

板栗与红枣同食，具有健脾益气、养胃健脑、补肾强筋的作用。

鸡肉与板栗共煮，营养价值相互提升。

相克搭配

板栗忌牛肉，板栗中的维生素E与牛肉中的微量元素发生反应，会削弱板栗的营养价值，而且不易消化。

适宜人群

老年肾虚、小便频多、口腔溃疡、骨质疏松、气管炎咳喘、内寒泄泻者宜食。

不宜人群

婴幼儿、脾胃虚弱、糖尿病人不宜多食。

慢性胃炎：板栗皮若干，用火烧后研末，每日1.5～3克，米汤送服。

百日咳：板栗仁30克，玉米须6克，冰糖25克，用水煎汤，每日一剂。

跌打损伤，肿痛：生栗捣烂如泥，敷于患处。

第二章
巧用食材祛百病

第八节 肉禽类

猪肉
——补虚润燥

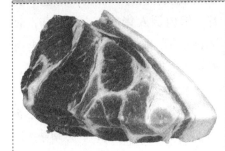

【别名】豕肉、海豚肉。

【性味归经】味甘咸，性平，归脾、胃、肾经。

【医著溯源】《本草备案》认为"猪肉，其味隽永，食之润肠胃，生津液，丰肌体，泽皮肤，固其所也"。

【主要营养成分】蛋白质、脂肪、B族维生素、钙、磷、铁、烟酸等。

保健功效

改善缺铁性贫血 猪肉可提供血红素（有机铁）和促进铁吸收的半胱氨酸，能改善缺铁性贫血。

养血补肝，明目去翳 猪肝可养血补肝，明目去翳，患夜盲、浮肿、萎黄等症人群可常食之。

通乳、托疮 猪蹄对产后乳少、痈疽、疮毒等症有辅助治疗作用，有通乳、托疮的作用。

健康贴士

猪肉经长时间炖煮后，脂肪会减少30%～50%，不饱和脂肪酸增加，而胆固醇含量会大大降低。故宜长时间炖煮。

对症食疗

✿ 心悸不宁，肺虚低热 ✿

配方：莲子 50 克，鲜百合 100 克，猪瘦肉 250 克，葱、姜片、料酒、精盐各适量。

做法：将莲子去芯，用清水洗净，备用；百合洗净，掰开，备用；猪瘦肉洗净，切成块；将三物一并置锅内，加水适量，再加葱、生姜、精盐、料酒，用大火烧沸后，改用小火煨炖 1 小时即可。

食法：佐餐食用。

功效：健脾养心，润肺益肾。适宜于心脾不足，心悸不宁、失眠多梦、遇事善忘或肺虚低热干咳、肾亏腰膝酸软、记忆力减退、小便频数者食用。

✿ 心悸、气短 ✿

配方：猪瘦肉 50 克，淮山药 20 克，枸杞子 10 克，精盐、味精各适量。

做法：猪瘦肉洗净，切块；淮山药去皮，洗净，切块；枸杞子洗净。锅内倒入猪瘦肉、淮山药，放入枸杞子，加水适量，小火煮至肉烂汤香，加入精盐、味精调味即可。

食法：每 3~5 日食用 1 次。

功效：益气养血适用于面色苍白、心悸、气短、汗出、脉细等症。

饮食宜忌

黄金搭配

猪肉与萝卜搭配可治疗腹胀、便秘。

猪肉与白菜搭配可改善贫血、头晕、大便干燥症状。

猪肉与蘑菇同食，具有补脾益气、润燥化痰及较强的滋补功效。

猪肉与竹笋同食，对糖尿病、水肿、积食、便秘、积痰、咳嗽、疮疡等症有辅助疗效。

相克搭配

猪肉不宜与牛肉、驴肉、马肉、羊肝、虾、香菜、菠菜同食，否则会引起腹胀气滞。

适宜人群

缺铁性贫血、低血压、低血脂和身体虚弱者宜食。

不宜人群

动脉硬化、冠心病、高血压、胃病患者少食。

第二章 巧用食材祛百病

 偏方

便秘：罗汉果、猪瘦肉各适量，加水煮汤。
水肿：猪腿肉 250 克，赤豆 120 克，一同煮烂成浓汁。
痔疮：猪瘦肉 60 克，槐花 30 克，加水煮汤。

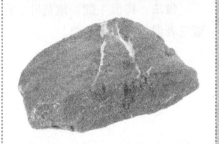

牛肉
——益肾养血

【别名】黄牛肉、水牛肉。
【性味归经】性平、味甘，归脾、胃经。
【医著溯源】《本草纲目》认为牛肉能"安中益气、养脾胃，补虚壮健、强筋骨，消水肿、除湿气"。
【主要营养成分】蛋白质、脂肪、维生素 A、B 族维生素、锌、钙、铁等。

 功效

补血 牛肉是高蛋白食品，人类必需的氨基酸含量丰富，B 族维生素及钙、磷、铁、锌的成分也很多，有较强的补血作用。

健脾胃、强筋骨 牛肉有健脾胃、强筋骨功效，常用于体弱消瘦、气短乏力、脾虚纳呆、腰膝酸软、下肢无力、水肿萎黄等症。

健康贴士

牛肉的纤维组织较粗，结缔组织又较多，应横切，将长纤维组织切断；不能顺着纤维组织切，否则不仅没法入味，还嚼不烂。

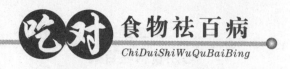

对症食疗

❋ 月经不调、心悸少寐 ❋

配方：阿胶 15 克，牛肉 100 克，米酒 20 毫升，姜 10 克，精盐、味精各适量。

做法：将牛肉去筋切片，与姜、米酒一起放入沙锅，加水适量，用小火煮 30 分钟，加入阿胶及精盐、味精，溶解即可。

食法：佐餐食用。

功效：滋阴养血，温中健脾。

❋ 预防阳痿、早泄 ❋

配方：韭菜子、菟丝子、仙灵脾各 15 克，牛鞭 1 根。

做法：先将牛鞭洗净切段，再将其与韭菜子、菟丝子、仙灵脾加水共煮即可。

食法：弃药渣，吃肉喝汤。

功效：补肾壮阳，补精填髓。

❋ 身体消瘦 ❋

配方：黑牛髓、地黄叶、白蜜各等量。

做法：将黑牛髓、地黄叶、白蜜三者混匀，隔水蒸熟。

食法：空腹时服 1 勺。

功效：滋润脏腑，补益气血。

黄金搭配

牛肉与洋葱搭配可以补脾胃，祛风发汗。

相克搭配

牛肉与韭菜同食令人发热上火。

牛肉与姜同食也易上火。

牛肉还与猪肉、白酒、碱等相克。

适宜人群

术后体虚者，胖人，高血压、动脉血管粥样硬化、冠心病和糖尿病患者宜食用牛肉。

不宜人群

老人、幼儿及消化能力弱的人少食，或适当吃些嫩牛肉；患皮肤病、肝病、肾病的人慎食。

第二章 巧用食材祛百病

关节炎肿痛： 牛肉250克，薏米、白藓皮各100克。取无筋膜之牛肉切大块与薏米、白藓皮共炖，不加精盐，肉烂即可。吃肉喝汤，1日3次。

腹泻： 牛肉煮浓汁喝。

慢性肝炎： 牛肉100克，西红柿250克。将牛肉切成薄片，西红柿洗净切块，用少许油、精盐、糖调味同煮，佐餐食用。

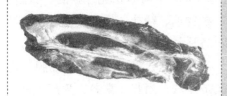

羊肉
—— 益气补虚

【别名】䍧肉、羺肉、羯肉。

【性味归经】性温，味甘，归脾、肾经。

【医著溯源】《本草纲目》记载羊肉有"暖中补虚，补中益气，开胃健力，益肾气"的作用。

【主要营养成分】蛋白质、脂肪、碳水化合物、无机盐、核黄素、尼克酸、维生素A、维生素C、烟酸等。

补肾壮阳 羊肉性温，能温阳，助元阳，补精血，疗肺虚，益劳损，是一种滋补强壮美食，可用于肾虚阳衰、腰膝酸软、阳痿。

产后补血调虚 产后多因出血而导致血虚，虚则寒凝气滞、腹中冷痛，羊肉最擅温暖宫胞，故可用作女性产

健康贴士

羊肉经过炖制以后，更加熟烂、鲜嫩、易于消化，煮过羊肉的汤，营养价值非常高，是滋补身体的佳品。

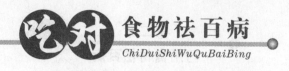

后补血。

养肝明目 羊肝是养肝明目的良药，患夜盲症、干眼病及视物昏花者适当吃些羊肝均有疗效。

肾阳虚不孕

配方：当归15克，羊肉100克，粳米250克，姜、葱各适量，料酒2小匙，精盐半小匙，胡椒粉、味精各少许。

做法：姜切片，葱切段；当归用水浸透，切薄片，羊肉洗净，氽烫去血水，切成2厘米见方的块；粳米淘洗干净。将粳米、姜、葱、料酒、羊肉、当归同放入锅内，加适量清水，用大火煮沸，再用小火煮35分钟，加入精盐、味精、胡椒粉搅匀即成。

食法：佐餐食用。

功效：可温养肾精、补气养血。

产后腹痛

配方：当归、姜片各20克，羊肉650克。

做法：把当归洗净，切成片。把羊肉剔去筋膜，放入沸水锅内焯去血水后，过清水洗净，斩成小块。沙锅里的水煮沸后，加入当归片、姜片、羊肉块、料酒，用小火煲3～4小时后，加入精盐调味即可。

食法：佐餐食用。

功效：适用于妇女产后气血虚弱、阳虚失温所致的腹痛。

肺脾虚弱

配方：黄芪、党参、当归各20克，羊肉300克，料酒、味精、植物油、精盐、香油、姜片、淀粉各适量。

做法：羊肉洗净，去筋膜，切成小块；当归、党参、黄芪、姜片装入纱布袋，待用；取碗，加入料酒、植物油、精盐，放入羊肉块拌匀，腌制10分钟；沙锅内放入羊肉块、药袋、适量清水，大火烧沸，改用小火炖至羊肉烂熟，除去药袋，用水淀粉勾芡，加入味精、香油，搅匀即可。

食法：佐餐食用。

功效：能补诸虚不足、益元气、活血生血、益寿抗癌。

第二章
巧用食材祛百病

黄金搭配

羊肉与韭菜同食有温肾壮阳之功效。

羊肉与白菜搭配可以防止上火。

羊肉与豆腐进食有清热泻火、除烦、止渴的作用。

相克搭配

羊肉不宜与南瓜、西瓜、鲇鱼同食，食则容易使人气滞壅满而发病。

吃完羊肉后不宜马上喝茶，也不宜边吃羊肉边喝茶。

适宜人群

一般人都可以食用，体虚胃寒者尤其适宜。

不宜人群

羊肉属大热之品，有发热、牙痛、口舌生疮、咳吐黄痰等上火症状者不宜食用。

阳痿遗精、月经不调：羊肉150克，大米、姜片适量，煮粥食用。

月经不调：豆腐2块，羊肉60克，生姜15克，煮熟食用，每日2次。

鸡肉
——补精填髓

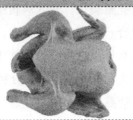

【别名】乌骨鸡、药鸡、黑脚鸡。

【性味归经】性温，味甘、酸，归脾、胃经。

【医著溯源】《食疗本草》记载："黑雌鸡，治反胃、腹痛、骨痛、乳痛、安胎。"

【主要营养成分】蛋白质、脂肪、胆固醇、维生素、钙、铁、钾等。

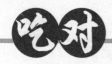

 功效

补肝肾 乌鸡可以健脾胃,补肝肾,有防治骨质疏松、延缓衰老的食疗作用。

补血调经 乌鸡含铁量比普通鸡高一些,可以补血补铁,能促进儿童发育,同时也能治疗虚劳所致的月经不调、腰膝酸软等病证,对妇女白带症、不育症、产后虚损均有很好的效果。

补精填髓 鸡肉温中益气、益五脏、补虚损,可辅助食疗由身体虚弱引起的乏力、头晕等症状。对于男性来说,吃鸡肉也可以缓解由肾精不足所导致的小便频繁、耳聋、精少精冷等症状。

健康贴士

鸡肉中含有一种特殊成分,本身具有一定鲜味,加味精后,会与其中的谷胺酸发生化学反应,反导致口味不佳。因此,烹调鸡肉时不宜加味精。

 食疗

下腹冷痛

配方:黄芪30克,熟地黄20克,母鸡肉250克,大米200克,香油适量,精盐3克。

做法:先将黄芪、熟地黄加水煎取药汁,去渣后与母鸡肉及淘洗干净的大米一同入锅,加水适量,先用大火烧开,再转用小火熬成稀粥,加香油、精盐调味即可。

食法:日服1剂,分数次食用。

功效:补中益气、补血益精、补肾滋阴,同时还适用于遗尿、夜多小便等症。

月经不调

配方:乌鸡1只,黄芪60克,生姜、料酒、精盐各适量。

做法:将乌鸡宰杀,剖洗干净;黄芪洗净,切片,装入纱布袋内,扎紧袋口,塞入鸡腹中,用白线缝合。将鸡放入沙锅内,加入清水,水量没过鸡身,酌加生姜和料酒。先用大火煮沸15分钟,再用小火炖熬约3小时,注意经常加开水,待鸡肉熟烂后停火,加入适量精盐即可。

第二章 巧用食材祛百病

食法：分五、六次食用，吃鸡肉喝汤。

功效：补中益气、补肾滋阴。

❈ 体卷无力、智力下降 ❈

配方：白条母鸡1只（约1000克），黄精、党参、山药各30克，葱段、姜片、精盐、花椒粒、味精各适量。

做法：鸡洗净，剁块，焯去血水；黄精、党参分别洗净；山药去皮，洗净，切片；气锅内放入鸡块，加入葱段、姜片、精盐、花椒粒、味精，放入黄精、党参、山药，盖好气锅盖，上笼蒸3小时即成。

食法：佐餐食用。

功效：益气补虚。

黄金搭配

鸡肉同枸杞一起食用可补五脏、益气血。

鸡肉与人参搭配有填精补髓、活血调经的功效。

相克搭配

鸡肉与芹菜搭配易伤人体元气。

鸡肉与大蒜搭配易引起消化不良。

鸡肉还与鲤鱼、芥末等相克。

适宜人群

一般人皆可食用。

补益虚弱：鸡1只，和五味子煮烂食用。

反胃：鸡1只，去毛及内脏，煮烂去骨，入人参、当归、精盐，煮烂食用。

风湿性关节炎：母鸡1只，去毛及内脏，石榴皮100克，加水煮汤。

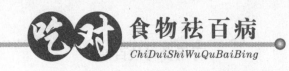

鸭肉
—— 滋阳利水

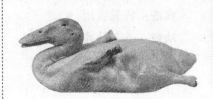

【别名】家鸭肉、鹜肉、白鸭肉。

【性味归经】味甘，性凉，入脾、胃、肺、肾经。

【医著溯源】《本草纲目》记载鸭肉"主大补虚劳，最消毒热，利小便，除水肿，消胀满，利脏腑，退疮肿，定惊痫"。

【主要营养成分】蛋白质、脂肪、维生素A、维生素E、钙、磷、钾、钠等。

健体抗衰 鸭肉中B族维生素和维生素E含量也比较多。B族维生素对人体新陈代谢、神经、心脏、消化和视觉的维护都有良好的作用；维生素E则有助于人体多余自由基的清除，有抗衰老的作用。

健康贴士

老鸭肉在短时间内煲烂不容易，可以在锅里放一些木瓜皮，其中的酶会加速鸭肉变熟烂。

缓解心脏疾病 鸭肉中丰富的烟酸是构成人体内两种重要辅酶的成分之一，对心肌梗死等心脏疾病患者有保护作用。

抵抗脚气病 鸭肉含有丰富的B族维生素和维生素E，可以防治脚气病、神经炎和多种炎症，还能抗衰老。

哮喘痰多

配方： 鸭1只，白果、精盐、胡椒粉、料酒、姜、葱、清汤等各适量。

做法： 将白果去壳，以沸水煮熟，捞出，去皮膜，切去两头，去心，入猪油锅内炸一下，捞出待

第二章 巧用食材祛百病

用。将鸭宰杀，去头去爪，整洗干净，以精盐、胡椒粉、料酒将鸭身内外抹匀，放盘内，加姜、葱、胡椒，上笼蒸约1小时取出，去骨取肉，与白果和原汁，上笼蒸30分钟至鸭肉烂即可。炒锅内加清汤、料酒、精盐、味精、胡椒粉，以水淀粉勾芡，放猪油少许，用鸭肉蘸白汁食。

食法：佐餐食用。

功效：滋阴养胃，利水消肿，定喘止咳。同时还适用于咳嗽水肿症。

❀ 虚劳咳喘 ❀

配方：冬虫夏草10克，老公鸭1只，料酒、姜、葱、胡椒粉、精盐各适量。

做法：将鸭宰杀，去内脏，洗净，剁去脚爪，在开水中汆烫后捞出晾凉；冬虫夏草以温水洗净；葱、姜切好。将鸭头顺颈劈开，取冬虫夏草8～10枚，装入鸭头内，再用棉线缠紧，将余下的冬虫夏草与生姜、葱，同装入鸭腹内，放盆里，注入清汤，用精盐、胡椒粉、料酒调好味，以湿棉纸密封盘口，上笼蒸约2小时出锅，加味精即成。

食法：佐餐食用。

功效：补肺肾、益精髓。

黄金搭配

鸭肉与山药伴食，可消除油腻，还可起到滋阴补肺的效果。

鸭肉与白菜搭配食用可以促进胆固醇的代谢。

相克搭配

鸭肉与甲鱼搭配久食令人水肿泄泻。

鸭肉与黑木耳同食易引起身体不适。

适宜人群

产妇常吃鸭肉可改善产后无乳和乳汁少的状况。

不宜人群

鸭肉性寒凉，脾胃虚弱者应少食或不食。

慢性肾炎水肿：老鸭1只，大蒜5头，将蒜纳入鸭腹，煮熟食用。

肾原性心脏病：芡实200克，老鸭1只，煮熟后食用。

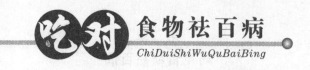

鹅肉
——补虚抗癌

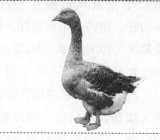

【别名】家雁肉。

【性味归经】味甘，性平，归脾、肺经。

【医著溯源】《本草拾遗》记载："单用鹅肉煮汁饮，治消渴；取鹅肉补脾益胃、止渴。"

【主要营养成分】蛋白质、维生素A、B族维生素、钙、磷、钾、钠等。

有益心脏 鹅肉蛋白质含量远远高于其他肉类，而脂肪含量却比较低，有很好的滋补功效，对心脏很有益处。吃鹅肉还可以补充糖尿病患者的营养，对有效控制病情有帮助。

防癌抗癌 鹅血中含有较高浓度的免疫球蛋白，可增强机体的免疫力，还含有一种抗癌因子，对于治疗胃癌、肝癌、食管癌、肺癌、乳腺癌等恶性肿瘤有食疗效果。

补阴益气、暖胃开津 中医认为，鹅肉具有解五脏之热、补阴益气、暖胃开津和缓解铅毒之功效，所以民间有"喝鹅汤，吃鹅肉，一年四季不咳嗽"的说法。

❀ **手足麻木** ❀

配方：鹅肉100克，当归15克，枸杞子15克，党参30克，黄芪30克，山药30克。

做法：鹅肉切块，与当归、枸杞子、党参、黄芪、山药一起入锅，加入适量清水，煎至鹅肉烂熟。

食法：去渣，饮汤食鹅肉。

功效：益气补血，适用于头晕目眩、手足麻木者常食。

第二章
巧用食材祛百病

❋ 健脾利湿气 ❋

配方：薏仁、桃仁、鹅肉、胡萝卜、葱、姜、精盐等各适量。

做法：薏仁洗净，除去杂质；桃仁洗净，鹅肉洗净，用沸水余烫去血水，切成方块；胡萝卜洗净，也切方块；葱切段，姜切片。薏仁放入碗内，加水50毫升置蒸笼内蒸熟待用。锅置大火上烧热，加入素油烧六成热时，下入姜、葱爆香，随即加入鹅肉、精盐、酱油、胡萝卜、桃仁、熟薏仁（连同薏仁汁液）、精盐炒匀，注入清水300毫升，用小火煲约45分钟即成。

食法：佐餐食用。

功效：此菜有健脾利湿，除痹缓急的效果。适于气短、乏力、虚羸者食用。

❋ 益气养阴 ❋

配方：鹅肉、瘦猪肉各250克，山药30克，北沙参、玉竹各15克。

做法：共同煮汤食用。

食法：佐餐食用。

功效：有益气养阴的作用。适用于阴虚气短、口干思饮、阴虚咳嗽、饮食减少等症的辅助食疗。

 饮食宜忌

黄金搭配

鹅肉与山药二者共煮服食，有益气、养阴、清热、生津之效。

鹅肉炖萝卜、鹅肉炖冬瓜等，都是"秋冬养阴"的良菜佳肴。

相克搭配

鹅肉与鸭蛋相克，同食不利脾胃，容易伤元气。

鹅肉与鸭梨相克，同食伤肾脏。

适宜人群

一般人均可食用，尤其气血不足、营养不良者。

不宜人群

皮肤病、动脉硬化患者。

 实用偏方

治糖尿病：鹅肉100克，熟地、葛根、淮山各30克，花粉、莲肉、扁豆各15克，水煎，去药渣，饮汤食鹅肉，每日1料。

治阴虚发热、手足心热、腰腿乏力、健忘：鹅肉500克，鱼鳔40克，煮熟用精盐、味精调味食用。

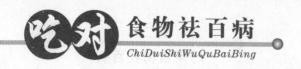

治阴虚咳嗽、饮食减少： 鹅肉250克，瘦猪肉250克，淮山30克，北沙参15克，玉竹15克，同煮汤食用。

鹌鹑
——滋补身体

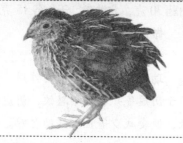

【别名】鹑鸟肉、宛鹑肉、赤喉鹑肉。

【性味归经】性平，味甘，入脾、胃、大肠经。

【医著溯源】《本草纲目》：补五脏，益中续气，实筋骨，耐寒暑，消结热。

【主要营养成分】蛋白质、脂肪、维生素A、维生素E、钙、磷、钾、镁等。

保护血管 鹌鹑中丰富的卵磷脂可生成溶血磷脂，抑制血小板凝聚，阻止血栓形成，保护血管壁，阻止动脉硬化。

健脑 鹌鹑肉中含有丰富的卵磷脂和脑磷脂，是高级神经活动不可缺少的营养物质，具有健脑的作用。

疳积、湿痹

配方： 白条鹌鹑2只，枸杞子、牛膝各20克，料酒、姜片、葱段、精盐、鸡精、植物油各适量。

做法： 鹌鹑洗净，切块；枸杞子洗净；牛膝润透，切段；炒锅放植物油烧至六成热，加入姜片、葱段爆香，下入鹌鹑肉，烹入料酒，炒变色，下入牛膝、枸杞子炒熟，加入精盐、鸡精，炒匀即成。

食法： 佐餐食用。

功效： 补五脏、清湿热、明目、降血压，适用于疳积、湿痹、五脏虚损、高血压等症。

第二章 巧用食材祛百病

黄金搭配

鹌鹑肉宜与果汁搭配，鹌鹑肉质细嫩，以果汁焖之，颜色酱红，有独特的清香味，甘香嫩滑。

相克搭配

鹌鹑不宜与猪肉、猪肝、菌类食物同食，否则令人面生麻斑。

适宜人群

一般人均可食用，尤其适合肥胖者、体弱者。

实用偏方

肾源性水肿：鹌鹑（去毛、内脏）2只，黄酒少量。鹌鹑用黄酒炖食，不加精盐。每日1次，连服7日。

神经衰弱：鹌鹑肉、枸杞子、益智仁、远志肉各适量。4味一起煎熬食用。

鸡蛋 —— 养心安神

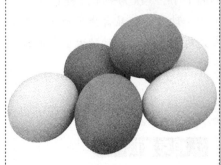

【别名】鸡卵、鸡子。

【性味归经】味甘，性平，入肺、脾、胃经。

【医著溯源】《本草纲目》记载"精不足者，补之以气，故卵能清气，治伏热，目赤，咽痛诸疾。形不足者，补之以味，故卵黄能补血，治下痢，胎产诸疾"。

【主要营养成分】蛋白质、脂肪、胆固醇、维生素A、B族维生素、维生素K、钙、磷等。

237

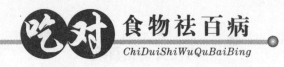

健脑益智 鸡蛋是天然食品中最优秀的，因为它与人体组织蛋白最接近，且易被吸收，可为人体提供多种必需的氨基酸，鸡蛋中还含有丰富的 DHA 和卵磷脂，对神经系统和身体的发育有很大的作用，能健脑益智，避免老年人智力衰退，并有助于改善各个年龄层的记忆力。

防癌 鸡蛋中的维生素 B_2 可以分解和氧化人体内的致癌物质，微量元素硒、锌等也具有防癌抗癌的作用。

肝脾肿大

配方：蜂蜡 30 克，阿胶粉 10 克，鸡蛋 1 个。

做法：蜂蜡溶化，加入鸡蛋和阿胶粉，搅匀。

食法：日服 1 剂，分 2 次服用。

功效：滋阴补血，增强抗病能力。主要适用于慢性白血病引起的肝脾肿大。

筋骨酸痛，风湿麻木

配方：鲜无花果 60 克，米酒 15 克，鸡蛋 1 个。

做法：将无花果加水煮汁，去药渣，将鸡蛋放入煮熟，去蛋壳后再煮，再加米酒稍煮。

食法：吃蛋喝汤。

功效：祛风通络，舒筋活血。

血压升高

配方：醋 500 毫升，红皮鸡蛋 1 个。

做法：将醋倒入带盖的容器内，鸡蛋洗净、浸入醋中浸泡一周。

食法：剥去鸡蛋软皮吃下，每周 1 个，3 次为一个疗程。

功效：可显著降低血压，尤其是对由于情绪波动较大引起的血压升高有很好的疗效。

黄金搭配

鸡蛋与丝瓜搭配，能消除体内燥热，还有补血养颜的功效。

相克搭配

甲鱼与鸡蛋同食易致孕妇及产后便秘，故忌同食。

第二章
巧用食材祛百病

适宜人群

婴幼儿、孕妇、产妇、病人宜食。

不宜人群

发热病人,冠心病、肾病患者不宜过食。高胆固醇患者不宜过食蛋黄。

实用偏方

产后腹泻：红糖水煮鸡蛋，每天服用2个。

慢性气管炎：鸡蛋2个，白糖适量，调匀后用开水冲服。

鸭蛋
—— 清凉降压

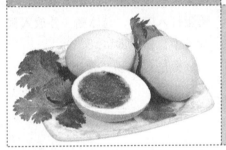

【别名】鸭卵。

【性味归经】性凉，味甘，归心、肺、脾经。

【医著溯源】《医林纂要》说鸭蛋"补心清热，止热咳，治喉痛、齿痛。百沸汤冲食，清肺火、解阳明热结"。

【主要营养成分】蛋白质、脂肪、钙、磷、铁、钾、钠、氯等。

保健功效

润肺美肤，强壮体格 鸭蛋中含有大量的蛋白质，有养阴清肺、补心止热、润肺美肤、强壮体格的作用。

有益骨骼发育、预防贫血 和鸡蛋相比，鸭蛋中所含的矿物质的总量超过鸡蛋很多，特别是铁和钙的含量更为丰富，这些矿物质有益骨骼发育，并可预防贫血。

中和胃酸、清凉、降压 鸭蛋经

健康贴士

鸭蛋宜用盐腌透制成咸鸭蛋食用，有清凉、明目、平肝的功效。另外，咸鸭蛋中钙质、铁质等矿物质含量要比鲜鸭蛋还高，因此是夏日补充钙、铁的好食物。

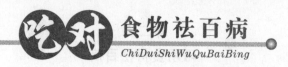

过碱化处理，就成为了松花蛋，它的无机盐含量较鸭蛋明显增加，脂肪含量有所降低，总热量也稍有下降。其具有独特风味，醇厚清香，肥而不腻，且营养易于消化吸收，并有中和胃酸、清凉、降压的作用。

恶露不绝

配方：鸭蛋1个，苏木6克，莲藕30克。

做法：鸭蛋煮熟，去壳；苏木、莲藕分别洗净；锅内放入苏木、莲藕，加适量水，大火烧沸，改用小火煎煮30分钟，去渣取汁，备用；沙锅内倒入苏木藕汤，放入鸭蛋，大火烧沸，改用小火煮片刻即可。

食法：吃蛋喝汤。每日1剂，连服3~5剂。

功效：补气摄血，主要用于产后气虚引起的恶露不绝。

肺阴亏虚，口燥咽干

配方：鸭蛋1~2个，银耳10克，冰糖适量。

做法：将银耳洗净，放入锅内，加水适量，先以武火煮沸，再用文火煨炖至银耳汤水变浓时，将鸭蛋打入碗中，与冰糖一并放入银耳汤中，稍煮即可。

食法：饮汤，食银耳、鸭蛋。每日1次。

功效：滋阴去火，利咽润肺。

黄金搭配

鸭蛋与银耳相宜，同煮共食，可治疗肺阴不足所致的咽喉干燥、声嘶、干咳等症。

相克搭配

鸭蛋与甲鱼同食令人水肿泄泻。鸭蛋与桑葚搭配食用，会引起胃痛。

适宜人群

适宜肺热咳嗽、咽喉痛、泻痢之人食用。

适宜人群

脾阳不足、寒湿下痢者不宜食用。

第二章 巧用食材祛百病

水肿：鸭蛋1个，大米适量，同煮粥，用精盐调味食用。

肺炎：鸭蛋1个，蜂蜜适量。锅中加清水烧开，打入鸭蛋，再调入蜂蜜烧片刻即成，吃蛋饮汤，早晚空腹服用。

鹌鹑蛋
——补益气血

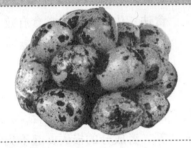

【别名】 鹑鹌蛋、鹌鹑卵。

【性味归经】 性平，味甘，归脾、肺经。

【医著溯源】 《本草经疏》："脏气虚寒，滑泄不禁，及胃弱不思食，脾虚不磨食，并不宜服。"

【主要营养成分】 蛋白质、维生素A、维生素B_1、维生素B_2、钙、磷、铁等。

预防动脉硬 鹌鹑蛋富含的卵磷脂可生成溶血磷脂，能抑制血小板的凝聚作用，从而阻止血栓的形成，有保护血管壁、预防动脉硬化的作用。

健脑益智 鹌鹑蛋中所含的磷脂是高级神经活动不可缺少的营养物质，具有健脑作用。

降血压 鹌鹑蛋还含有能降血压的芦丁等物质，可辅助治疗浮肿、肥胖型高血压、糖尿病、贫血、肝肥大、肝硬化、肝腹水等多种疾病，是心血管病患者的理想滋补品。

健康贴士

虽然鹌鹑蛋与鸡蛋的营养成分多有相似，但由于鹌鹑蛋中的营养分子较小，所以比鸡蛋的营养更易被人体吸收利用，且部分鹌鹑蛋的营养价值比鸡蛋高，但两者所含氨基酸种类各有所长，所以仍然不能替代鸡蛋。

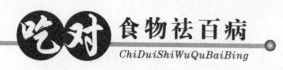

对症食疗

贫血、病后体虚

配方：鹌鹑蛋4个，桂圆20克，薏米50克，红枣10颗，红糖25克。

做法：先将鹌鹑蛋煮熟，剥皮待用，锅内加水适量，然后加入桂圆、薏米、红枣煮粥。粥煮熟后，再加入鹌鹑蛋及红糖即可食用。

食法：每日服1次，连用60天。

功效：可有效改善贫血、病后体虚等症。

高血脂

配方：菊花15克，鹌鹑蛋1个。

做法：将菊花洗净，加水煎煮，打入鹌鹑蛋煮熟，调味食用即可。

食法：佐餐食用，常食有效。

功效：疏风清热，补气益血。

饮食宜忌

黄金搭配

鹌鹑蛋与银耳同食，能强精补肾、益气养血、健脑强身。对贫血、妇婴营养不良、神经衰弱、血管硬化、心脏病等患者，均有补益作用。常吃还能防止老年性疾病。

相克搭配

鹌鹑蛋不可与豆浆同食，豆浆中含有一种叫胰蛋白酶的物质，能与蛋清中的卵松蛋白相结合，会造成营养二者成分的损失，起不到给人体提供营养的作用。

适宜人群

适宜婴幼儿、孕产妇、老人及身体虚弱的人食用。

不宜人群

外感未清、痰热、痰湿者不宜进食鹌鹑蛋。

实用偏方

神经衰弱：鹌鹑蛋用清水煮熟，早、晚各吃2个。

肺虚久咳：用沸水和冰糖适量，冲鹌鹑蛋花食用。

动物肝脏
——补血养肝

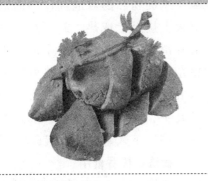

【别名】胆肝。
【性味归经】性温,味甘、苦,归肝经。

【医著溯源】《随息居饮食谱》记载羊肝"诸般目疾,并可食之";猪肝"明目,治诸血病"。《本草汇言》认为"鸡肝,补肾安胎,消疳明目之药也"。
【主要营养成分】蛋白质、脂肪、维生素、锌、铁等。

保健功效

改善贫血 肝脏中铁质丰富,是最常用的补血食品。尤其是猪肝,其营养含量是猪肉的10多倍,常食可调节和改善贫血病人造血系统的生理功能。

保护视力 动物肝中维生素A的含量远远超过奶、蛋、肉、鱼等食品,具有维持正常生长和生殖机能的作用,还能保护视力,防止眼睛干涩、疲劳,维持健康的肤色,对皮肤的健美具有重要意义。

排出毒素 经常食用动物肝脏还能补充维生素B_2,这对补充机体重要的辅酶,完成机体对一些有毒成分的去毒有重要作用。

增强免疫力 肝脏中还具有一般肉类食品所不含的维生素C和微量元素硒,能增强人体的免疫反应,抗氧化,防衰老,并能抑制肿瘤细胞的产生。

对症食疗

※ **发烧** ※

配方: 猪肉、鸡肝、荸荠、鸡蛋、胡萝卜各适量。

做法: 猪肉、鸡肝洗净,剁碎

放碗中，加调料拌匀，做成肉饼；荸荠去皮拍破；鸡蛋取蛋白。肉饼平放碟上，铺上胡萝卜片，放剁碎的鸡肝，再放上荸荠，撒上青豌豆，最后蒸熟即可。

食法：佐外食用。

功效：本品具有凉血解毒、利尿通便、化湿祛痰、补血益气的功效，非常适合发烧患者食用。

肝肾亏虚、精血不足

配方：首乌、猪肝、姜、葱、青叶菜、酱油、绍酒、精盐、醋、水淀粉、汤等各适量。

做法：首乌用煮提法制成浓度为1:1的药液。将猪肝剔去筋洗净切成片。姜葱切成丝，蒜切成片，青叶菜洗干净。猪肝片中放入部分首乌汁，再加入精盐、部分水淀粉搅拌均匀；另把剩余的首乌汁、酱油、绍酒、精盐、醋、水淀粉、汤对成滋汁。油锅置火上烧至七成热，放入拌好的肝片滑透，用漏勺沥去余油。锅留余油，下入蒜片、姜略煸后下入肝片，同时将青叶菜下火锅翻炒几下，倒入滋汁炒匀，淋入明油少许，下入葱丝，起锅即成。

食法：佐餐食用。

功效：适合因肝肾亏虚、精血不足导致的头昏眼花、视力减退、须发早白、腰腿疲软者食。

黄金搭配

猪肝与白菜相宜，两者配合有滋补功效。

猪肝韭菜搭配可相互增加营养，猪肝炒韭菜是一道老少适宜的家常菜。

牛肝宜与枸杞搭配，有滋补肝肾、明目益精的功效，对贫血等症有辅助治疗作用。

菠菜和羊肝同吃有促使恢复活力的作用。

相克搭配

猪肝与富含维生素C的食物相克，同食会引起不良生理效应。

猪肝与花菜同食时，会降低人体对两物中营养元素的吸收。

牛肝与鲇鱼相克，可产生不良的生化反应，有害于人体。

牛肝与鳗鱼相克，可产生不良的生化反应。

羊肝与红豆相克，同食易腹痛、腹泻。

第二章 巧用食材祛百病

羊肝与竹笋同食会破坏羊肝中的维生素 A。

羊肝相克辣椒，羊肝内含有的金属离子会把辣椒中的维生素 C 破坏掉，削弱其营养价值。

适宜人群

一般人均可食用。肝肾病、痛风、糖尿病、高胆固醇患者。

肾阳不足所致小儿遗尿：鸡肝洗净切片，与肉桂粉拌匀，上锅蒸熟后食用。

第九节 水产类

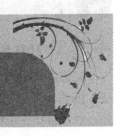

鲫鱼 ——利水通乳

【别名】鲋鱼、喜头、河鲫。

【性味归经】性平，味甘，入脾、胃、大肠经。

【医著溯源】《滇南本草》："和五脏，通血脉，消积。"

【主要营养成分】热量、蛋白质、脂肪、碳水化合物、膳食纤维、胆固醇、胡萝卜素、硫胺素核黄素、素维生 A、维生素 C、维生素 E、视黄醇当量、烟酸和钾、钙、铁、锌等各种微量元素。

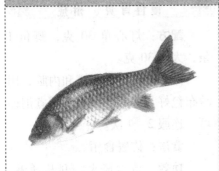

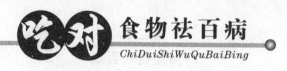

明目醒脑 鲫鱼子能补肝养目，鲫鱼脑有健脑益智的作用。

催乳通络 鲫鱼和中开胃、活血通络，有良好的催乳功效。用鲜活鲫鱼煨汤，连汤食用，可治产后少乳之症。

增强抗病能力 鲫鱼蛋白质齐全，且易于消化，是肝肾疾病、心脑血管疾病患者的良好蛋白质来源，常吃可以增强人体抗病能力。

抗衰老 鲫鱼含有较多核酸，常吃可以润肤养颜，抗衰老。鲫鱼含有全面而优质的蛋白质，有助维持肌肤弹力纤维蛋白，尤其对压力大、睡眠不足等精神因素导致的早期皱纹有奇特的缓解作用。

妇科癌症

配方：鲫鱼1条，郁金、山楂、当归、三枝、红椒、葱、生姜、酒、精盐、味精等各适量。

做法：先将鲫鱼杀洗干净，郁金、山楂、当归、三枝洗净浸透，红椒、葱切丝，生姜切片。锅内加入少量清水，放入郁金、山楂、当归、三枝用小火煎20分钟，取汁待用。烧锅下油，放入姜片、鲫鱼煎至金黄色，攒入酒，加入中药汁煮片刻，调入精盐、味精，上碟撒入葱丝、红椒丝即成。

食法：佐餐食用。

功效：可改善产后乳汁缺少。

肺热咳嗽、干咳带血

配方：鲫鱼1条，川贝、胡椒、姜丝、陈皮、精盐等各适量。

做法：鲫鱼去鳞、内脏，洗净备用。川贝、胡椒、姜丝、陈皮放入鱼腹中，封口。把鱼放入锅内，加水适量，中火煮熟后，用精盐调味，将鱼腹中的材料取出即可食肉、喝汤。

食法：佐餐食用。

功效：本汤可清热化痰、滋阴润肺。

慢性肾炎、疳症

配方：灯心草30克，鲫鱼1条，大米30克。

做法：将鲫鱼去鳞和内脏，用纱布包好与灯心草和大米同煮粥即可。连服2~4次。

食法：佐餐食用。

功效：清心降火，利尿通淋，消肿止渴。

第二章 巧用食材祛百病

饮食宜忌

黄金搭配

鲫鱼与红枣搭配食用可祛头风，改善体质。

鲫鱼与豆腐搭配营养成分相互配合，取长补短。

鲫鱼与黑木耳搭配，有润肤养颜和抗衰老的作用。

相克搭配

鲫鱼与蜂蜜一起食用会造成身体不适；鲫鱼与猪肉搭配会产生不宜消化的物质，引起消化不良。

适宜人群

适宜水肿患者，孕妇，产后乳汁缺少、脾胃虚弱者，小儿麻疹初期患者食用。

肝炎、肾炎、高血压、心脏病、慢性支气管炎等疾病患者可经常食用。

不宜人群

高脂血、高胆固醇者忌食。

实用偏方

小肠疝气：鲫鱼1条，加茴香煮食。

产后乳汁缺乏：鲫鱼1条，花生米100克，煮汤饮用。

鲤鱼
—— 消肿通乳

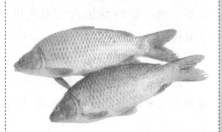

【别名】鲤子、龙门鱼、鲤拐子。

【性味归经】性平，味甘，入脾肾二经。

【医著溯源】《本草纲目》记载"鲤，其功长于利小便，故能消肿胀，黄疸，脚气，喘嗽，湿热之病，煮食下水气，利小便"。

【主要营养成分】蛋白质、脂肪、叶酸、维生素A、维生素E、钙、磷、钾等。

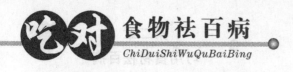

平肝补血、降胆固醇 鲤鱼有平肝补血的功效，可作为肝硬化、肝腹水的辅助治疗食品；鲤鱼的脂肪多为不饱和脂肪酸，能很好地降低胆固醇，可防治动脉硬化、冠心病，多吃可以保持健康。

胎动不安 鲤鱼是孕妇的高级保健食材，对孕妇胎动不安、妊娠水肿有很好的食疗作用；鲤鱼也有通乳的作用，对于产妇乳汁缺少有帮助。

❋ 遗精 ❋

配方：鲤鱼片200克，萝卜丝100克，淮山药20克（鲜品可用100～200克），海带1条。

做法：淮山药用冷水浸2小时，与海带一大条（洗净切块）同煮，淮山药煮熟后，将鲤鱼片、萝卜丝放入同煮熟，用精盐、味精调味食用。

食法：佐餐食用。

功效：滋补强壮。还可治盗汗，夜多小便等症。

❋ 高血压 ❋

配方：鲜鲤鱼片500克，鸡蛋2个，鲜菊花（去蒂）100克，鸡汤、精盐、料酒、醋、姜、胡椒粉适量。

做法：放入火锅煮沸，鲜鲤鱼片用鸡蛋拌匀，和鲜菊花一同放入汤内煮熟。鱼片、菊花蘸香油食用，喝汤。

食法：佐餐食用。

功效：有祛风明目作用。同时还适用于头晕，目干涩，视物模糊等症。

❋ 黄疸脚气 ❋

配方：红小豆50克，陈皮、草果各6克，活鲤鱼1条（约700克），大米适量，葱、姜、精盐、胡椒粉各适量。

做法：将鱼去鳞、腮及内脏，洗净，把红小豆、陈皮、草果洗净后塞入鱼腹中，再放入盆内，加姜、葱、胡椒粉、精盐，加水适量炖汤。然后取鱼汤加入大米适量，煮成稀粥即可。

食法：每日2次，温热食。

功效：具有健脾，解毒，利尿消肿的保健功效。适用于水肿病以及黄疸脚气。

第二章 巧用食材祛百病

黄金搭配

鲤鱼与白菜搭配食用，营养丰富，可预防妊娠期水肿。

若用醋与鲤鱼伴食，利湿的功效更强。

冬瓜、鲤鱼合用是理想的减肥食品。

相克搭配

鲤鱼与甘草同食易伤人体元气。

鲤鱼与狗肉同食，可能产生不利于人体的物质。

适宜人群

适宜水肿、咳喘者，妇女妊娠水肿、胎动不安、产后乳汁缺少之人食用。

适宜人群

恶性肿瘤、炎症及皮肤病患者忌食鲤鱼。

胎动不安：鲤鱼500克，留鳞去肠，糯米75克，陈皮、生姜适量，一同煮粥，融入阿胶15克后饮用。

月经不调：鲤鱼250克，当归9克，红豆30克，生姜3片，米酒适量，一起炖熟后食用。

水肿：鲤鱼1条，米酒1500毫升。共煮至酒干后食用，勿加任何调料。

缺乳：鲤鱼头（瓦上烧灰）5个，黄酒500毫升。将鲤鱼头细研为散，用黄酒煎数沸，去渣备用。早、中、晚各温饮15~20毫升。

头晕气喘：鲤鱼1条，花生仁100克，黄酒适量。花生仁和鱼炖烂，加入黄酒后食用。

草鱼 ——暖胃补虚

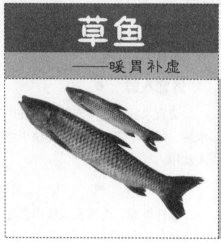

【别名】草鲩、草包鱼、草根鱼。

【性味归经】味甘、性温,入肝、肾经。

【医著溯源】《医林纂要》记载"鲩鱼平肝,祛风,治虚劳及风虚头痛。其头蒸食尤良"。

【主要营养成分】蛋白质、脂肪、热量、钙、磷、铁、硫胺素、核黄素、尼克酸、不饱和脂肪酸、硒元素等。

保健功效

预防心血管疾病 草鱼含有丰富的不饱和脂肪酸,可改善血液循环,预防心血管疾病。

明目 常食草鱼也可明眼益目,预防近视。

防治肿瘤 草鱼中含有大量的硒元素,经常食用对肿瘤有一定防治作用,也有抗衰老、养颜的功效。

开胃 草鱼肉嫩而不腻,可以开胃、滋补,适合身体瘦弱、食欲不振的人。

对症食疗

❋ **肝阳上亢** ❋

配方:鲜草鱼1条,去皮冬瓜500克,植物油适量。

做法:草鱼去鳞、鳃及肠杂,先用植物油炸至金黄色,与冬瓜同煮汤,用精盐调味食用。

食法:每日1次。

功效:有祛风,清热,平肝作用。适用于肝阳上亢高血压,头痛等症。

第二章 巧用食材祛百病

❀ 肝肾亏虚、白发 ❀

配方：草鱼1条（约750克），鲜菊花瓣30克，宁夏枸杞子15克，火腿10克，冬笋40克，椒粉3克，葱15克，料酒30毫升，精盐6克，味精2克，生姜10克。

做法：枸杞子用温水洗净，鲜菊花瓣用盐水洗净。生姜、冬笋、火腿切片，葱切段。将草鱼去鳞、腮、内脏，洗净，两边各划5刀，在姜片、葱段、料酒、精盐中腌30分钟后放入蒸盘中，火腿片、笋片、枸杞子、菊花（一半）摆在鱼的两边，上笼蒸熟后，再撒上另一半菊花即成。

食法：佐餐食用。

功效：滋肾、平肝、乌发。适用于肝肾亏虚而致的早生白发。

❀ 脾胃虚弱、痛胎 ❀

配方：白术15克，草鱼1条（约500克），料酒、葱段、姜片、盐、味精、胡椒粉、鸡油各适量。

做法：白术研成细粉；草鱼处理干净。炖锅内放入白术粉、味精、料酒、姜片、葱段，加2500毫升水，大火烧沸，改小火炖煮25分钟，放入盐、味精、胡椒粉、鸡油，搅匀即成。

食法：佐餐食用。

功效：健脾益气、安胎。适用于脾胃虚弱、痛胎等症。

 宜忌

黄金搭配

草鱼与豆腐同食，具有补中调胃、利水消肿的功效。

相克搭配

咸菜与草鱼，咸菜在腌制过程中生成了亚硝酸盐，与含蛋白质的草鱼同煮，易生成致癌物质亚硝胺。

适宜人群

虚劳、风虚头痛、肝阳上亢的高血压病人，头痛、久疟的心血管病人，及糖尿病合并高血压症患者尤宜食用。

不宜人群

草鱼肉是发物，痈疖、疔疮患者吃多了会诱发诸疮。

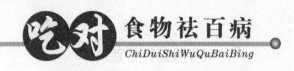

高血压：草鱼500克，冬瓜500克，煮汤食用。

瘀血肿痛：草鱼肉片200克，芍药3克、核桃仁、姜末适量，一起煮汤羹饮用。

风湿麻痹：草鱼肉300克切片，豆腐100克切片，天麻5克，炖熟后饮用。

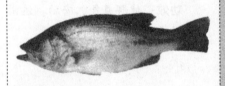

鲈鱼
——安胎补中

【**别名**】花鲈、鲈板、四肋鱼。

【**性味归经**】性平，味甘，归肝、脾、肾经。

【**医著溯源**】《食疗本草》："安胎、补中，作脍尤佳。"《本草纲目》："鲈鱼性甘温，用益筋骨、肠胃之功能。鳃性甘平，有止咳化痰之功效。"

【**主要营养成分**】蛋白质、脂肪、维生素、钙、铁、钾、钠等。

补肝肾 鲈鱼富含多种营养元素，具有补肝肾、益脾胃、化痰止咳之效，对肝肾不足的人有很好的补益作用。

治胎动不安、通乳 孕产妇吃鲈鱼既补身体又不会因营养过剩而导致肥胖，还可以治疗胎动不安、乳汁少等症状，对习惯性流产、妊娠期水肿也有疗效。

健康贴士

鲈鱼肉质白嫩、清香，没有腥味，肉为蒜瓣形，最宜清蒸、红烧或炖汤。尤其是秋末冬初，成熟的鲈鱼特别肥美，鱼体内积累的营养物质也最丰富，所以是吃鲈鱼的最好时节。

第二章 巧用食材祛百病

复原伤口 鲈鱼肉富含蛋白质、脂肪、钙、磷、铁及维生素等营养物质,对手术伤口复原有帮助。

妊娠胎动不安

配方:黄芪50克,鲈鱼500克,生姜、葱、醋、精盐、料酒各适量。

做法:将鲈鱼去鳞、鳃及内脏,洗干净。黄芪装入纱布袋内扎紧口,同鱼共放进锅内,加入葱、姜、醋、精盐、料酒、适量的水。将过至武火上烧沸,用文火炖熬至熟即成,可加少许味精。

食法:每天吃饭前食用,可多次食用。

功效:益气填精,健脾利水。适用于妊娠胎动不安,小腹下坠,气短懒言,或伴四肢水肿者。

咳嗽多痰

配方:鲈鱼450克,党参25克,苹果、陈皮各5克,精盐2克,味精1克葱花10克,植物油10毫升,胡椒粉3克。

做法:将鲈鱼清理干净;党参、苹果、陈皮洗净,用纱布包好;把鱼放入锅中,加入适量清水、纱包和调料,炖煮至熟,捞出纱布包即可。

食法:佐餐食用。

功效:强筋健骨、益气止咳。对骨质疏松、腰腿疼痛、咳嗽多痰、脾肺气虚等症状有防治作用。

黄金搭配

鲈鱼与牛肝菌搭配,可健脑抗癌。

鲈鱼与姜搭配,可润肺止咳。

鲈鱼与黄芪搭配,有补中益气、健胃、生肌、安胎、利水的作用。

相克搭配

鲈鱼忌与牛羊油、奶酪和中药荆芥同食。

适宜人群

一般人均可食用,尤其适合贫血,妊娠水肿者。

不宜人群

患有皮肤病、体生疮肿者忌食鲈鱼。

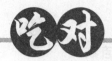

 编方

百日咳：鲈鱼鳃1个，烘干研末，开水冲服，每日2次。

产后虚脱：鲈鱼蒸熟后，取肉搓片，与小米、人参片一起煮粥食用。

消化不良：鲈鱼1条，处理干净，加葱、姜，久煎极熟，吃肉喝汤。每日1次。

鱿鱼
——滋阴养血

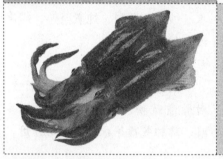

【别名】柔鱼、枪乌贼。

【性味归经】性平，味甘、咸，归肝、胃经。

【医著溯源】《随息居饮食谱》记载鱿鱼"滋脾肾，补血脉，理奇经，愈崩淋，利胎产，调经带，疗疝瘕，最益妇人"。

【主要营养成分】蛋白质、脂肪、钙、磷、铁、硒、碘、铜等。

 功效

补血，促进骨骼发育 鱿鱼中含有丰富的钙、磷、铁元素，这些都是维持人体健康所必需的营养成分，对骨骼发育和造血十分有益，可预防贫血。

健康贴士
鱿鱼应煮熟后再吃，生鱿鱼中含有一种多肽成分，生吃很可能会导致肠运动失调。

抑制胆固醇，缓解疲劳 它除了富含蛋白质及人体所需的氨基酸外，还含有大量牛磺酸，是一种低热量食品，可抑制血液中的胆固醇含量，预防成人病，缓解疲劳，

第二章 巧用食材祛百病

恢复视力。

有益肝脏 鱿鱼含有大量的牛磺酸，可抑制血液中的胆固醇含量，预防成年病，缓解疲劳，改善肝脏功能，恢复视力；鱿鱼中的多肽和微量元素还有抗病毒、抗射线的作用。

 对症食疗

阴虚血亏

配方：鱿鱼80克，冬笋80克，水发香菇50克，水发虾仁30克，肉末30克，精盐2克，白糖5克，料酒5毫升，胡椒粉3克，味精1克，猪油20克，湿淀粉10毫升，葱花3克，香油5毫升，植物油20毫升。

做法：洗净鱿鱼，将其放入沸水中略烫捞出切成薄片；将去皮的冬笋和洗净的香菇分别切片；锅内放入猪油烧化，用葱花炝锅，下肉末、冬笋和香菇煸炒5分钟，然后倒入适量清水，放入虾仁、料酒和精盐用大火烧开，投入鱿鱼继续加热，再次沸腾后用湿淀粉勾芡，最后放入味精和胡椒粉调味，淋入香油即可。

食法：佐餐食用。

功效：滋阴生津，养血润肌。适宜各年龄段的女性食用。

 饮食宜忌

黄金搭配

辣椒与鱿鱼搭配食用可均衡营养、帮助消化。

相克搭配

鱿鱼与茶叶相克。鱿鱼是高蛋白的食物，而茶叶中的单宁酸成分易与蛋白质结合，影响人体对蛋白质的吸收。

适宜人群

老少皆宜。尤其适合儿童、贫血者，肝脏病患者，爱美人士。

不宜人群

脾胃虚寒者应少吃，心血管疾病患者应慎吃，湿疹、荨麻疹患者应忌吃。

吃对食物祛百病 **255**

实用偏方

贫血：鱿鱼1条焯水，姜丝、辣椒丁、精盐各适量，炒食。

骨质疏松：水发鱿鱼200克，葱花、蒜片、精盐、鸡精各适量，炒食。

补元气：鱿鱼洗净，放入锅中加清水，加入姜、胡椒，一起煮熟后食用。

产后体虚：鱿鱼1条焯水，人参片3克，枸杞子2克，一起煮汤食用。

鳝鱼
——调节血糖

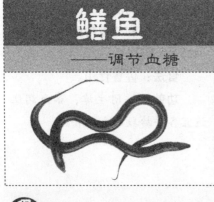

【别名】海蛇、黄鳝。

【性味归经】性温，味甘，归肝、脾、肾经。

【医著溯源】《滇南本草》记载"鳝鱼添精益髓，壮筋骨"。

【主要营养成分】蛋白质、脂肪、碳水化合物、维生素、钙、铜、锌、硒等。

保健功效

补脑健身 鳝鱼中含有丰富的DHA和卵磷脂，它们是构成人体各器官组织细胞膜的主要成分，而且是脑细胞不可缺少的营养成分。食用鳝鱼肉有补脑健身的功效。

治疗糖尿病 它所含的特种物质"鳝鱼素"，能降低和调节血糖，对糖尿病有较好的治疗作用，加之其所含脂肪极少，因而是糖尿病患者的理想食品。

治疗眼病 黄鳝富含维生素A、维生素B、维生素C、维生素E，特别是维生素A的含量多得惊人，而维生素A对眼部疾病有很好的治疗功效。

第二章 巧用食材祛百病

对症食疗

气血虚弱

配方：鳝鱼1条（重约250克），党参、牛蹄筋各15克，当归10克，料酒、葱段、姜片、肉汤各适量。

做法：将牛蹄筋温水泡发，然后撕去筋膜，切段；党参、当归洗净切片，装入纱布袋后扎口。鳝鱼宰杀，去内脏，洗去血水，去骨和头，鳝鱼肉切成条，入油锅中炸至金黄色捞出。锅中注入适量肉汤，加入蹄筋、鳝鱼肉、精盐、药包、料酒、葱、姜，煮至肉和蹄筋熟烂，拣去药包、葱、姜即成。

食法：佐餐食用。

功效：本汤具有补气益血、强筋健骨、通络止痛的功效。同时还适用于筋骨软弱无力及外伤性骨折的食疗。

面神经麻痹

配方：当归、党参各15克，鳝鱼500克，精盐、葱、姜各适量。

做法：将鳝鱼去头、骨、内脏后，洗净切丝；当归、党参用纱布包起来，加水煎煮1小时后捞出，加入鳝鱼丝、精盐、葱、姜调味后煮熟。

食法：佐餐食用，喝汤吃鱼。

功效：适用于面神经麻痹等症。

饮食宜忌

黄金搭配

鳝鱼与青椒同食可降低血糖。

鳝鱼与藕同食，鳝鱼为酸性食物，藕是碱性食物，两者同食有助于维持人体酸碱平衡，是强肾壮阳的食疗良方。

相克搭配

鳝鱼与大枣一起食会造成脱发。

鳝鱼与菠菜一起食会导致腹泻。

适宜人群

一般人均可食用，尤其产妇、眼疾患者、糖尿病患者。

不宜人群

虚热、瘙痒性皮肤病者慎食。

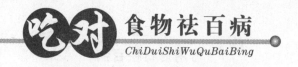

实用偏方

产后贫血： 鳝鱼500克，黄芪30克，生姜1片，煮汤服用。

鼻出血及各种外伤出血： 鳝鱼血焙干研末，吹入鼻中或敷于伤口，能很快止血。

带鱼
——补气抗癌

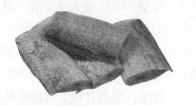

【别名】刀鱼、裙带鱼、白带鱼。

【性味归经】味甘，性温，入肝、脾经。

【医著溯源】《随息居饮食谱》记载"带鱼，发疥动风"。

【主要营养成分】蛋白质、脂肪、碳水化合物、维生素A、维生素B_1、维生素B_2、钙、铁、磷等。

保健功效

保护心脑血管系统 带鱼含镁元素丰富，对心脑血管系统有很好的保护作用，有利于预防高血压、心肌梗死等心脑血管疾病；带鱼的脂肪多为不饱和脂肪酸，还具有降低胆固醇的作用。

抗癌 带鱼全身的鳞和银白色油脂中含有一种抗癌成分，有益于辅助治疗白血病、胃癌、淋巴瘤等疾病；带鱼鳞中的不饱和脂肪酸还有防治高血压、冠心病的作用，所以食用带鱼时不用刮鳞，或将刮下的鳞收集起来，晾干后单独煎汤食用，既可保肝，又能抗癌。

健康贴士

清蒸、做汤可以较好地保存带鱼中的营养物质。需要煎炸烹调时，最好做挂糊处理，以减少营养流失。

第二章 巧用食材祛百病

对症食疗

❋ 气血不足、脾胃虚寒 ❋

配方：带鱼500克，黄芪30克，炒枳壳10克，料酒、精盐、葱段、姜片、植物油各适量。

做法：黄芪、炒枳壳分别洗净，装入纱布袋中，扎紧口；带鱼处理干净，斩段；锅中放植物油烧热，放入带鱼稍炸，加适量清水及药包、料酒、精盐、葱段、姜片，煮至鱼肉熟，拣去药包、葱段、姜片即成。

食法：每周2～3次，佐餐食用。

功效：补中益气、温养脾胃。

❋ 高血压 ❋

配方：金橘60克，豆腐500克，鲜带鱼300克，精盐2克，酱油10克，葱10克，姜末15克，胡椒粉2克，味精1克，植物油100克。

做法：将金橘洗净，豆腐切小块，带鱼去头、内脏，切成长3厘米的条。锅烧热入油，煎炸带鱼，待带鱼呈金黄色时，滤出多余油，只留30克油做底油，带鱼另放置盘中。此时将酱油、葱、姜末入锅加水500毫升，水沸后放入豆腐、金橘、精盐，炖30分钟后取出金橘，加入带鱼、胡椒粉、味精，再煮至汤将尽时起锅。

食法：食用吃鱼喝汤。

功效：主治高血压、动脉硬化、冠心病、高血脂、脂肪肝等病。

❋ 白癜风 ❋

配方：带鱼250克，木瓜150克，醋5克，姜5克，大葱5克。

做法：将木瓜洗净，取肉切片。将带鱼洗净，勿刮去表面银白色物质，切成块。带鱼与木瓜入锅中加水同煮，鱼熟后加入酱油、醋、姜粒、葱花调味即成。

食法：佐餐食，可常食。

功效：滋阴养肝、止血之功效。

饮食宜忌

黄金搭配

带鱼与木瓜相宜，同食对产后少乳、外伤出血等症具有一定疗效。

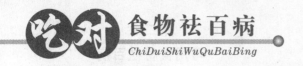

相克搭配

带鱼与南瓜相克,同食会中毒,可以用黑豆解毒。

不宜人群

患有疥疮、湿疹等皮肤病或皮肤过敏者慎食。

 偏方

肝炎:鲜活带鱼1条(约250克),去内脏、鳃后切段,加适量水蒸熟。取上层油与女贞子20克混合,隔水再蒸2分钟取汁饮服。

产后缺乳:鲜带鱼肉250克,木瓜250~500克(削皮挖瓤,切块)。同煮汤,用盐调味食用。

闭经:带鱼400克,姜15克,葱30克。带鱼洗净切段,放碗中加姜片、葱段、料酒、胡椒、精盐、味精、植物油少许,上笼蒸20分钟。

蛤蜊
——化痰软坚

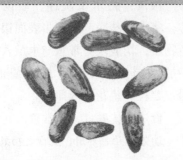

【别名】沙哈、沙蜊。

【性味归经】性寒,味咸,归胃经。

【医著溯源】《本草经疏》中记载"蛤蜊其性滋润而助津液,故能润五脏、止消渴、开胃也。咸能入血软坚,故主妇人血块及老癖为寒热也"。

【主要营养成分】蛋白质、脂肪、维生素A、钙、铁、硒等。

 功效

降低胆固醇 蛤蜊肉富含牛磺酸,能有效降低血液中的胆固醇,具有抑制胆固醇在肝脏合成和加速排泄胆固醇的独特作用,从而使体内胆固醇下降。

第二章 巧用食材祛百病

滋阴润燥 蛤蜊可用于五脏阴虚消渴、纳少、干咳、失眠、腰酸、目干等病证的调养和辅助治疗，有很好的润燥止渴作用。

❋ 胸膜炎 ❋

配方：蛤蜊15克，青菜100克，精盐、香油各适量。

做法：将蛤蜊、青菜洗净，加入清水煲汤，煮沸后加入精盐，转小火煲20分钟，淋香油。

食法：佐餐食用。

功效：用于裹症转移性胸膜炎。

❋ 冠心病 ❋

配方：蛤蜊肉200克，川芎10克，葱、土豆、精盐各适量。

做法：将川芎加水适量煎取约50毫升的药汁，过滤去渣后备用；把土豆切片放入锅中，倒入川芎汁和适量的水，煮至土豆将熟时，把用盐水洗过的蛤蜊肉放入锅中，煮开后加入葱等。

食法：佐餐食用。

功效：本品具有强精、活血、安神等功效。同时还适用于月经不调、痛经等症。

❋ 习惯性流产 ❋

配方：蛤蜊肉200克，玉竹15克，百合、淮山药各30克，姜、味精、精盐、料酒各适量。

做法：先将蛤蜊肉置笼内蒸30分钟，然后将百合、玉竹、淮山药分别洗净，淮山药切片。油锅烧热，放入姜、料酒及适量水，倒入蒸好的蛤蜊肉，放入百合、玉竹、淮山药，用大火烧沸，改用小火炖15分钟，加味精、精盐调味即成。

食法：佐餐食用。

功效：此汤有益气养阴，补肺固肾之功。适用于阴血不足所致的习惯性流产。

黄金搭配

蛤蜊与豆腐同食可治疗气血不足、皮肤粗糙。

蛤蜊、绿豆芽做汤共食，有清热解暑、利水消肿的功效，同时亦有减肥瘦身的作用。

蛤蜊肉、韭菜煮熟饮汤食肉，适用于糖尿病、肾阴不足者。

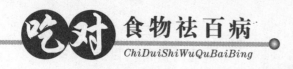

适宜人群

一般人均可食用，尤其适合高胆固醇、支气管炎及胃病患者。

不宜人群

阳虚体质和脾胃虚寒腹痛、泻泄者忌用。有宿疾者慎食。

实用偏方

便秘：蛤蜊洗净后，放入锅中，加姜丝，加适量清水一起煮熟食用。

虾
——壮阳通乳

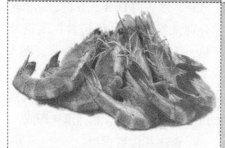

【别名】淡水虾、海水虾等。

【性味归经】性温，味甘，归肝、肾经。

【医著溯源】《随息居饮食谱》说海虾"盐渍暴干，乃不发病，开胃化痰，病人可食"。

【主要营养成分】蛋白质、脂肪、碳水化合物、维生素A、钙、铜、锌、硒等。

保健功效

保护心血管 虾营养极为丰富，其中的镁对心脏活动具有重要的调节作用，能很好地保护心血管系统，可减少血液中胆固醇含量，防止动脉粥样硬化。

补肾、壮阳 明代医学家李时珍说"虾能壮阳道"。虾对性神经有全面强壮作用，性衰退的人多吃虾有助于产生正常的性冲动，维持正常的

健康贴士

保存小干虾时，为防止其干燥和氧化，尽量放入塑料袋中或密封的容器中冷藏比较好。虾背上的虾线应挑去不吃。

第二章
巧用食材祛百病

性功能。

防癌 对虾含有丰富的微量元素硒，有防癌作用。

治神经衰弱 虾皮有镇静作用，常用来改善神经衰弱。

通乳补益 虾的通乳作用较强，并且富含磷、钙、对孕妇有补益功效。

对症食疗

【阳痿】

配方：鲜虾250克，米酒150毫升，精盐、味精各适量。

做法：将鲜虾放入米酒中浸泡半小时后，取出炒熟，用精盐、味精调味即可。

食法：佐餐食用。

功效：有效改善阳痿、腰冷腿软等症。

【神经衰弱】

配方：虾壳15克，酸枣仁、远志各9克。

做法：将以上三味用水煎服，每日1次。

食法：佐餐食用。

功效：适用于神经衰弱等症。

饮食宜忌

黄金搭配

虾与油菜、白菜、芹菜相宜。尤其是和芹菜搭配食用时，有益气的功效。

相克搭配

虾与红糖、葡萄、石榴、山楂、柿子等相克。虾与红糖相互抵触，会降低营养价值。

虾与含单宁的水果相克，单宁会和钙离子结合形成不溶性结合物刺激肠胃。

适宜人群

一般人均可食用，尤其适合老人、儿童及神经衰弱者。

不宜人群

皮肤湿疹、皮炎、过敏性炎症者不宜食。

实用编方

肾亏体虚：虾肉200克，人参5克，煮熟食用。

海带
——化痰软坚

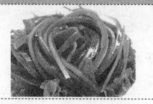

【别名】昆布、海带菜、海带草、海草。
【性味归经】性寒,味咸,归肺经。
【医著溯源】《本草纲目》记载海带"治水病,瘿瘤,功同海藻"。
【主要营养成分】膳食纤维、碘、钠、钙等。

保健功效

增强甲状腺机能 海带具有一定的药用价值,因为海带中含有大量的碘,碘是合成甲状腺的主要物质,如果人体缺少碘,就会患"大脖子病",即甲状腺机能减退症,所以,它是甲状腺机能低下者的最佳食品,常食还可令秀发润泽乌黑。

> **健康贴士**
>
> 海带食用前,要用清水浸泡2~3个小时,中间换2次水,以彻底清除附在海带上的有害物质,避免损害健康。

防治慢性病 海带中含有大量消肿利尿的甘露醇,可防治肾功能衰竭、老年性水肿、动脉硬化、高血压、慢性气管炎、慢性肝炎、贫血、水肿等疾病。

预防白血病 海带中的褐藻酸钠盐可预防白血病和骨痛病,对动脉出血也有止血作用。

预防心脏病、糖尿病 海带中的优质蛋白质和不饱和脂肪酸还对心脏病、糖尿病有一定的预防作用。

抗癌 海带能选择性清除体内锶等致癌物。它所含的纤维素在人的肠道里犹如"清道夫",能增强肠蠕动,增加大便量,加速排泄肠道中的有害物质,防止大肠癌的发生。海带中的热水提取物有明显的抗肿瘤活性,对白血病有一定的抵抗能力。海带的脂溶性提取物,可抑制某些致癌物的诱变作用,提高机体免疫力。

第二章
巧用食材祛百病

❋ 中暑头晕，头痛燥渴 ❋

配方：浸发海带60克，冬瓜250克，去皮蚕豆瓣50克，精盐、香油各适量。

做法：先将洗净切成片状的海带和蚕豆瓣一起下锅，用香油炒一下，然后添加200毫升清水，加盖烧煮，待蚕豆将熟时，再把切成长方块的冬瓜和盐一道入锅，冬瓜烧熟即可。

食法：佐餐食用。

功效：此汤具有消暑利水的功效。

❋ 颈部肿大、恶心、便溏 ❋

配方：川贝、海带末、丹参各15克，薏米30克，冬瓜60克，红糖适量。

做法：川贝、丹参煎汤后去渣，留汁；冬瓜洗净，切小块，再加入薏米、海带末、红糖一同煮粥。可随时食用。

食法：佐餐食用。

功效：清热消肿、润肺退火。

黄金搭配 ●

海带与豆腐做汤共食，可提高人体对钙的吸收率，避免降低甲状腺功能。

海带与山楂搭配可清脂、减肥。

海带与决明子搭配食用，具有清肝明目、化痰的功效，可辅助治疗高血压、眼结膜等病证。

相克搭配 ●

海带与甘草同食会发生化学反应，产生有毒物质。

海带与白酒一起食用，易引起消化不良，影响肠胃功能。

适宜人群 ●

尤其适合碘缺乏者。

皮肤瘙痒：海带、绿豆、红豆各50克，用水煎服，每日1次。

肥胖病：海带粉2克，话梅1粒，开水浸泡饮用，每日2次。

高血压：海带15克，粳米100克，猪瘦肉50克，煮粥服用。

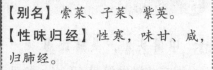

紫菜
——软坚清热

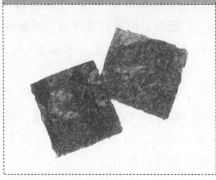

【别名】索菜、子菜、紫英。

【性味归经】性寒，味甘、咸，归肺经。

【医著溯源】《本草纲目》："瘿瘤、脚气者，宜食之"；《随息居饮食谱》："和血养心，清烦涤热，治不寐，利咽喉，除脚气瘿瘤，主时行泻痢，析醒开胃。"

【主要营养成分】碳水化合物、胡萝卜素、维生素A、钙、钾、碘等。

保健功效

利尿、消肿 由于紫菜含有一定量的甘露醇，所以它是一种天然的利尿剂，可作为治疗水肿的辅助食品。药理研究证明，紫菜能有效降低血浆中的胆固醇，并可用于辅助治疗甲状腺肿大、淋巴结核、脚气等病证。

健康贴士
紫菜使用前最好用清水泡发，并换一两次水，以清除附着的污物，避免给人体造成伤害。

补心养血，促进骨骼、牙齿生长 紫菜中含丰富的钙、铁元素，不仅是改善女性、儿童贫血的优良食物，而且还可以促进儿童的骨骼、牙齿生长。

降低胆固醇 根据药理研究证明，紫菜能够有效的降低血浆中的胆固醇含量，并可用于辅助治疗甲状腺肿大、淋巴结核、脚气等多种病证。

缓解胃病证状，预防胃癌，防老化 紫菜中含有大量的碘、钙、锌、锰等物质以及大量的维生素，被誉为"藻类之冠"，具有防老化、防贫血、缓解夜盲症等功效，是缓解胃溃疡的最佳食品。

调节内分泌 碘直接作用于甲状腺、激素的生成过程，能起到调解

第二章 巧用食材祛百病

生理基础代谢和促进身心健康的作用，对减轻女性更年期综合征和男性阳痿也有一定疗效。

 对症食疗

❀ 甲状腺肿大 ❀

配方：紫菜30克，白萝卜500克，陈皮1片。

做法：水煎服。

食法：每日1次。

功效：用于辅助治疗甲状腺肿大。

❀ 糖尿病 ❀

配方：水发紫菜100克，枸杞子、黄精各15克，鸡蛋1个，姜片、葱段、植物油、精盐、鸡精各适量。

做法：紫菜、枸杞子分别洗净；黄精洗净，切薄片；鸡蛋磕入碗中打散；炒锅放植物油烧至六成热，下入姜片、葱段爆香，注入清水1500毫升，下入紫菜，徐徐注入鸡蛋液，加入枸杞子、黄精，煮熟，加入精盐、鸡精，搅匀即成。

食法：每周2～3次。

功效：软坚化痰、调理血糖，适合中消型糖尿病患者食用。

❀ 抗菌 ❀

配方：紫菜100克，黄独（即黄药子）50克，高粱酒（60度以上）适量。

做法：紫菜和黄独一起用高粱酒浸泡10日。每日适量饮用。

食法：佐餐食用。

功效：清咽利喉、抗菌去瘤。

 饮食宜忌

黄金搭配

紫菜与榨菜相宜，二者做汤食用，具有清心开胃的功效，适用于烦渴嗳气等病证。

紫菜与白萝卜搭配，具有清心开胃的功效，适用于辅助治疗甲状腺肿大及淋巴结核等病证。

紫菜与猪肉一起食用，具有化痰软坚、滋阴润燥的功效。

相克搭配

紫菜与柿子一起食用，会生成不溶性的结合物，影响某些营养成分的消化吸收，导致胃肠道不适；紫菜也不宜与花菜同吃，两者

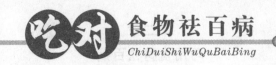

同食会影响钙的吸收。

适宜人群

一般人均可食用。

不宜人群

肠胃消化功能不好、腹泻者慎食。

实用偏方

高血压：紫菜、草决明各15克。水煎服，每日3次。

肺脓疡：紫菜3克，蜂蜜适量。紫菜研末，用蜂蜜冲开水送服，每日2次。

第十节 调料类

蒜 ——杀菌抗癌

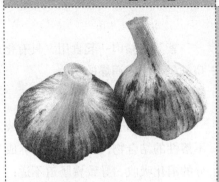

【别名】蒜头，大蒜头。

【性味归经】性温，味辛；归脾、胃、肺经。

【医著溯源】《本草纲目》："去水恶瘴气，除风湿，破冷气，烂痃癖，伏邪恶，宜通温补，无以加之；疗疮癣。"

【主要营养成分】蛋白质、脂肪、糖类、膳食纤维、维生素A、维生素B_1、维生素B_2、维生素C、钙、磷、铁、镁等。

第二章 巧用食材祛百病

 保健功效

杀菌，消炎，杀虫 大蒜有广谱抗菌作用，尤其对上呼吸道和消化道感染、霉菌性角膜炎、隐孢子菌感染有显著的功效。对呼吸道传染病有预防作用，还可防止伤口感染、治疗感染性疾病、驱除寄生虫。

降血压 经常食用大蒜，有舒张小血管，促进血液循环的作用，有助于防治血压升高所致的头晕。

 对症食疗

小儿百日咳

配方：大蒜头30克，白糖200克，开水500毫升。

做法：大蒜头去皮，捣烂如泥，加白糖和开水，搅拌澄清。取澄清液服。

食法：6岁以上儿童，每日3次，每次2匙；3~6岁儿童，每次1匙；3岁以下儿童，每次半匙。

功效：消炎杀菌，滋阴养肺。

水肿

配方：大蒜头（去皮）60克，乌鱼（去肠脏洗净）200~250克，清水适量。

做法：大蒜头与乌鱼一同放入锅中，加清水，隔水炖服（不要加精盐）。

食法：隔日1次，连服数次。

功效：消炎利水。

支气管炎

配方：大蒜200克，醋200毫升，红糖80克。

做法：大蒜头去皮捣碎，泡入糖醋中1周可用。

食法：每日3次，每次1汤匙。

功效：杀菌消炎。

 饮食宜忌

黄金搭配

大蒜与猪肉搭配，可促进人体血液循环，增强体质，消除身体疲劳。

大蒜与黄瓜同食，可抑制糖类转化为脂肪，又能降低胆固醇，适宜减肥者食用。

相克搭配

大蒜与蜂蜜相克，同食易刺激

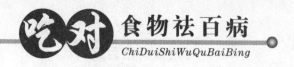

肠胃，引起不适。

大蒜与山楂相克，同食易导致神经衰弱。

适宜人群

糖尿病、癌症、感冒、百日咳等症患者宜常食用。

不宜人群

胃肠疾病、肝病患者，眼疾患者不宜食用。

阴虚火旺者慎食。

慢性肾炎：西瓜1个，蒜7头，姜适量。瓜顶切开，捣蒜泥放入，搅匀后用姜片盖好，用水煮即可。吃瓜瓤。

肾虚阳痿、腰膝冷痛：去皮蒜50克，羊肉200克（切块）。加水用小火炖熟，加精盐调味食用。

慢性气管炎、哮喘：生大蒜剥去皮，放油中炸半熟，每次吃3～5瓣，每日2次。

葱
——杀菌发汗

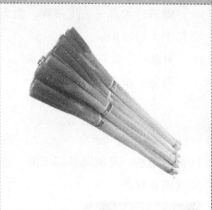

【别名】小葱，葱头白，四季葱。

【性味归经】性温，味辛，归肺、胃经。

【医著溯源】《本草纲目》："除风湿身痛麻痹、虫积、心痛，止大人阳脱、阴毒腹痛，小儿盘肠内钓，妇人妊娠溺血，通乳汁，散乳痈，利耳鸣，除吠伤，制蚯蚓毒。"

【主要营养成分】果胶、胡萝卜素、维生素C、烟酸、有机硫化物、挥发油、辣素、大蒜素、磷、铁、钙等。

第二章
巧用食材祛百病

降血压、稳定血糖 葱中含一种名为"前列腺素A"的物质,它是作用较强的血管扩张剂,能舒张血管、降低血压。另外,葱含有较多的膳食纤维,它能够减少肠道对糖分的吸收,使血糖水平保持稳定。

降脂 葱白中含有大量的大葱素,具有刺激去甲肾上腺素分泌的作用,可促进脂肪的分解,常食、多食可达瘦身的功效。

壮阳补阴 葱中含有的维生素C等多种维生素和其他一些物质可以保证人体激素的正常分泌,尤其是葱管内的黏液,经常食用有壮阳补阴之效,可用于阳痿、遗精、腰痛等症。

健康贴士

食葱后,口中会留下难闻的气味,如果想清除臭味可以尝试用浓茶漱口或咀嚼茶叶的方法。不要过量食用,否则会引起头昏、视物不清,损伤视力。

杀灭癌细胞 葱含有辣素、栎皮黄素和微量元素硒,其中辣素具有较强的杀菌作用,特别是对痢疾杆菌及皮肤真菌的作用非常明显;栎皮黄素不仅能够杀灭大量病菌,更能有力杀灭癌细胞;硒能够清除滋长癌细胞的自由基。多食用葱对肝癌、胰腺癌、胃癌、结肠癌等症都有预防和辅助治疗作用。

❀ 高血压,冠心病 ❀

配方:薤白10~15克(鲜者30~60克),白面粉或大米50~100克。

做法:将薤白洗净切碎,与白面粉用冷水和匀后,调入沸水中煮熟;或改用大米一同煮为稀粥即可。

食法:每日均分2~3次温热服,3~5日为1个疗程。

功效:此方具有降血脂、促消化、散瘀血的作用,适用于高血压、高血脂、冠心病,尤其是对冠心病有很好的疗效。

❀ 外感风寒 ❀

配方:葱30克,淡豆豉10

271

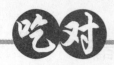

克，生姜3片，黄酒30毫升。

做法：将葱、淡豆豉、生姜及水500毫升入煎，煎沸再入黄酒1～2沸即可。

食法：每日1～2次。

功效：此汤具有发散风寒，理气和中的功效，适用于外感风寒、恶寒发热、头痛、鼻塞、咳嗽等病证。

疮疡肿痛

配方：葱50克，猪蹄4只，精盐适量。

做法：将猪蹄拔毛洗净，用刀划口；葱切段，与猪蹄一同放入，加水适量，入精盐少许，先用武火烧沸，后用文火炖熬，直至熟烂即成。

食法：佐餐食用。

功效：此肴具有补血消肿，通乳的功效。同时还适用于血虚体弱、四肢疼痛、形体浮肿、妇人产后乳少等病证。

黄金搭配

葱与贝类相宜，烹制贝类时添加些葱可以有效消解食用贝类后产生的过敏性咳嗽、腹痛等症状。

相克搭配

葱与蜂蜜同食会出现恶心、呕吐、腹痛等症状。

适宜人群

脑力劳动者，失眠、神经衰弱者宜食用。

不宜人群

有腋臭的人在夏季慎食。
汗多的人忌食。
胃肠道疾病者少食。

治风寒感冒：葱白10克，紫苏叶10克，水煎服，连续3天，可预防流感。

治急性胃肠炎：葱白捣烂炒热，熨脐。

治小便不通：葱白3根，白矾15克，或加车前草三根，同捣烂敷脐上。

第二章 巧用食材祛百病

生姜
——驱寒止吐

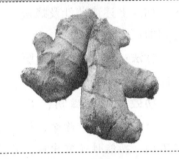

【别名】白姜、川姜、粉姜。
【性味归经】味辛、性温，入肺、胃、脾经。
【医著溯源】《神农本草经》记载："主胸满，咳逆上气，温中，止血，出汗，逐风湿痹，肠澼下痢。"
【主要营养成分】膳食纤维、胡萝卜素、B族维生素、维生素C、姜油酮、姜烯酮、姜辣素等。

保健功效

解毒杀菌 姜具有解毒杀菌的作用，因此在吃松花蛋或鱼、蟹等水产时，通常会放上一些姜末、姜汁。

解表散寒，退热 姜性温味辛辣，有驱除风寒；发汗退热之功，适用于风寒感冒、发热、流涕等。

健康贴士
吃姜一次不宜过多，以免吸收大量姜辣素，在排泄过程中会刺激肾脏，并产生口干、咽痛、便秘等上火症状。

温胃止呕，化痰止咳 生姜芳香刺激，能促进消化液的分泌，可助消化，所含的姜油酮、姜烯酮等成分可以增加肠的蠕动，可有效制止肠胀气。同时姜性温，还有温中降气、止呕之功，可以治疗恶心呕吐、腹胀反酸、食欲不振等，还可温补脾肺、化痰止咳，治疗咳嗽痰多。

降血脂 生姜中含有的成分在人体肠道内可以与胆固醇结合，从而阻止胆固醇在肠道内的吸收，可加速胆固醇的排泄，降低人体血清中胆固醇的水平。

改善心肌供血 生姜中所含的姜辣素对人体的心血管中枢、心脏及呼吸中枢等均有兴奋作用，可以使心跳加速、血管扩张、血流加快，有利于改善心肌供血，对冠心病等心血管系统疾病有一定的辅助治疗作用。

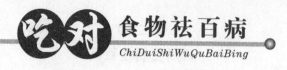

麻疹合并肺炎

配方：人参6克（或党参30克），姜5片，粳米100克。

做法：取人参（或党参）、姜、粳米共煮成稀粥。

食法：温服，每日2~3次。

功效：可滋补强身，对麻疹合并肺炎有较好的食疗效果。

月经不调，小腹冷痛

配方：干艾叶15克（鲜品30克），生姜10克，大米100克，红糖适量。

做法：生姜、艾叶煎取浓汁去渣，与大米、红糖加水煮为稠粥即可。

食法：月经过后3日服，月经来前3日停。每日2次，早晚温服。

功效：此方具有温经止血、散寒止痛的保健功效。适用于胆囊炎与胆石症、月经不调、小腹冷痛等。

功能性子宫出血

配方：鲜益母草汁10克，鲜生地黄汁40克，生姜汁20克，蜂蜜10毫升，大米100克。

做法：先以大米煮粥，待粥熟时，加入上述诸药汁及蜂蜜，煮成稀粥即可。

食法：每日2次，温服。病愈即停，不宜久服。

功效：此方滋阴、养血、调经、消瘀、解渴、除烦，适用于月经不调、功能性子宫出血，产后血晕、恶露不净、瘀血腹痛以及吐血、衄血、咯血、便血等。

呼吸道感染，胸腹胀满

配方：干姜、良姜各30克，大米100克。

做法：将干姜、良姜切片备用。将大米洗净，放入锅内，加入适量清水，置大火上煮沸后，改用小火，加入姜片，煮至米开花即可。

食法：每日早、晚分食。

功效：具有温中祛寒，温经止痛的保健功效。尤其适用于上呼吸道感染、慢性气管炎、胸腹胀满、癥症、月经不调、痛经等病证。

第二章 巧用食材祛百病

饮食宜忌

黄金搭配

姜与白萝卜相宜，二者同饮，具有清热解毒、利尿消肿、化痰止咳的功效。

姜与醋相宜，姜与醋熬汤热饮可以减缓恶心、呕吐现象。

姜与当归、羊肉相宜同食，可增强补虚、散寒、止痛之功，同时还可以去掉羊肉的腥膻味。

相克搭配

姜与兔肉相克，二者味性相反，寒热同食，易致腹泻。

适宜人群

感冒、胃寒体虚、食欲不振者食。

适宜人群

患有严重口腔、胃病、肠道疾病者应少食或不食。

实用偏方

治风寒感冒： 生姜捣烂，加入红糖，开水冲服。

温胃散寒： 鲜姜或干姜6～9克，大米或糯米100克，大枣4颗。将姜洗净切碎，与米、枣同粥。阴虚者或孕妇慎食。

辣椒
——驱寒降脂

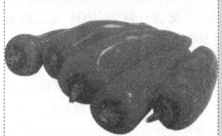

【别名】 辣子，辣角，红海椒，海椒。

【性味归经】 性热，味辛，归心、脾经。

【医著溯源】 《本草纲目拾遗》："性辛苦大热，温中下气，散寒除湿，开郁去痰消食。"

【主要营养成分】 维生素C、维生素B_1、维生素B_2、胡萝卜素、辣椒素、多种矿物质等。

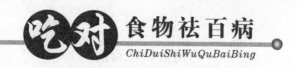

保健功效

解热镇痛 辣椒可发汗散寒、解热镇痛，对风寒感冒、肌肉疼痛有治疗作用。

促进血液循环 辣椒具有强烈的促进血液循环的作用，可以改善怕冷、冻伤、血管性头痛等，对体质虚寒、末梢循环不好等有治疗作用。

温胃散寒，助消化 辣椒能刺激唾液和胃液的分泌，增加食欲，对胃寒冷痛、纳食不佳有很好的调理作用。

防癌抗癌 红辣椒中的辣椒素是胰腺癌细胞的克星，它可使癌细胞自毁，但不会影响其他正常的胰腺细胞。

降脂 红辣椒含有的某种成分，能有效地燃烧体内的脂肪，促进荷尔蒙分泌及新陈代谢，从而达到瘦身健体的效果。

> **健康贴士**
>
> 辣椒中维生素C的含量较多，但是烹饪时要掌握火候，否则会使这些营养成分大量流失。尤其是使用铜质锅烹饪时，更应注意，因为铜质锅较易受热，所以不适合用它烹饪辣椒。

对症食疗

❋ 脾胃虚寒 ❋

配方：青椒250克，食油、精盐、砂糖适量。

做法：将辣椒洗净，去柄去子，切成半寸见方的小块；把油烧热，再放青椒，煸炒至青椒外皮稍有些皱皮时（不能炒焦），即加精盐、糖，并略加些水，再炒1~2分钟即可起锅。

食法：佐餐食用。

功效：开胃生津，增进食欲。同时还适用于脘腹冷痛食欲不振，消化不良以及湿邪内侵而致的身体倦怠等病证。

❋ 外感风寒 ❋

配方：辣椒1000克，豆豉500克，菜油250毫升。

做法：将辣椒去蒂、洗净、切成小段，入锅内煸软，拨在一边，下熟菜油，同时下豆豉煸炒，至豆豉香味炒出，便与辣椒混合拌匀，即可起锅，食时分盛小盘。

第二章 巧用食材祛百病

食法：佐餐食用。

功效：散风寒、开胃口，适用于外感风寒，不思饮食者食之，亦可作为开胃醒脾、促进食欲的佐菜。

消渴、小便频数

配方：四川红辣椒100克，仔鸡500克。

做法：将仔鸡去内脏，切成小块；红椒洗净切段；旺火热锅，油炒鸡块，再加适量精盐焖煮；待仔鸡八分熟，入红椒翻炒，焖熟即可出锅。

功效：补益气血、温中开胃，适用于寒滞腹痛、呕吐、食欲不振、消化不良、虚劳羸弱、消渴、小便频数等病证。

饮食宜忌

适宜人群
食欲不振者、咳嗽、感冒患者宜适量食用。

不宜人群
高血压、肺结核患者应慎食。

实用偏方

冻疮：红辣椒6克，白酒30毫升。红辣椒在酒中浸10日，去渣，频搽患处，每日3~5次。

风寒感冒：红辣椒500克，茶叶10克，胡椒粉、精盐各适量。四料共研末，拌和均匀，放入瓷瓶内封口，静置半月。服用时每次取3克，用开水冲泡5分钟，温服。每日2次。

风湿性关节炎：红辣椒10个，白萝卜1个。共捣烂，敷于患处。敷后暂有疼痛感。

虚寒胃痛：干红辣椒10克，乌贼骨20克，川贝5克，三料捣成细末调匀，温开水送服，分3~4次服完。

花椒
——除湿止痛

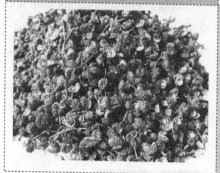

【别名】香椒，大花椒，椒目。

【性味归经】性温，味辛，归脾、胃、肾经。

【医著溯源】《神农本草经》记载，花椒"除风邪气，温中，去寒痹，坚齿发，明目，外服轻身好颜色，耐老增年通神"。

【主要营养成分】蛋白质、脂肪、碳水化合物、维生素、钙、磷、铁、镁等。

保健功效

解腥，增加食欲 花椒含有挥发油，所以能闻到芳香气味，也正是因为这个原因，它可以除各种肉类的腥臊臭气，改变口感，能促进唾液分泌，增加食欲。

降血压 花椒能使血管扩张，从而能起到降低血压的作用。

局麻作用 花椒粉末及醇浸出液有局部麻醉作用，临床单用缓解牙痛有效；用于复方中可作麻醉拔牙。

健康贴士
炸花椒油时要注意油温，注意不要把花椒炸糊。花椒是热性香料，多食容易消耗肠道水分造成便秘。

对症食疗

胃寒胃痛

配方：干姜5片，花椒3克，粳米100克，红糖15克。

做法：花椒、姜片用白净的纱布袋包好，与粳米加清水煮沸，约30分钟后取出纱布袋包放红糖，

第二章 巧用食材祛百病

煮成粥即可。

食法：每日早、晚各吃1次，可长期食用。

功效：暖胃散寒、温中止痛。

腹泻呕吐

配方：粳米、葱姜末、精盐、味精、花椒粉等各适量。

做法：将粳米淘洗干净，加水熬煮成粥。将葱姜末、精盐、味精加入粥中，调匀稍煮，趁热撒入花椒粉食用即可。

食法：每日1~2次。

功效：此粥具有补中益气、健脾养胃、消食化积、行气止泻的功效，适宜于消化不良、食欲不振、腹泻、腹胀、呕吐、纳差等病证的辅助食疗。

饮食宜忌

相克搭配

不能与防风、附子、款冬同食。

不能与杨梅、蜜糖同食，否则容易导致气壅胸闷。

适宜人群

一般人群均可食用。

不宜人群

孕妇，阴虚火旺者忌食。

实用偏方

手脚心风毒肿：生（花）椒末、精盐末等分。以醋和敷。

头上白秃：花椒末，猪脂调敷。

反胃呕吐：花椒6克，绿豆50克，水煎服。

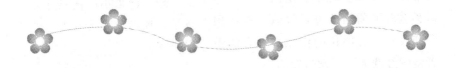

糖
——生津润肺

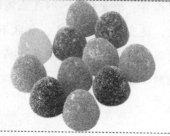

【别名】糖、红糖、砂糖、赤砂糖。
【性味归经】性平，味甘，归脾、肺经。
【医著溯源】《本草纲目》记载："红糖性温，有散寒活血、暖胃健脾的功效。"
【主要营养成分】碳水化合物、钙、磷、钾、镁、铁等。

保健功效

保护肝脏，使人发胖 糖是构成组织和保护肝脏功能的重要物质。体内葡萄糖过多时，多余部分将以糖元的形式贮存在肝脏内，当体内缺乏糖时，肝糖元再转为葡萄糖而被利用。当然，过多的葡萄糖还可以转变为脂肪组织，所以多吃糖类食物可以使人发胖。

润肺生津 适当食用白糖有助于提高机体对钙的吸收；但过多就会妨碍钙的吸收。冰糖养阴生津，润肺止咳，对肺燥咳嗽、干咳无痰、咯痰带血都有很好的食疗作用。

预防动脉粥样硬化 医学研究证明，红糖中的黑色物质能阻止血清内的中性脂肪及胰岛素含量的上升，降低肠道对葡萄糖的过量吸收，故有预防和改善血管硬化的作用。冠心病患者常喝红糖水，可预防发病。

健康贴士

优质红糖外观干燥，颗粒均匀、有光泽，闻之有清甜之香，无异味，无杂质。

糖很容易生螨，存放日久的糖不要生吃，应煮开后食用。

炒菜时不小心把精盐放多了，可以放入适量糖，能解咸味。

第二章 巧用食材祛百病

感冒

配方：杭菊糖茶：杭菊花30克，白糖适量。

做法：将杭菊花放茶壶内开水浸泡，加白糖适量。

食法：代茶饮服。

功效：该糖茶具有通肺气、止呃逆、清郁火的作用。风热感冒初起、头痛发热患者可常饮。

咳嗽

配方：冰糖适量，南杏仁15克，北杏仁3克，大米50克。

做法：南杏仁15克，北杏仁清水泡软后去皮。大米清水浸泡，与南北杏仁一起磨浆；加适量冰糖清水煮成糊状或糖水状服用。

食法：随时服用。

功效：有润肺祛痰、止咳平喘、下气润肠的作用。适用于肺燥咳嗽慢性支气管炎干咳、老人肠燥便秘等症的辅助食疗。

饮食宜忌

黄金搭配

糖与姜搭配，可驱寒、补血。
糖与西红柿搭配，可降血压。

相克搭配

红糖与豆浆相克。红糖里的有机酸能够和豆浆中的蛋白质结合，产生沉淀物，与身体不利。

红糖与牛奶相克。红糖为粗制品，未经提纯，含非糖物质及有机酸（如草酸、苹果酸）较多。奶中的蛋白质遇到酸碱易发生凝聚或沉淀。如奶中加入红糖，当有机酸达一定浓度时，蛋白质即凝集变性，营养价值大大降低。

红糖与竹笋相克。红糖甘温，竹笋甘寒，食物药性稍有抵触。

不宜人群

糖尿病患者不可吃糖；
孕妇和儿童不宜大量食用白糖；
老年人阴虚内热者不宜多吃红糖。

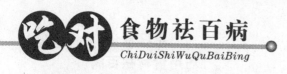

实用偏方

防虚脱： 人在洗澡过程中吃糖可防虚脱。

提供热量： 运动要消耗热能，糖比其他食物更迅速地提高热量。

醋
——杀菌降压

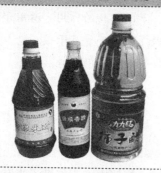

【别名】酢、苦酒。

【性味归经】性温，味酸、苦，入肝、胃经。

【医著溯源】《本草拾遗》："破血运，除瘕块坚积，消食，杀恶毒，破结气，心中酸水痰饮。"

【主要营养成分】氨基酸、葡萄糖、果糖、麦芽糖、有机醋、维生素B_1、维生素B_2、维生素C、钾、钠、钙、铁、锌、铜、磷等。

保健功效

帮助消化 醋所含的挥发性物质及氨基酸等能刺激人的大脑神经中枢，使消化器官分泌大量消化液，有助于消化。

预防肝癌 醋含有醋酸、苹果酸、琥珀酸等丰富的营养物质，不但能软化膳食纤维、溶解动物性食物中的骨质，还可提高肝脏的解毒及新陈代谢功能，从而减少肝病的发生。

预防泌尿系统结石 醋使人体尿液pH值趋于碱性，使乳酸和其他酸性物质减少，从而预防泌尿系统结

> **健康贴士**
>
> 烧猪蹄时，稍微加一些醋一起烹调，就可使猪蹄中的蛋白质易于被人体消化、吸收和利用。这是因为猪蹄中主要含有的胶原蛋白在加酸的热水中易从猪蹄上分解出来，并使猪蹄骨细胞中的胶质分解出磷和钙，使营养价值增加。

第二章
巧用食材祛百病

石的发生。

抑菌和杀菌 醋有很好的抑菌和杀菌作用,能有效预防肠道疾病、流行性感冒和呼吸道疾病;可有效软化血管、降低胆固醇。

痛经

配方:白醋15克,白芍片100克。

做法:白芍片加上白醋拌匀,以慢火炒到微黄,即可食用。

食法:每日1~2次。

功效:养血敛阳、柔肝止痛,对于女性血虚萎黄、月经不顺、痛经,女性心情躁闷的肝郁胁痛、眩晕、头痛具有相当疗效。

软化血管

配方:米醋、花生各适量。

做法:用醋浸泡花生,醋的用量以能浸透花生为度,一周后即可食用。

食法:每日早晚各吃1次,每次10~15粒。

功效:具有软化血管、通脉、降脂的功效。

黄金搭配

醋与芦荟搭配食用,能提高抗病能力,缓解紧张情绪。

醋和皮蛋食用,可减少皮蛋中的碱性物质,对肠胃有益。

醋与大豆同食有降低胆固醇和改善肝功能的效力。

醋与核桃仁搭配可改善皮肤粗糙状况。

相克搭配

醋不宜与羊肉同食。

醋与胡萝卜查克,因为醋酸会破坏胡萝卜素,从而降低胡萝卜的营养价值。

醋还与小白菜、牛奶相克。

不宜人群

服用磺胺类药、碱性药、抗生素、解表发汗的中药的人不宜食醋。

胃溃疡、胃酸过多者不宜食醋。

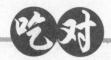

 编方

消肿：在患处微肿而未化脓前，以棉花沾醋擦拭可以消肿。
失眠：睡前饮1杯冷开水加1汤匙醋，便易入睡。
头痛、头晕：以浸过醋之热毛巾覆于额头，可治头痛、头晕。
使皮肤细嫩：用醋王与甘油的混合液涂抹皮肤，能使皮肤细嫩光滑。
初患脚气：若将患部浸泡于少许醋与40度热水的混合液中约15分钟，持续2周即见成效。

第十一节 饮品类

米酒
——扩张血管

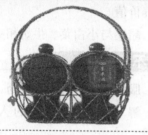

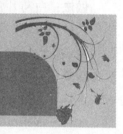

【别名】江米酒，甜酒，酒酿。
【性味归经】性温，味甘、辛，入肺、脾、胃经。
【医著溯源】《纲目拾遗》："佐药发痘浆，行血益髓脉，生津浓。"《随息居饮食谱》：补气养血，助运化，充痘浆。
【主要营养成分】乙醇、水等。

 功效

补气养血 米酒中的营养成分更易于人体吸收，是中老年人、孕产妇和身体虚弱者补气养血之佳品。

第二章
巧用食材祛百病

促进血液循环　白酒中含乙醇，少量饮用能刺激食欲，促进血液循环，促进消化液分泌，能使人精神振奋。

❋ 关节炎 ❋

配方：杜仲（去粗皮、炙）50克，淫羊藿15克，独活、牛膝各25克，附子（炮制）30克，白酒1000毫升。

做法：将5味中药切成薄片，置容器中，加入白酒，密封、浸泡7日后即可。

食法：每次饮10～20毫升，每日3次，坚持应用6～12个月。

功效：补肝肾，强筋骨，祛风除湿。适用于痛风性关节炎，四肢关节疼痛，腰背疼痛，肢寒怕冷，跌打损伤等。

❋ 痛经 ❋

配方：米酒60毫升，白条母鸡1只，当归30克，姜片、葱段、精盐、胡椒粉各适量。

做法：母鸡、当归分别洗净；沙锅内放入母鸡，加适量水，放入米酒、当归、姜片、葱段、精盐，盖严锅口，大火烧沸，改用小火炖3小时，撒入胡椒粉，搅匀即可。

食法：佐餐食用。

功效：调节月经，适用于气血不足所致的痛经。

● 黄金搭配 ●

　　白酒与鸡肉同食可补血益气，活血通络。

● 相克搭配 ●

　　米酒与味精同食会中毒。
　　白酒与牛肉同食容易上火。

● 适宜人群 ●

　　中老年人、孕产妇和身体虚弱者尤其适宜。

● 不宜人群 ●

　　对酒过敏者忌食。

贫血：把1小块阿胶放在冷水中浸泡1日，然后用温水加米酒煮，直至成糊状。再往里面打1个生鸡蛋，加勺白砂糖拌匀。每日饭前服

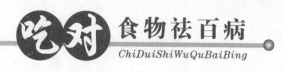

用，连吃半月。

口疮、牙龈出血：米酒 500 毫升，黄柏 90 克，黄连 15 克，栀子 30 克。将上药用米酒煎数沸，去渣，备用。每次饭前饮 20 毫升，以愈为止。

腰腿酸痛：米酒 350 毫升，杜仲、丹参各 30 克，川芎 20 克。将后 3 味药共碎细，用纱布袋装好，置于净器中。入米酒浸泡，密封，5 日后开启，去掉药袋，过滤装瓶备用。不拘时，适量温饮。

牛奶——补钙佳品

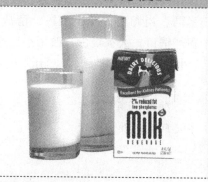

【别名】牛乳。

【性味归经】性微寒，味甘，入肝、心、肾经。

【医著溯源】《本草经疏》：养血脉，滋润五脏，故主补虚羸，止渴。《本草纲目》：补益劳损，润大肠，老人煮粥甚益。

【主要营养成分】蛋白质、碳水化合物、维生素 A、维生素 D、钙、铁、磷等。

 功效

防癌 奶制品干酪中含有一种 CLA 物质，它能有效破坏人体内有致癌危险的氧自由基，并迅速和细胞膜结合，使细胞处于防御致癌物质入侵的状态。同时，牛奶中丰富的免疫蛋白也有防癌功效。

预防心脏血管疾病 牛奶中的一些物质对中老年男子有较强的保健作用，常喝牛奶的男子往往身材健壮、精力充沛，而且其高血压等心脑血管病的发病率较低。

美容护发 牛奶中含有较多的 B 族维生素，它们能保护肌肤，防止皮肤干裂、长皱纹，使皮肤光滑、柔软、白嫩；还可使头发乌黑、减少脱发。另外，牛奶中的乳清也有抚平面部皱纹的作用。

第二章
巧用食材祛百病

 食疗

❀ 高血压 ❀

配方：牛奶250毫升，白芨10克，白砂糖适量。

做法：白芨润透，切片；锅内放入白芨、牛奶，大火煮沸，改用小火煎煮15分钟，加入白砂糖，搅匀即成。

食法：每日1次，早餐饮1杯。

功效：补虚损、益脾胃、美容颜、降血压。

❀ 急性肠胃炎 ❀

配方：茶叶5克，鲜牛奶250毫升，糖或精盐适量。

做法：先用开水浸泡茶叶，然后趁势把它倒进煮沸的牛奶中至于加糖或加精盐，则可根据个人的口味而定。代茶饮。

功效：奶茶可以去油腻、助消化、益思提神、利尿解毒、消除疲劳，也适合于急慢性肠炎、胃炎及十二指肠溃疡等病人饮用。

❀ 虚弱劳损、营养不良 ❀

配方：鲜牛奶250毫升、大米60克、白糖适量。

做法：先将大米煮成半熟，去米汤，加入牛奶，文火煮成粥，加入白糖搅拌，充分溶解即成。

食法：早晚温热服食，注意保鲜，勿变质。

功效：可补虚损，健脾胃，润五脏。适用于虚弱劳损、气血不足、病后虚羸、年老体弱、营养不良等症。

❀ 过劳体虚、气血不足等 ❀

配方：牛奶500毫升、大枣25克、大米100克。

做法：先将大米与大枣同煮成粥，然后加入牛奶，烧开即可。

食法：代餐食，分早晚两次食用。

功效：补气血、健脾胃，适用于过劳体虚、气血不足等症。

 宜忌

黄金搭配

牛奶与粳米搭配，可补气养血，健脾胃。

牛奶与大枣搭配，可补血健脾。

相克搭配

牛奶与橘子搭配，会引起胃蠕动异常或胃炎。

牛奶与韭菜搭配会影响钙的

287

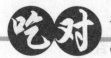

吸收。

牛奶与菠菜搭配会导致腹泻。

不宜人群

乳糖不耐者，牛奶过敏者和肾病、肠胃功能较弱者不宜饮用牛奶。

适宜人群

一般人均可食用。

实用偏方

习惯性便秘：牛奶 250 毫升，蜂蜜 100 毫升，葱汁少许。同人沙锅，用小火煮沸服用。每日早上空腹饮用。

脾胃虚弱型妊娠呕吐：鲜牛奶 200 毫升，姜汁 10 毫升，白砂糖 20 克。将前二料煮沸后加糖温服，每日 2 次。

小儿疳积：牛奶、姜汁各适量。在牛奶中加姜汁 2～3 滴，每次服少量，每日服 3 次。

蜂蜜
—— 润燥解毒

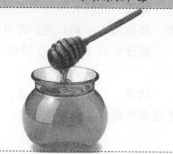

【别名】蜂糖。

【性味归经】性平，味甘，入肺、脾、大肠经。

【医著溯源】《本草纲目》记载蜂蜜"和营卫、润脏腑、通三焦、调脾胃"。

【主要营养成分】葡萄糖、果糖、蛋白质、无机盐、有机酸、多种维生素，以及钙、镁、钾、磷等。

保健功效

槐花蜜通便　槐花蜜一般在春季喝，其黏度大、气清香、味甜、质量较好，用于通便和凉血止血。

枣花蜜养血安神　枣花蜜适合秋天喝，具有补中益气、养血安神、护脾养胃的功效。

第二章
巧用食材祛百病

荆花蜜清风止痒 荆花蜜具有清风止痒的作用，一些容易感冒的人喝此蜜会有帮助。

桂花蜜养胃 桂花蜜被誉为"蜜中之王"，具有很好的养胃作用，而且拌奶喝可润肤养颜。

蜂王浆益肝健脾 蜂王浆又名蜂乳、蜂皇浆，有滋补强壮、益肝健脾的功能。对肠胃病、肝脏病、神经衰弱、心脑血管疾病、营养不良、更年期综合征等，均具明显的辅助食疗作用。

蜂胶抑菌 蜂胶是珍贵的天然广谱抗生物质，它能抑制多种细菌、病菌、病毒及病原体的滋生，能预防多种疾病。蜂胶还能促进机体的免疫功能及组织再生，对深度烧伤、创伤具有明显的疗效。

健康贴士

存放蜂蜜最好用玻璃瓶，而不要用金属器皿。

每次取用蜂蜜时一定要用干净的匙舀，或者直接由蜂蜜瓶往外倒，以免混入杂质容易变质。

对症食疗

❊ 湿热泻痢 ❊

配方：马齿苋 50 克，车前草 30 克，蜂蜜 30 克。

做法：马齿苋和车前草，洗净，一同放入沙锅中，加水煎汤。取汁，加入蜂蜜，搅拌使其溶化。

食法：分早、晚两次服。

功效：清热解毒、利湿止痢。用于湿热泻痢，少食腹痛，小便短少。

❊ 便秘 ❊

配方：大米 100 克，香蕉 1 根，蜂蜜适量。

做法：将大米放入锅中煮开，放入切成小块的香蕉，煮熟后冷却，加入适量蜂蜜即可。

食法：每日 1~2 次。

功效：润肠通便。

饮食宜忌

黄金搭配 ●

蜂蜜的最佳搭档是牛奶。蜂蜜是人体最佳的碳水化合物源，它主要含有天然的单糖——左旋糖和右旋糖。这些单糖有较高的热能，并可直接被人体吸收，而牛奶尽管其

289

营养价值较高,但热能低,单饮牛奶不足以维持人体正常的生命活动,不少营养学家分析后认为,与牛奶能互补的最佳配伍食物可能首推蜂蜜。

相克搭配

蜂蜜不宜与豆腐同食易腹泻。

蜂蜜不宜与韭菜同食。蜂蜜可通便,韭菜富含膳食纤维而导泻,容易引起腹泻。

适宜人群

一般人均可食用。

不宜人群

糖尿病患者、脾虚泻泄及湿阻中焦的脘腹胀满、苔厚腻者忌食。

1岁以内的婴儿不宜食用。

实用偏方

干咳,痢疾:蜂蜜50克,开水冲服,早晚各1次。

妊娠小便不通:蜂蜜与冬瓜汁各1杯,共调服。

烫伤水火和疮疡:蜂蜜搽患处,或加生葱白共捣烂外敷患处。

肺热咳嗽:藕粉30克,用滚开水冲搅成糊状,加入蜂蜜30克温服。

肺结核:白芨、百部各12克,瓜蒌仁15克(捣碎),水煎去渣取汁,冲入适量蜂蜜,分作两次服。

茶
——解毒消食

【别名】细茶、茶芽。

【性味归经】味甘苦,性微寒,归心、脾、肺、肾经。

【医著溯源】《本草纲目》记载"解酒食之毒,使人神思阆爽,不昏不睡,此茶之功也。"

【主要营养成分】氨基酸、脂肪、糖类、矿物质和微量元素以及大量的维生素。

第二章
巧用食材祛百病

保护皮肤 茶叶中绿原酸能使皮肤变得细腻、白皙、有光泽；茶叶中的茶多酚能减少辐射对皮肤的伤害，能杀菌、消炎、抗氧化，可阻止脂褐素形成，并能吸收人体内黑色素等毒素，将其排出体外。

醒脑提神 茶叶中的咖啡碱能促使人体中枢神经兴奋，增强大脑皮层的兴奋过程，起到提神益思、清心的效果。

降脂、助消化 茶叶中的咖啡碱能提高胃液的分泌量，可以帮助消化，增强分解脂肪的能力。因此，茶叶有助消化和降低脂肪的重要功效。

健康贴士

绿茶中富含大量抗氧化物、维生素及膳食纤维，光是喝茶并不能被人体完全吸收，所以可以将茶叶入菜食用。将绿茶粉洒在食物上直接食用，或者与食物一同炒煮都可以。

口臭、牙龈出血

配方：鲜石斛10克，绿茶4克。

做法：将鲜石斛洗净，切成节，放入茶壶内，加入绿茶，将沸水冲入茶壶内，小火煎4~5分钟。每天冲泡1壶。

食法：代茶饮用。

功效：滋阴生津。适用于胃阴不足、肾阴亏损所致的烦热、口渴、口臭、牙龈出血或溃烂。

高血压

配方：绿茶2~3克，银杏叶5克。

做法：银杏叶洗净；取1杯，放入绿茶、银杏叶，加入沸水冲泡即可。

食法：每日晨起空腹和睡前各饮1次，其他时间随时可饮。

功效：降血脂、降血压、降血糖，预防老年性痴呆，提高免疫力。

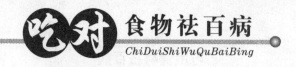

饮食宜忌

黄金搭配

茶宜与大米同食，常食茶水煮的粥或饭可以起到防心脑血管疾病的作用。

相克搭配

茶与黄豆相克。茶中的鞣酸能与其反应生成鞣酸蛋白质，会降低胃肠道蠕动速度，同食极易造成腹痛、腹泻。

茶与白糖相克。糖会抑制茶中清热解毒的效果。

茶与鸡蛋相克。影响人体对蛋白质的吸收和利用。

茶与酒相克。酒后饮茶，使心脏受到双重刺激，兴奋性增强，更加重心脏负担。

茶与羊肉、猪肉、狗肉、驴肉相克。容易发生便秘。

茶与药相克。影响药物吸收。

茶与蜂蜜相克。影响消化吸收。

茶与海带、螃蟹相克。消化不良。

适宜人群

一般人均可饮用，尤其适合高血压、冠心病、糖尿病等患者。

不宜人群

便秘、消化道溃疡、神经衰弱者及孕妇不宜食。

实用偏方

高血压： 绿茶1克，莲芯干品3克。莲芯、茶叶一起放入茶杯内，用沸水冲泡大半杯，立即加盖，5分钟后可饮，饭后饮服。头泡莲芯茶，饮之将尽，略留余汁，再泡再饮，至味淡为止。

高脂血症： 绿茶6克，决明子20克。把二者用开水冲沏，经常饮用。

哮喘： 红茶1克，荔枝干肉25克。二料加开水300毫升，泡5分钟，分3次服。每日1剂。

第三章 常见疾病的饮食调理

第一节 呼吸系统疾病

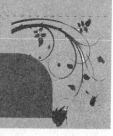

感冒

感冒，俗称伤风。根据发病季节或症状不同，中医通常分为风寒感冒和风热感冒两大类型。感冒期间的宜忌食物，要按照风寒感冒和风热感冒而区分。风热感冒是风热之邪犯表、肺气失和所致。症状表现为发热重、微恶风、头胀痛、有汗、咽喉红肿疼痛、咳嗽、痰黏或黄、鼻塞黄涕、口渴喜饮、舌尖边红、苔薄白微黄。风寒感冒是风寒之邪外袭、肺气失宣所致。症状可见：恶寒重、发热轻、无汗、头痛身痛、鼻塞流清涕、咳嗽吐稀白痰、口不渴或渴喜热饮、苔薄白。

饮食原则

感冒初期：大量喝白开水或淡的绿茶水，后期应大量进食新鲜水果。日常饮食宜清淡，易消化，多吃新鲜蔬菜和水果，忌荤腥油腻的食物。

最佳食物

风热感冒：宜吃清凉疏风清热利咽食物。如：红薯、金银花、荷叶、薄荷、白菊花、豆豉、菊花脑、橄榄等。

风寒感冒：原则上感冒初期宜吃清淡稀软食物，同时多食有发汗、散寒、退热作用的食品，如：紫苏、香菜、辣椒、生姜、葱白等。

应忌食物

风寒感冒则忌食生冷性凉食

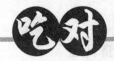

物。如：柿子、螃蟹、鸡肉、柑、乌梅、芡实、银耳等。

风热感冒应忌食螃蟹、鸡肉、柑、乌梅、柿子、银耳、葡萄、生萝卜、田螺、蛤蜊、柿饼、莲藕、生甘薯、生菜瓜、生冷荸荠、生黄瓜、菊花脑、金银花、金樱子、香蕉、西瓜、绿豆芽、荠菜、莼菜、芹菜、马兰头、枸杞头等食物。

 调养食谱

风热感冒——杭菊糖茶

配方：杭菊花30克，白糖适量。

做法：将杭菊花放茶壶内开水浸泡，加白糖适量。

食法：代茶饮服。

功效：通肺气，止咳逆，清三焦郁火。适用于风热感冒初起、头痛发热患者。

风寒感冒——糯米生姜粥

配方：生姜3片，连须葱白5茎，糯米50克，米醋15毫升。

做法：先将糯米淘净与生姜片同煮1~2沸后，再放进葱白，待粥将熟时，调入米醋，稍煮即可。

食法：温热服食，服后盖被静卧，以微汗出为佳。

功效：适用于风寒感冒，头痛发热，怕冷，浑身酸痛，鼻塞流涕，以及胃寒呕吐等。此粥是解除风寒感冒颇为有效的食疗方。

慢性支气管炎

慢性支气管炎是老年人常见病，故俗称老年慢性支气管炎。其主要表现为慢性咳嗽或咳痰，往往缠绵不止，反复发作。慢性支气管炎中医又称之为"久咳"，主要症状为咳嗽痰多，痰白而黏，或咳痰清稀，受凉即发，平素怕冷，四肢欠温，舌苔白腻。

第三章 常见疾病的饮食调理

饮食原则

凡患慢性支气管炎的人,宜吃温热暖性食品,忌吃性寒生冷之物,因脾虚则生痰,久咳则伤肺,忌吃海腥油腻黏糯、助湿生痰之物,并忌烟与酒。

最佳食物

适宜慢性气管炎患者食用的食物有:橘饼、花生、金橘、百合、燕窝、灵芝、冬虫夏草、猪肺、栗子、马兰头、羊肉、萝卜、生姜等。

应忌食物

凡患慢性支气管炎的人,忌吃性寒生冷之物,如:蚌肉、蚬肉、螃蟹、蛤蜊、罗汉果、螺蛳、柿子、香蕉、西瓜、石榴、荸荠、辣椒、丝瓜、薄荷等。

调养食谱

花生红枣小米粥

配方:花生仁50克,红枣15个,小米100克,红糖10克。

做法:将花生仁在清水中充分洗净,捞出,沥干水分,晒干或烘干,入锅,小火翻炒至熟,出香,研成细末备用。将红枣洗净,放入清水中浸泡片刻,与淘洗干净的小米同入沙锅,加水适量,大火煮沸,改用小火煨煮至小米酥烂,粥将成时调入花生细末及红糖,拌和均匀即可。

食法:每日早、晚分食。

功效:具有解毒润肺,补虚降脂的保健功效。适用于慢性气管炎、支气管哮喘、贫血、慢性肾炎、动脉硬化症等病证。

花生大米粥

配方：花生仁 30 克，大米 100 克。

做法：将花生仁与大米共煮粥即可。

食法：每日早、晚空腹食用。

功效：润肺止咳。适用于干咳少痰、口干喜饮者。本方用于治疗慢性气管炎，有一定效果。

哮喘

支气管哮喘是常见的呼吸道过敏性疾病，与吸入花粉或皮毛，食用蛋类、鱼虾、牛奶等有关。由于支气管痉挛、支气管黏膜水肿和管腔内充塞黏液使空气出入支气管受阻，因此发作时呼吸困难，并有哮鸣音及飞箭音，张口抬肩，不能平卧，胸闷气急。发作时，咳嗽吐出白色泡沫痰，该病常在气候骤变或阴冷天气发作。

饮食原则

平时应摄入充足的蛋白质和铁，应多吃瘦肉、动物肝脏、豆腐等，还应多吃新鲜的蔬菜和水果。多吃含维生素和矿物质丰富的食物，以增强抵抗力。哮喘实喘热症者，饮食宜清淡。虚喘则宜进食滋养补益性食物。

最佳食物

白萝卜（水煎代茶饮）、银杏或杏仁（煮熟或炒熟，每日 10 枚，忌生吃）、核桃仁、南瓜、千地龙（蚯蚓）粉、花椒、太子参、冬虫夏草、贝母、天花粉、槟榔、白芨、甘草等。

应忌食物

避免摄入易诱发哮喘的食物，如牛奶、鱼虾、胡椒等。

忌食雪里红、芥菜、黄瓜、米糟、酒酿等发物。调味不宜过咸、过甜，冷热要适中。忌食豆类、红薯、土豆、汽水、虾、螃蟹、鳜鱼、黄鱼、带鱼、肥肉、鸡蛋等。

第三章
常见疾病的饮食调理

萝卜米饺

配方：大米450克，萝卜750克，黄豆、蒜苗各50克，生姜丝25克，精盐、辣椒粉、花椒粉、植物油各适量。

做法：将萝卜洗净，削去外皮，切去根部，刨成细丝，加入精盐拌匀，腌渍。蒜苗去老茎，洗净，沥水，切成末。将腌好的萝卜丝放入盆内，加入蒜苗末、生姜丝、辣椒粉、花椒粉、精盐，拌和均匀，制成馅料。大米用清水淘洗干净，黄豆拣去杂质，洗净。大米和黄豆一起放入盆内，加清水浸泡5小时，捞出沥水，加清水适量，带水磨成细浆，盛在盆内。锅上大火，放植物油烧至八成热时，将柄长15厘米的半月形铁勺入油中烧热，取出，舀入米豆浆，超过勺面即可，加入馅料扒匀，再舀入米豆浆覆盖萝卜丝上呈饺形，下锅中炸至萝卜饺呈金黄色，出锅即可。

食法：当点心食用，量随意。

功效：行气宽胸，健胃消食，解毒散瘀。适用于慢性气管炎、支气管哮喘、痰嗽失音、慢性胃炎等病证。

咽炎

炎是咽部黏膜，黏膜下组织的炎症，常为上呼吸道感染的一部分。依据病程的长短和病理改变性质的不同，分为急性咽炎，慢性咽炎两大类。

急性咽炎是咽黏膜，并波及黏膜下及淋巴组织的急性炎症，常继发于急性鼻炎或急性扁桃体发炎之后或为上呼吸道感染之一部分。亦常为全身疾病的局部表现或为急性传染病之前驱症状。

慢性咽炎则主要为咽黏膜慢性炎症，弥漫性炎症常为上呼吸道慢性炎症的一部分，局限性炎症则多伴有咽淋巴样组织的炎症。慢性咽炎在临床上是一种常见病、多发病，在常规的药物治疗中，比较顽固，且反

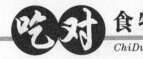

复发作，以中年人多见。

多摄入富含B族维生素的食物，如动物肝脏、瘦肉、鱼类、新鲜水果、绿色蔬菜、乳品、豆类等，有利于促进损伤咽部的修复。

吃富含胶原蛋白和弹性蛋白的食物，如猪蹄、蹄筋、鱼类等，有利于慢性咽炎损伤部位的修复。

经常饮用利咽生津的饮品，如蜂蜜绿茶、百合绿豆汤等，可清热润肺，养阴生津。

饮食宜清淡易消化，多吃清爽去火、柔嫩多汁的食物，如苹果、鸭梨等。

少吃或不吃煎炸食物，忌食辛辣刺激之物。忌食温热性食物。忌对咽喉部有直接的刺激作用的食物。

最佳食物

富含胶原蛋白的食物，如猪蹄、猪皮、蹄筋、鱼类、豆类等。

富含维生素B族的食物，如动物肝脏、瘦肉、新鲜水果、绿色蔬菜、奶类、豆类等。

应忌食物

咽炎患者应少吃或不吃煎炸、辛辣刺激性食物，如油条、麻团、炸糕、辣椒、大蒜、胡椒粉等。

白萝卜橄榄汁

配方：白萝卜半根，橄榄5个，鸭梨1个。

做法：白萝卜、橄榄、鸭梨分别洗净；橄榄、鸭梨去核；将所有材料均切成2厘米见方的小块，放入榨汁机中加半杯纯净水榨汁。

食法：每日1~2次。

功效：白萝卜和橄榄都有利咽生津的功效，适用于急性咽炎。

第三章 常见疾病的饮食调理

第二节 神经及心脑血管疾病

高血压

高血压是中老年人最为常见的疾病。高血压指体循环动脉血压增高，是常见的临床综合征，亦可说其是以收缩和舒张压增高，常伴有心脑、肾等器官功能或器质改变为特征的全身性疾病，该病可由多种发病因素和复杂的发病机制导致，中枢神经系统功能失调、体液内泌遗传、肾脑血管压力感受器的功能异常等均可导致高血压病。

饮食原则

（1）限盐。一般主张每天用盐控制在5克以下，最好是3克，即食物中有轻度咸味即可。

（2）选用优质的蛋白质食物。可适当吃些鱼、黄豆及豆制品。

（3）多选用含钾、镁、碘和锌含量丰富的食物。

（4）每天饮适量温开水。调节血液黏稠度，使大便通畅。

（5）食用含不饱和脂肪酸的植物类和鱼类，少吃或不吃动物脂肪。

（6）注意"平衡膳食"，食物酸碱平衡，荤素搭配，粗细粮相结合。

 最佳食物

高血压患者应保持清淡饮食为宜，尤其适宜多吃新鲜蔬菜、瓜果和具有一定降压作用的疗效食品，如：苹果、山楂、柿子、梨子、香蕉、葡萄、西瓜、莲子芯、荸荠、花生、大蒜、西红柿、芹菜、茄子、萝卜、茭白、洋葱、蕹菜、菊花脑、茼蒿、菠菜、青芦笋、海带、紫菜、海蜇、海藻、裙带菜香蕈、金针菇、草菇等。

应忌食物

高血压患者尤其要忌吃动物性脂肪和高胆固醇食物，忌吃动物油，忌食过咸食品，忌饮烈性白酒，如：牛髓、狗肉、羊髓、肥肉、猪肾、猪肝、鸡肉、胡椒、醒醐、精盐、人参、白酒等。

调养食谱

大米莲子粥

配方：莲子粉15克，大米100克，红糖适量。

做法：将大米在清水中淘洗干净，将大米、莲子粉、红糖一同入沙锅中，以大火煮沸后，转成小火煎煮，煮沸后改用小火，煮至黏稠即可。

食法：可随意服食。

功效：此方可补脾止泻、益肾固精、养心安神，适用于高血压及脾虚泄泻、肾虚不固、遗精、尿频及带下、心悸、虚烦失眠等。凡有外感或实热证者不宜服。

凉拌菠菜

配方：菠菜250克，鲜姜25克，精盐、酱油、花椒油、味精、醋适量。

做法：菠菜择洗干净，入沸水焯后晾凉，切小段。姜洗净切末备用。菠菜段加入姜末和各种调料，拌匀入味即可食用。

功效：鲜咸可口，有养血通便、降脂降压的功效，可用于老年性便秘和高血压、高血脂患者的辅助治疗。

高血脂

高血脂症是一种全身性疾病，指血中胆固醇和或甘油三酯过高或高密度脂蛋白胆固醇过低，现代医学称之为血脂异常。脂质不溶或微溶于水，必须与蛋白质结合以脂蛋白形式存在，因此，高血脂症通常为高脂蛋白血症。目前公认高血脂症，包括高胆固醇血症、高甘油三脂血症及复合性高血脂症。

（1）饮食清淡宜吃素，但不宜长期吃素，适量饮茶，饥饱适度。

（2）宜低盐饮食，宜食用植物油。

（3）限制高脂肪、高胆固醇类饮食，如动物脑髓、蛋黄、黄油、花生等。脂肪摄入量每天控制在30~50克。

（4）限制食用谷物和薯类等碳水化合物含量丰富的食物。

（5）少吃糖类和含糖较高的水果、甜食。控制全脂牛奶及奶油制品的摄取量。

最佳食物

高脂血症患者要限制摄入富含脂肪、胆固醇的动物性食品，应多选用低脂、富含维生素、膳食纤维的蔬菜、水果，例如荸荠、韭菜、香菇、山楂、西瓜皮等。

应忌食物

减少动物性脂肪的摄入，如猪油、猪肥肉、黄油、肥羊、肥牛、肥鸭、肥鹅等。

忌食含胆固醇高的食物，如动物内脏、蛋黄、鱼子、鱿鱼等食物。

要避免饮酒。因为酒能够抑制脂蛋白酶，可促进内源性胆固醇和甘油三酯的合成，导致血脂升高。

小黄瓜白菜甜椒汁

配方：小黄瓜1根，白菜叶4片，甜椒1个。

做法：小黄瓜洗净，一剖两半；白菜叶洗净，切成条状；甜椒洗净，去子去蒂，切成小条；将所有材料放入榨汁机中榨汁。适合饭前饮用。

功效：此方具有降脂、排毒的功效，非常适宜高血压患者食用。

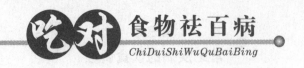

动脉硬化

动脉硬化是动脉的一种非炎症性病变,可使动脉管壁增厚、变硬,失去弹性、管腔狭小。动脉硬化是随着人年龄增长而出现的血管疾病,其规律通常是在青少年时期发生,至中老年时期加重、发病。男性较女性多,近年来本病在我国逐渐增多,成为老年人死亡主要原因之一。

摄入的热量必须与消耗的能量相平衡,重点减少摄取动物脂肪和胆固醇,补充膳食纤维,适当增加蛋白质营养,如适量食用蛤蜊等小海鲜、瘦肉、去皮禽类和富含植物蛋白的豆制品等。多吃绿叶蔬菜、新鲜水果和粗杂粮,饮用咖啡、茶和含咖啡因的饮料要适当。饮食清淡、少盐、少饮酒,供给充足的矿物质和维生素。

最佳食物

主食建议多吃粗粮,如燕麦、糙米、小米、玉米、黄豆和黄豆制品等;多食用深海鱼类、贝类,如干贝、海蜇、海蚌、带鱼等;蔬菜如芹菜、木耳、洋葱、香菇、冬瓜、百合、蚕豆、黄瓜、菠菜、油菜等;水果如猕猴桃、橘子、菠萝、草莓、葡萄等。

应忌食物

动脉硬化症患者,应忌吃各种动物的内脏,包括脑、肝、肾等;忌吃各种肥肉,如猪肥肉、牛肥肉、狗肥肉以及各种动物性脂肪油,如猪油、鸡油、羊油等;忌吃各种禽蛋的蛋黄,如鸡蛋黄、鸭蛋黄、咸鸭蛋黄、鹌鹑蛋黄、鹅蛋黄等;忌吃虾子、虾皮、鱿鱼、乌贼鱼、蚬肉、蟹黄、凤尾鱼等各种高脂肪、高胆固醇食品。

第三章
常见疾病的饮食调理

莴笋拌海蜇

配方：莴笋 200 克，海蜇 200 克。精盐、酱油、醋、白糖、葱丝、姜丝、香油适量。

做法：将莴笋去皮切成细丝，用精盐浸 20 分钟，挤去多余的水分；海蜇用水泡后洗净泥沙，切成细丝；把莴笋丝、海蜇丝、葱丝、姜丝一起放在盘子中，加精盐、酱油、醋、白糖拌匀，滴上香油即可。

食法：佐餐食用。

功效：清脆可口，有降压、降血脂的功效。高血压、动脉硬化患者可常食用。

冠心病

冠心病是冠状动脉性心脏病的简称，是一种由于冠状动脉固定性（动脉粥样硬化）或动力性（血管痉挛）狭窄或阻塞，发生冠状循环障碍，引起心肌氧供需失衡而导致心肌缺血缺氧或坏死的一种心脏病，亦称缺血性心脏病。冠心病主要表现为心绞痛、心律失常、心力衰竭，严重者可猝死。心电图、心肌酶测定、放射性核素检查和冠状动脉造影能进一步明确诊断。控制血压、血脂、体重和戒烟能有效防止冠心病的发生和发展。可以说冠心病目前已是"人类健康第一杀手"，已成为中老年人疾病第一致死原因。

饮食原则

（1）应注意选择脂肪和胆固醇含量较低，而维生素、膳食纤维、有益的矿物质较多，并有降血脂、抗凝血作用的食物。

（2）控制冠心病的关键在于预防，膳食结构要合理，避免摄入过多的脂肪和大量的甜食。

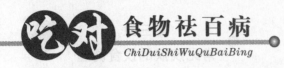

最佳食物

可食用各种谷物，尤其是粗粮；豆类尤其是黄豆及其制品；蔬菜尤其是洋葱、大蒜等；菌藻类，如木耳、香菇、海带、紫菜等；各种新鲜水果以及茶叶等。

茄子——它能够限制人体从油食中吸取胆固醇，并能把肠内过多的胆固醇裹在一起带出体外。烹调方法忌红烧、煎炸，宜蒸。

大蒜——蒜是保健食物，它能带走有损心脏的胆固醇；蒜能降低低密度脂蛋白胆固醇（引起心脏病的物质）；还能够降低血小板的黏滞性，阻止血液的凝固，预防血栓的形成。每天至少吃1～3瓣大蒜，最好是未经加工或未除蒜味的大蒜，这对冠心病有预防作用。加热及接触空气和光，大蒜中的蒜素就会失去活性作用。

洋葱——具有降低胆固醇的效能，不论是生吃、油煎、炖或煮，洋葱永远是心脏的"朋友"。

应忌食物

冠心病患者忌食的食物有：猪肉、羊肉、牛肉、乌贼、海鳗、鱿鱼、禽畜类内脏、蛋黄、鱼子、软体类及贝壳类动物，糖、酒和巧克力等。

食谱

蒜香大米粥

配方：紫皮蒜30克，大米100克。

做法：置沸水中煮1分钟后捞出蒜瓣，再入大米煮粥，待粥煮好后，将蒜再放入粥中略煮即可。

食法：可早、晚食用。

功效：此方适用于冠心病合并高脂血症、高血压者食用。

第三章
常见疾病的饮食调理

神经衰弱

神经衰弱属于心理疾病，是精神容易兴奋和脑力容易疲乏、常有情绪烦恼和心理生理症状的神经症性障碍。神经衰弱是由于大脑神经活动长期处于紧张状态，导致大脑兴奋与抑制功能失调而产生的一组以精神易兴奋，脑力易疲劳，情绪不稳定等症状为特点的神经功能性障碍。伴随紧张、冲突、挫折和猜疑，神经衰弱的特征常表现为易兴奋和易疲劳，并且多数患者会出现严重的睡眠障碍和记忆力减退症状。

饮食原则

凡神经衰弱之人多身体虚弱而脾胃功能又差，不宜服过于滋腻或温热的补品，如熟地、鹿茸等；不宜饮浓茶、咖啡、白酒等刺激性饮料。据科学研究表明，身体中缺乏微量元素锌、铜，是导致神经衰弱发生的原因之一，因此，患者要摄取富含锌、铜的食物，如核桃、果菜汁等。

最佳食物

凡神经衰弱之人，宜多吃常食一些具有养心安神、调理心脾作用的滋补食品，如：小麦、糯米、西谷米、猪脑髓、牡蛎肉、龙眼肉、葡萄、胡桃、大枣、莲子、桑葚、百合、芝麻、银耳、蜂乳、枸杞子、人参、灵芝、酸枣仁等。

应忌食物

胡椒，胡椒为大字大热之物，辛走气，热助火。清代食医王孟英指出："多食动火燥液，耗气伤阴。"因此，心血不足，心神失养，神经衰弱者，慎勿多食。

此外，神经衰弱者还应忌食浓茶、烈性白酒、肉桂、辣椒、槟榔、萝卜子等辛辣刺激性食物和破气耗气食品。

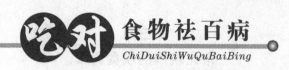

调养食谱

咸水驴肉

配方：肥嫩驴肉5千克，精盐、桂皮、小茴香、白芷、葱、姜等适量。

做法：将驴肉放入水中浸泡2小时左右，捞出控干，切成500克的肉块；将肉块放入锅内，加水适量，武火烧开，去浮沫；加入精盐、桂皮、白芷、小茴香、葱、姜等，改文火煮半小时，去浮油，再焖6小时，至肉熟透；将煮熟的肉捞出，再切成片后即可食用。

食法：佐餐食用。

功效：具有补气养血、养心安神的功效。

龙眼肉粥

配方：粳米60克，桂圆15克，枣（干）4克，白砂糖30克。

做法：将粳米和桂圆肉，红枣分别淘洗干净。加入清水，先用武火煮沸，再用文火煎熬30分钟，以米熟烂为度。加入适量白糖调匀。

食法：每日早晚各服1次，趁热食用，不宜过量。

功效：养心安神，健脾补血。

第三节 内分泌系统疾病

便秘

便秘是粪便在肠腔滞留过久，大量水分被肠壁吸收，致使粪便干燥、坚硬，不易解出的现象。有功能性便秘（如多次妊娠、过度肥胖、

第三章 常见疾病的饮食调理

年老体弱、怀孕、痔疮、肛裂、脱肛等）和器质性便秘（如肿瘤、肠黏连、肠扭转等）两种。前者应多进含渣食物，多饮开水，每天清晨饮一杯淡盐水，养成按时排便习惯；后者应作相应的病因治疗。

（1）多吃含膳食纤维丰富的食物，刺激肠道，促进胃肠蠕动，增强排便能力，如芹菜、韭菜、带皮水果等。

（2）多喝开水，使肠腔内保持足够的使大便软化的水分。

（3）多食用富含B族维生素的食物，可促进消化液分泌，维持和促进肠道蠕动，有利于排便，如粗粮、酵母、豆类及其制品等。

（4）多食易产气食物，促进肠蠕动加快，有利于排便，如洋葱、萝卜、蒜苗等。

最佳食物

多食长纤维蔬菜：如芹菜、菠菜、大白菜、韭菜等蔬菜，纤维长，消化后残渣较多，可明显改善粪便的成分，使粪便易于排出体外；

多吃各种水果，如香蕉、苹果，特别是干果核桃、花生、芝麻等都具有润肠通便的作用，能明显改善便秘状况；

经常饮用牛奶和蜂蜜，具有润肠通便、润肤养神的作用，既可防止便秘，又可防止因各种疾病造成的营养不良。特别适合于年老体虚者、妇女及儿童。

应忌食物

忌饮酒、喝浓茶、喝咖啡、吃辣椒等刺激性食物。

忌含蛋白质和钙质多的食物，忌胀气和不消化食物。

忌同时食用大量的鱼、肉蛋等高蛋白食物，以免形成胃石症。

腹泻

腹泻是指排便次数增多，而且粪便稀薄，甚至泻出如水样，一般不带脓血，腹痛或有或无。中医称腹泻为"泄泻"。通常分为寒湿（风寒）型泄泻、湿热（暑湿）型泄泻、伤食型泄泻、脾虚型泄泻、阳虚型泄泻、肝脾不调型泄泻等几种类型。

饮食原则

（1）发病初宜吃清淡流质饮食，如蛋白水、果汁、米汤、面汤等，以咸为主。

（2）腹泻基本停止后，可供给低脂少渣半流质饮食或软食。少食多餐，以利于消化，如面条、粥、馒头、软米饭、瘦肉泥等，逐渐过渡到普食。

（3）补充维生素。注意B族维生素和维生素C的补充，如鲜橘汁、果汁、西红柿汁、菜汤等。

最佳食物

无论急性腹泻或是慢性腹泻，都应尽可能地查明病因，然后针对病因积极治疗。同时，注意饮食宜忌，分类型而对症调理。一般来说：苹果、扁豆、石榴、鹌鹑、苋菜、肉桂、莲子、榛子、马齿苋、草莓、无花果等对腹泻都很好辅助治疗作用。

应忌食物

寒湿型泄泻者，忌吃生冷油腻、性寒黏腻之物。湿热型泄泻者，忌吃辛辣温燥，黏糯滋腻食品。伤食型泄泻者，忌吃荤腥油腻、辛热温燥食品。脾虚型泄泻者，忌吃生冷伤胃、耗气破气之品。阳虚型泄泻者，忌吃寒性生冷之物。肝脾失调型泄泻者，忌食荤腥油腻之品。如芝麻、松子仁、鸭肉、螃蟹、田螺、梨、香蕉、桑葚、甜瓜、白鳝、柑、百合、茼蒿、枸杞子、当归、茄子等。

调养食谱

胡萝卜蛋黄菜花汁

配方：胡萝卜1根，熟蛋黄1个，菜花1小朵。

做法：胡萝卜洗净，切成2厘米见方的小块；菜花洗净，掰成小朵，将胡萝卜、菜花榨汁，取汁与熟蛋黄一起放入榨汁机，加半杯温开水搅拌。

食法：每日1次。

功效：具有止腹泻，补充维生素C、维生素D的功效。蛋黄不仅有止泻作用，还是补充铁质的良好来源，但成人每天摄入1个为宜。

第三章
常见疾病的饮食调理

消化不良

消化不良是一种临床症候群，是由胃动力障碍所引起的疾病，也包括胃蠕动不好的胃轻瘫和食道反流病。消化不良主要分为功能性消化不良和器质性消化不良。其病在胃，涉及肝脾等脏器，疏肝理气，消食导滞等法治疗。

（1）定时定餐，养成良好的饮食规律是首要的。

（2）平时容易饥饿者可以采取少食多餐的方式，餐间可喝些牛奶、豆浆。

（3）选择一些容易消化的食物。烹饪方式宜清炒、清蒸为主。

最佳食物

主食及豆类的选择面条、馒头、花卷、面包、小米、玉米面等。

肉、蛋、奶类的选择应选择蛋白质和钙质较少的，如少油腻的猪肝、鸭肉等。

蔬菜可适当选择一些新鲜蔬菜，如茄子、冬瓜、番茄、胡萝卜等。

水果适当选择一些新鲜水果，如苹果、香蕉、木瓜、柠檬等。多吃新鲜木瓜、菠萝，这些食物是消化酶的最好来源。

多吃高纤维食物，如新鲜水果、蔬菜和全谷食物。

应忌食物

含蛋白质和钙质过多的食物，乳类、乳制品、瘦肉类、鱼、虾米皮、鸡蛋黄、咸鸡蛋、松花蛋、动物软骨、豆类、豆制品、海带、紫菜等。

烟酒及辛辣刺激食物。

胀气不消化食物，如糯米、豆类、洋葱、土豆、红薯等。甜食也应适当控制，以免影响胃的运化，而加重症状。

坚硬油腻食品，如花生、核桃等。

性寒的食物，如冬瓜、蟹、牡蛎、蚕蛹、蚌等。

味厚食物，如鸽肉等。

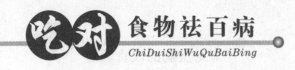

调养食谱

萝卜排骨汤

配方： 白萝卜500克，猪小排（猪肋排）500克，葱、姜、精盐、料酒各适量。

做法： 白萝卜洗净后去皮切块；排骨洗净后切块；葱洗净后切成葱花；姜洗净后切片；锅内加入800毫升清水，放入白萝卜块，煮沸，倒去汤水，盛出白萝卜备用；锅内加入1000毫升清水，放入排骨，用中火炖半小时；放入白萝卜、姜片，继续用中火炖15分钟后放入精盐和料酒调好味，最后装盘撒上葱花即可。

食法： 佐餐食用。

功效： 白萝卜性凉，味辛、甘，可消积化痰、宽中下气；排骨性平味甘，可补脾胃、益气血、强筋骨；白萝卜富含维生素C和其他微量元素，能补充人体所需营养，富含的膳食纤维素可以促进肠胃蠕动，帮助消化。

胃炎

慢性胃炎系指不同病因引起的各种慢性胃黏膜炎等病变，是一种常见疾病，发病率较高。其临床表现多种多样，但以胃痛，或上腹部不适及胀闷为主，常伴有食欲缺乏、恶心、呕吐、反酸等症。饮食因素是慢性胃炎病人的主要致病因素之一。现代医学认为长期不良的饮食习惯，如进食过急，喜食过热，或长期饮用辛辣食物、生冷粗硬食物、浓茶烈酒等反复刺激胃黏膜以至引起慢性胃炎。

饮食原则

（1）饮食以清淡、对胃黏膜刺激小、不过于粗糙的食物为主。

（2）饮食规律，勿过饥过饱，少食多餐是原则。

第三章
常见疾病的饮食调理

（3）食物要选富有营养、易消化的细软食物为主，多吃含植物蛋白、维生素多的食物。

最佳食物

可以吃煮熟的粟子、大米粥、羊奶、酸乳、白乳酪、开菲乳。

如果症状严重，吃一些软性食物，如米汤、酪梨、香蕉、马铃薯、南瓜类。偶尔，吃一些蒸热的蔬菜，例如红萝卜、胡萝卜及绿花椰菜。

另外，淡水鱼类、糯米、核桃仁、莲藕、莲子、土豆等，可以和胃。萝卜、香菜、木瓜、冬菇、陈皮等，益气开胃；米醋、山楂等，可以刺激胃液的分泌，宜常食。

应忌食物

要戒酒限烟，最好不喝啤酒。吸烟能使胃黏膜血管收缩导致胃黏膜循环障碍，从而造成营养缺乏，还可使幽门括约肌松弛导致胆汁反流，而削弱胃黏膜屏障和引起胃酸分泌。酒精可直接损伤胃黏膜，引起黏膜充血、水肿、糜烂。

长期服用对胃黏膜有强烈刺激的食物，如浓茶、烈酒、咖啡、可可、可乐，会引起消化液分泌增多，可直接加重胃病，降低胃药的疗效，不利于疾病的康复。

过于粗糙、过于浓烈的香辛料生葱、大蒜、咖喱、胡椒、花椒、芥末、丁香、醋及香料浓汤等，辛辣刺激性强的食物辣椒、洋葱、蒜苔等，都会直接刺激食道和胃黏膜，能使黏膜充血加重炎症，还会刺激胃液分泌，使胃痛加重。

调养食谱

砂仁粥

配方：大米100克，红糖20克，砂仁5克。

做法：将砂仁研为细末备用。将大米淘洗净，与红糖一同放入沙锅内，加水适量，煮至米开花、汤将稠时，将砂仁末调入粥中，用小火稍煮几沸，待粥稠熄火即可。

食法：每日早、晚分食。

功效：行气调中，和胃醒脾。适用于胃下垂、慢性胃炎、胃肠神经官能症、脘腹胀满、气逆呕吐、胎动不安等病证。

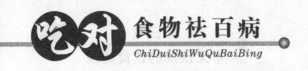

糖尿病

糖尿病是一种血液中的葡萄糖容易堆积过多的疾病。是由遗传因素、免疫功能紊乱、微生物感染及其毒素、自由基毒素、精神因素等等各种致病因子作用于机体导致胰岛功能减退、胰岛素抵抗等而引发的糖、蛋白质、脂肪、水和电解质等一系列代谢紊乱综合征，临床上以高血糖为主要特点，典型病例可出现多尿、多饮、多食、消瘦等表现，即"三多一少"。

（1）控制总热量是糖尿病食疗的首要原则，供给适量的碳水化合物，供给充足的膳食纤维、维生素、矿物质和蛋白质，控制脂肪摄入量。

（2）合理安排膳食，坚持少食多餐、定时、定量、定餐，食物选择多样化，多饮水。

最佳食物

适宜吃的食物有粗杂粮，如荞麦、燕麦片、玉米面、黄豆及豆制品、蔬菜。

宜吃的水果有梨、樱桃、杨梅等，宜两餐饭之间食用，需注意血糖和尿糖的变化。

应忌食物

高糖食物：因高糖食物会使血糖突然升高，加重糖尿病病情，所以应忌食。高糖食物包括各种食糖、葡萄糖、麦芽糖、水果糖、蜂蜜、巧克力、甜奶、蜜饯、甜果汁、甜汽水、果酱、冰淇淋、糖水罐头、糖面包、甜饮料、甜糕点等。高糖水果、高糖度的主粮和高糖度的中药、补药、保健品、中成药汁等也应忌食。

高脂食物：如猪油、牛油、羊油、黄油、肥肉及油炸烧烤食物，食用植物油时也不要超标。因高脂食物会导致高血脂症，对糖尿病患者极为不利。

高盐食物：现代医学研究表明，过多的精盐会增强淀粉酶活性，进而促进淀粉消化和促进小肠吸收游离葡萄糖，可引起血糖浓度增高而加重病情。

热性食物：如红参、鹿茸、附

第三章
常见疾病的饮食调理

子、肉桂、生姜、胡椒、羊肉、桂圆等，还有一些辛辣食物也应忌食。因热性食物会使血糖升高。

含淀粉多食物：如粉条、凉粉、土豆、红薯、芋头、藕粉、红芋粉、栗子等。因含淀粉多食物能使血糖升高。

苦瓜汁

配方：苦瓜1个。

做法：将苦瓜洗净，去瓤，切块，放入榨汁机中搅打之后，过滤取汁饮用。

食法：每日1~2次。

功效：具有除邪热、解劳乏、清心明目、益气壮阳之功效。苦瓜能促进糖分分解，改善口渴症状，对于糖尿病三大并发症之一的视网膜症有很好的疗效。

痔疮

痔疮是人体直肠末端黏膜下和肛管皮肤下静脉丛发生扩张和屈曲所形成的柔软静脉团，又称痔核、痔病、痔疾等。医学所指痔疮包括内痔、外痔、混合痔，是一种慢性疾病。

（1）应多食青绿蔬菜、新鲜水果，忌吃辛辣刺激性食物。

（2）饮食不宜过多、过饱，以免因大便干燥，排便困难而加重痔疮病情。

最佳食物

芹菜、菠菜、韭菜、黄花菜、茭白以及苹果、桃、杏、瓜类等含有丰富膳食纤维的食物。

预防痔疮的食物还有燕麦、全麦面包、糙米、红小豆、槐花、黑芝麻、肉苁蓉、猪大肠、羊大肠、

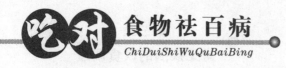

鳖肉、核桃肉、竹笋、蜂蜜等。

应忌食物

得了痔疮,首先要保持大便通畅,进食易消化、少含渣滓的食物。饮食应粗细搭配,少饮浓茶、咖啡、酒类及少进辛辣食物,以减少对肛管的刺激。

调养食谱

荠菜豆腐羹

配方:嫩豆腐500克,荠菜150克,水面筋50克,胡萝卜、熟笋、水发香菇各30克,素鲜汤、植物油、水淀粉、精盐、香油、味精、生姜末各适量。

做法:将嫩豆腐切成小丁。香菇去蒂,洗净后切成小丁。胡萝卜、洗净,焯熟后也切成小丁。荠菜去杂,洗净,切成细末。熟笋、面筋也切成小丁备用;炒锅下油,烧至七成热,放入精盐、素鲜汤、嫩豆腐丁、香菇丁、胡萝卜丁、荠菜末、熟笋丁、面筋丁,再加入味精、生姜末烧开,用水淀粉勾芡,出锅前淋入香油,起锅装入大汤碗内即可。

食法:佐餐食用,量随意。

功效:清热解毒,降压明目。适用于慢性气管炎、消化性溃疡、高血压病、眼底出血、痔疮出血等病证。

酒炒田螺

配方:田螺700克,花生油15克,黄酒40克,精盐3克,大葱10克,姜10克,酱油5克,胡椒粉1克。

做法:①将洗净的田螺用剪刀把尖剖剪去一点。②炒锅上火,倒油烧热,下田螺翻炒,炒至田螺口上的盖子脱落时,加入酒、葱(切段)、姜(切片)同炒几下,下精盐、酱油,再加适量水焖10分钟,撒胡椒粉,翻匀出锅即可。

食法:佐餐食用。

功效:具有除湿解毒、清热利水的功效,适用于痔疮、脱肛、子宫脱垂、胃酸过多。

第三章
常见疾病的饮食调理

第四节 泌尿及生殖系统疾病

月经不调

月经不调：妇科常见病，表现为月经周期或出血量的异常，或是月经前、经期时的腹痛及全身症状。病因可能是器质性病变或是功能失常。血液病、高血压病、肝病、内分泌病、流产、宫外孕、葡萄胎、生殖道感染、肿瘤（如卵巢肿瘤、子宫肌瘤）等均可引起月经失调。

饮食原则

（1）平时应摄入充足的蛋白质和铁，应多吃瘦肉、动物肝脏、豆腐等，还应多吃新鲜的蔬菜和水果。

（2）多吃含维生素和矿物质丰富的食物，以增强抵抗力。

主食及豆类应选择小麦、小米、玉米、紫糯米等及豆制品。

肉、蛋、奶类应选择猪肉、猪皮、牛肉、羊肉、动物内脏、兔肉、鸡肉、鱼类、蛋类、奶及奶制品等。

蔬菜应选择油菜、小白菜、卷心菜、菠菜、苋菜、芹菜、藕、芥菜、青蒜、菜花、柿子椒、西红柿、胡萝卜、香菇、鲜蘑等。

水果是维生素、糖分、水分和矿物质的重要来源。除月经期不宜过食生冷瓜果外，平时则应多食。如：苹果、梨、香蕉、橘子、山楂、荸荠、甘蔗、桃、李、杏、石榴、柿子、杨梅等。

应忌食物

辛燥食物：姜、酒、辣椒等。

油腻食物：本病患者往往伴有胃纳不佳或消化不良，饮食应以易消化，开胃醒脾为主，忌伤胃之物。

寒性食物：螃蟹、海螺、蚌肉、黄瓜、莴苣、西瓜、冰镇冷饮等。

另外，女性在月经来潮前应忌食咸食。

经期应不喝碳酸饮料和汽水。

调养食谱

当归补血粥

配方：黄芪 30 克，当归 10 克，大米或糯米 100 克，红糖适量。

做法：黄芪切片，与当归共煎，去渣取汁；再与洗净的大米或糯米同入沙锅，加适量清水共煮为粥，加红糖调味。温热服。

食法：每日 1~2 次。

功效：益气补血。适用于气血不足引起的月经失调，量多色淡，质地清稀，神疲倦怠，面色不华，气短心悸，小腹有空坠感，舌质淡，苔薄而润，脉沉虚无力。

痛经

痛经是指妇女在经行前后，或正值经期，发生小腹或腰部疼痛，甚至剧痛难忍，随着月经周期持续发作而言。发生的原因主要是血气运行不畅所致。因为经水为血所化，而血又随气运行，若气充血旺，气顺血和，则经行通畅无阻，自然无疼痛之患。如血气虚少，肝肾亏虚，寒邪凝滞，气滞血瘀，导致经行滞涩不畅，不通则痛也。

饮食原则

（1）痛经患者在月经来潮前 3~5 天内饮食宜以清淡易消化为主，不宜吃得过饱。

（2）平时饮食应多样化，应经常食用些具有理气活血作用的蔬菜水果，如荠菜、香菜、橘子、生姜、萝卜、荔枝、橘子、山楂、丝瓜、桃仁、鸡内金、油菜、墨鱼、茴香、佛手等。

第三章
常见疾病的饮食调理

（3）身体虚弱、气血不足者，宜常吃补气、补血、补肝肾的食物。

（4）避免进食生冷食品，因为生冷食品会刺激子宫使输卵管收缩，从而诱发或加重痛经。

（5）忌酸辣。忌不易消化和刺激性食物，如辣椒、生葱、生蒜、胡椒、烈性酒等。

最佳食物

缓解痛经的食物包括：豆类、芹菜、黄瓜、西红柿、洋葱、土豆、菠菜、萝卜、小麦、芝麻、核桃、杏仁、苹果、葡萄、鱼类等。

应忌食物

刺激性食物：如辣椒、胡椒、大蒜、葱、姜、韭菜、烟、烈性酒及辛辣调味品等，痛经病人应该尽量少吃或不吃。

生冷、寒凉食品：如各类冷饮、各种冰冻饮料、冰镇酒类、生拌凉菜、螃蟹、田螺、蚌肉、蛏子、梨、柿子、西瓜、黄瓜、荸荠、柚、橙子等。

酸涩食物：如米醋、酸辣菜、泡菜、石榴、青梅、杨梅、草莓、杨桃、樱桃、酸枣、芒果、杏子、李子、柠檬等。

调养食谱

益母草当归粥

配方：当归15克，益母草30克，鸡蛋3个，大米30克。

做法：先将当归、益母草煎煮2次，每次沸后20分钟，合并滤液，与大米、鸡蛋共同煮粥即可。

食法：吃蛋喝粥，每天1~2次，连续5~7天，治疗3个月经周期。

功效：此方活血行气，化瘀止痛，适用于血瘀痛经、经色紫暗或有瘀块，排出后疼痛减轻者。

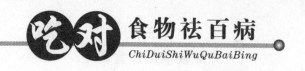

带下

　　带下，为中医病名，是妇女常见病、多发病。主要是指带下量明显增多，色、质、气味异常，或伴有全身或局部症状。造成白带病的原因有滴虫性阴道炎、霉菌性阴道炎、老年性阴道炎、子宫颈糜烂、子宫颈息肉、子宫内膜炎、宫颈癌等。临床上表现为白带增多、绵绵不断、腰痛、神疲等，或见赤白相兼，或五色杂下，或脓浊样，有臭气。若腐臭难闻，当警惕是否有癌变。

饮食原则

　　一般来说，白带清稀量多，为脾虚或肾亏所致，在饮食方面宜吃具有健脾、补肾、固涩作用的食品，宜吃补气养血的温热性滋补强体食品。黄带或赤白带下的妇女，多数为湿热下注的实证，宜吃具有清利下焦湿热作用的食物，宜吃清淡性凉的食品。

最佳食物

　　凡患带下病的妇女，宜分清虚实而选食下列食物。乌骨鸡、麻雀、猪肚、山药、白扁豆、豇豆、鳖肉、扁豆花、淡菜、莲子肉、水芹菜、芡实、薤白、马齿苋、白果、豆腐锅巴、金樱子、枸杞头、韭菜子、荞麦、蕺菜、首乌粉、鳗鲡、鱼鳔、乌贼、黄芪、肉苁蓉。

　　此外，体虚带下的妇女还宜食用猪髓、鹿胎、鹿茸、山羊肉、羊肾、羊胰、阿胶、鲅鱼、鳝鱼、蚌肉、蛤蜊、猪瘦肉、牛肉、鸡蛋、豆浆、牛奶、燕窝、银耳、栗子、胡桃等；湿热带下者还宜吃丝瓜、裙带菜、荠菜、甜菜（君达菜）、苋菜、马兰头、绿豆、红小豆、薏米、紫菜、荸荠、旱芹、菊花脑、冬瓜、西瓜等。

应忌食物

　　带下病者忌吃生冷瓜果以及性寒之物，忌吃破气耗气食品，忌吃辛辣刺激性物品，忌吃温热、滋腻、肥甘、煎炸食物。如：荸荠、山楂、萝卜缨、肉桂此外，体虚带下的病人，还应当忌吃生萝卜、生藕、生黄瓜、苦瓜、生菜瓜、生胡萝卜、柿子、柿饼、莼菜、地耳、浓茶等；湿热带下者忌

第三章 常见疾病的饮食调理

吃香椿头、芥菜、芥末、洋葱、辣椒、茴香、桂皮、花椒、胡椒及人参、胎盘、冬虫夏草、肉苁蓉等。

调养食谱

银花绿豆粥
配方：金银花 20 克，绿豆 50 克，粳米 100 克。 **做法**：金银花加水煎取汁，加绿豆、粳米共煮成粥，白糖调味。 **食法**：每日 1 次，温热服食。 **功效**：清热解毒，除湿止带。

阳痿

阳痿又称勃起功能障碍（国际上简称 ED），是指在有性欲要求时，阴茎不能勃起或勃起不坚，或者虽然有勃起且有一定程度的硬度，但不能保持性交的足够时间，因而妨碍性交或不能完成性交。阳痿分先天性和病理性两种，前者不多见，不易治愈；后者多见，而且治愈率高。

饮食原则

食疗应遵循温阳补肾、益精壮阳的原则。除加强一般营养外，宜多吃一些具有益肾壮阳的食物。

阳痿伴有失眠和神经衰弱者，晚饭后宜饮有安神作用的饮料，如酸枣汤、五味子饮等，以保证睡眠。

最佳食物

如狗肉、羊肉、驴肉、鹿肉、鹿肾、猪腰、麻雀肉、麻雀卵、鹌鹑、甲鱼、韭菜、茴香、山药、红枣、葡萄、蜂蜜、燕窝、芝麻、莲子、松子、银杏、花生、核桃等，都有利。

含锌食物如牡蛎、牛肉、鸡肝、蛋、花生米、猪肉、鸡肉等，含精氨酸的食物如山药、银杏、冻豆腐、鳝鱼、海参、墨鱼、章鱼等，都有助于提高性功能。

应忌食物

阳痿有不同的类型，不同类型的病患，有不同的饮食禁忌：

肾阳不足型阳痿患者，要忌吃性寒生冷之物，如各种冷饮、蟹、田螺、螺蛳、河蚌、鸭子、蚬肉、章鱼、乌鳢、柿子、柿饼、西瓜、苦瓜、冬瓜、地瓜、生菜瓜、荸荠、芹菜、莼菜、竹笋、丝瓜、地耳、海带、紫菜、豆腐、绿豆、绿豆芽、菊花脑、莴苣、若蓬菜、生萝卜、苹果、梨子、香蕉、枇杷、草莓、金银花、菊花、胖大海、草菇、金针菇、裙带菜等性属寒凉之物。

肾阴虚损而阳痿者，忌吃辛辣香燥的茴香、胡椒、花椒、辣椒、榨菜、肉桂、砂仁、韭菜、葱蒜、羊肉、狗肉、炒花生、炒黄豆、白酒等。

心脾两虚、气血亏损而阳痿者，忌吃萝卜、茶叶、槟榔、洋葱、芥菜、姜葱、砂仁、胡椒、紫苏、茴香、山楂、金橘饼、荸荠、香椿头、胡荽等。

肝气郁结者忌吃糯米饭、糍粑、桂圆、黄芪、人参、黄精、大枣、蜜枣等。

肝经湿热者忌吃鹅肉、猪头肉、公鸡、大枣、桂圆、荔枝、饴糖、甜食、榨菜、芥菜、芫荽、香椿头、辣椒、胡椒、肉桂、茴香、丁香、各种海鲜、肥肉、禽蛋、羊肉、狗肉及烟、酒、醋和收涩的金樱子、芡实、莲子等。

调养食谱

二豆红枣粥

配方：红小豆、红豇豆各30克，红枣20个。

做法：将红小豆、红豇豆、红枣分别洗净，一同放入锅中，加入适量清水，用大火煮沸后转用小火煮至豆烂即可。

食法：每日早晚分别食豆、枣，饮汤。

功效：健脾利湿，补肾生精。适用慢性肝炎、营养不良性水肿、贫血、慢性前列腺炎、阳痿、早泄等病证。

第三章
常见疾病的饮食调理

淡菜炖狗肉

配方： 狗肉 250 克，淡菜（干）100 克，姜 10 克，胡椒 1 克，黄酒 10 克，精盐 2 克。

做法： 将淡菜用开水发软，洗净；将狗肉洗净，切块；将淡菜、狗肉放入沙锅中，加生姜（切片）、胡椒、料酒、清水适量，用武火煮沸后，改用文火慢炖至肉熟，加精盐调匀。

食法： 佐餐食用。

功效： 具有温补脾肾、助阳散寒的功效。适用于脾肾虚寒、阳痿、腹痛等症。